GESELLSCHAFT
DER ÄRZTE IN WIEN

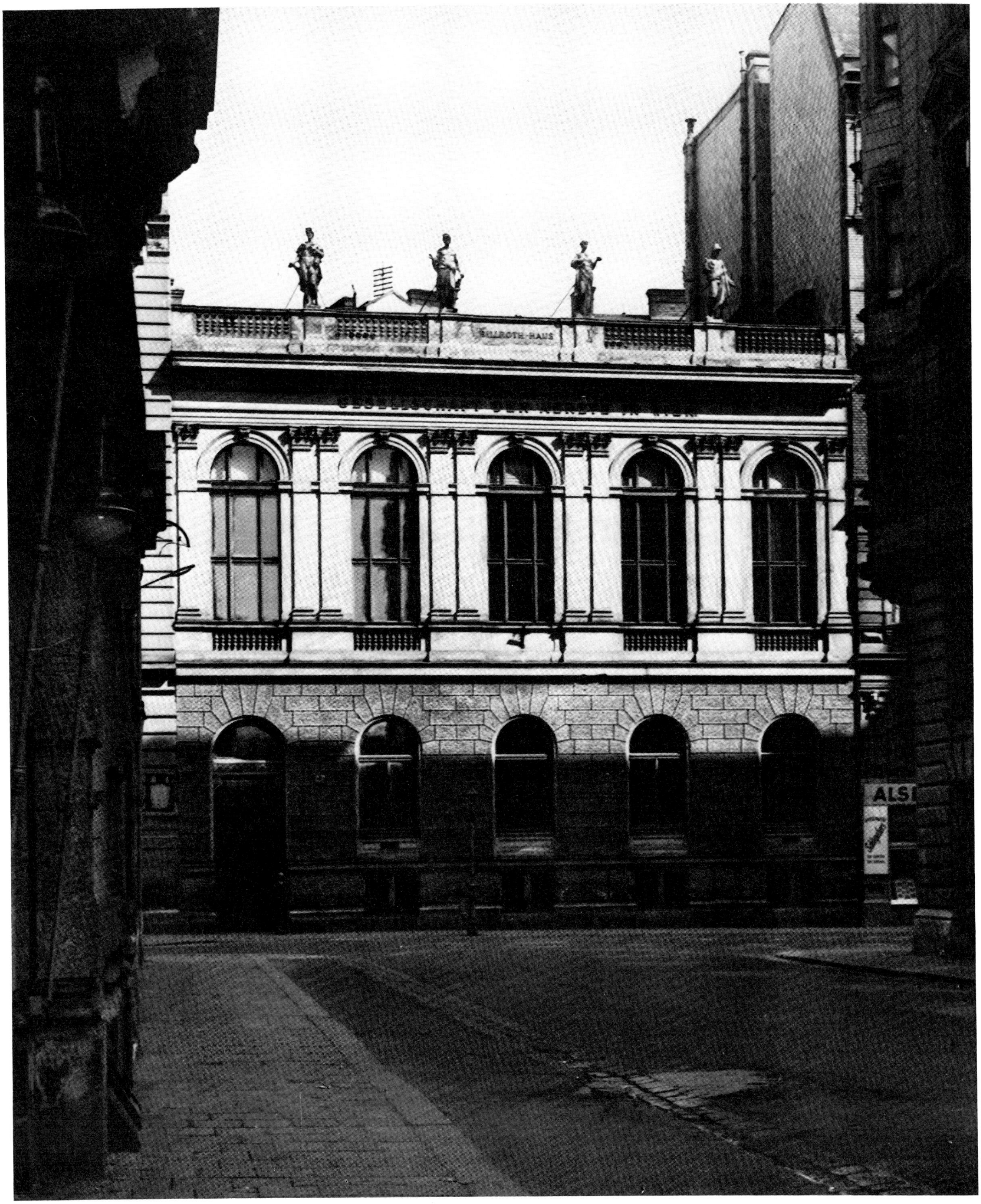
BILLROTH-HAUS

Karl Hermann Spitzy (Hg.)

# GESELLSCHAFT DER ÄRZTE IN WIEN

## 1837–1987

Mit Beiträgen von Isidor Fischer (†), Otto Novotny, Armin Prinz, Karl Sablik und Helmut Wyklicky

Mit 93 Abbildungen

Edition Christian Brandstätter · Wien–München

BAND 5 DER REIHE
„WIENER BEITRÄGE ZUR GESCHICHTE DER MEDIZIN“

*HERAUSGEGEBEN VOM INSTITUT*
*DER GESCHICHTE DER MEDIZIN DER UNIVERSITÄT WIEN*

Die Abbildung auf dem Schutzumschlag zeigt den Sitzungssaal der Gesellschaft der Ärzte in Wien IX., Frankgasse 8, in einer Photographie von Ludwig Angerer aus dem Jahr 1893, die Abbildung auf Seite 2 die Außenansicht des Billroth-Hauses in einer Photographie aus dem Jahr 1939.

Die Abbildungsvorlagen stammen aus dem Besitz bzw. aus den Sammlungen des Instituts für Geschichte der Medizin, ausgenommen folgende: Wiener Stadt- und Landesbibliothek, Plakatsammlung (S. 74 o., 74 u.); Sammlung Prof. H. Wyklicky (S. 56, 58).
Folgende Photographien stammen von: Photo L. Angerer (S. 30 u. 38); Photo A. Cobé (S. 53); Photo Fayer (S. 56, 65, 68, 71 o., 75, 80 o.); Photo W. Hlosta (S. 67, 70); Photo F. Hoffmann (S. 66 u.); Photo F. Hubmann (S. 37 l.); Photo H. Mathaus (S. 20 o.); Photo Nedorost (S. 76); Österreichische Nationalbibliothek, Bildarchiv (S. 2, 29, 36 o., 41 o.); Photo F. Ostermann (S. 48); Photo Pietzner (S. 33); Photo M. Schneider (S. 34 u., 36 u., 37 u. l., 37 u., 41 u., 42, 71); Photo H. Schuhmann (S. 33 o.); Photo Simonis (S. 59, 70 u., 82); Photo Székely (S. 24 u. l.); Photo Tiller (S. 69).

1. Auflage


Entwurf des Schutzumschlages: Christian Brandstätter
Lektorat: Helga Sieche
Gestaltung und technische Betreuung: Franz Hanns
Satz: RSB Fotosatz Gesellschaft m.b.H., Wien
Schrift: Walbaum
Reproduktion: Beissner & Co., Wien
Druck und Bindung: Wiener Verlag, Himberg
ISBN 3-85447-253-6

# INHALTSVERZEICHNIS

# DIE INTERDISZIPLINÄREN AUFGABEN DER GESELLSCHAFT DER ÄRZTE IN WIEN

In einer Zeit der Hochspezialisierung der wissenschaftlichen Medizin muß es ein Diskussionsforum der Spezialisten untereinander und mit den praktizierenden Ärzten geben. Wenn das nicht in ausreichendem Maße gewährleistet ist, wird die wissenschaftliche Medizin die sogenannte „Ganzheitsmedizin" zwangsläufig an die Paramedizin verlieren. „Mit Kranken, nicht mit Krankheiten hat es die Klinik zu tun", rief der angesehene Wiener Internist Hermann NOTHNAGEL in seiner Antrittsvorlesung vor mehr als 100 Jahren aus.
BILLROTH war nicht nur ein begnadeter Chirurg, er war auch der erste, der bestimmten, von ihm entdeckten, Eitererregern den Namen Streptokokken gab. Der Pädiater Theodor ESCHERICH entdeckte vor 100 Jahren das nach ihm benannte Colibakterium.
So könnte man bis in die neuere Zeit viele Namen nennen, deren Träger neben ihrer Tätigkeit im eng begrenzten Spezialgebiet hervorragende interdisziplinäre Leistungen erbracht haben.
Heute ist es für den Forscher kaum mehr möglich, neben seinem Spezialgebiet noch andere Gebiete profund zu beherrschen. Der unaufhaltsame Zerfall der großen Fächer und die Gründung zahlreicher spezieller wissenschaftlicher Institutionen und Gesellschaften sind ein deutliches Zeichen eines Rückganges des ärztlichen Gespräches. Und wenn die Ärzte schon miteinander nicht mehr reden können, wie sollen sie dann das Gespräch mit dem Patienten führen? Wie sollen sie Kranke und nicht Krankheiten behandeln? Wie sollen sie den Medizinstudenten die notwendigen Voraussetzungen für ihre spätere praktische Tätigkeit auf dem Gebiet der gesamten Heilkunde vermitteln? Die stete lebendige Diskussion zwischen den Spezialisten selbst und mit den praktischen Ärzten kann nicht auf Fortbildungsveranstaltungen beschränkt bleiben, sondern muß auch auf höherem wissenschaftlichen Niveau erfolgen. Es ist aber nicht nur die naturwissenschaftliche Medizin, die für den Kranken von Bedeutung ist, es sind auch erkenntnistheoretische Überlegungen aus den Geisteswissenschaften, die miteinbezogen werden müssen.
So hat sich die Gesellschaft vor einigen Jahren entschlossen, ihre regelmäßigen Abendveranstaltungen thematisch so zu gestalten, daß möglichst viele Spezialisten etwas dazu zu sagen haben. Darüber hinaus sollen „Kamingespräche" im kleineren Kreis die Verbindung zu anderen Wissenschaften, der Philosophie, der Evolutionslehre, und ausnahmsweise auch, in seriösen Diskussionen, zu paramedizinischen Problemen herstellen. Durch diese Erweiterung des Programmes konnte die Teilnehmerzahl an den Veranstaltungen mehr als verdoppelt werden. Das Interesse besteht also, man muß es nur wecken und pflegen.

Laut Statuten ist der Zweck der Gesellschaft:

§ 2

a) Förderung und Vervollkommnung der gesamten Heilkunde;
b) Befestigung und Erweiterung des freundschaftlichen, kollegialen Verhältnisses unter den Ärzten im Interesse des wissenschaftlichen Fortschrittes.

§ 3

Als Mittel hiezu dienen:
Versammlungen der Gesellschaftsmitglieder,
Herausgabe einer Zeitschrift oder Anschluß an eine andere Zeitschrift,
Erhaltung von Bibliothek und Leselokalitäten.

Die Erfüllung dieser seit nunmehr 150 Jahren vorgeschriebenen Pflichten der Gesellschaft ist nicht einfach.
Die Förderung und Vervollkommnung der gesamten Heilkunde läßt sich heute nicht allein durch Vortrag und Diskussion hochspezialisierter Einzelreferate in den wöchentlichen Freitag-Abend-Sitzungen gewährleisten. Dazu ist die Konkurrenz der Sitzungen von Spezialgesellschaften zu groß und der Interessentenkreis für hochkomplizierte Einzelergebnisse zu klein. Es ist so unmöglich, den Auftrag, die gesamte Heilkunde zu umfassen, auch nur annähernd zu erfüllen. Andererseits muß gerade für den jungen Forscher ein Podium geboten werden, von dem aus er seine Ergebnisse unter Einbeziehung des internationalen Fortschritts mitteilen kann. Das hat zu einer Form von „Mitteilungen“ geführt, die als „Aktuelle Information“ auf höchstem wissenschaftlichen Niveau zu Beginn der Sitzungen angeboten werden können. Insbesondere die „theoretischen Mediziner“ haben sich hier verdient gemacht.
Die sogenannten „§ 10-Mitteilungen zur Wahrung der Priorität“ mit eigenen neuen Ergebnissen ergänzen die hochspezialisierten Referate. Da sich die Mitglieder der Gesellschaft aus praktizierenden Ärzten und Fachärzten sowie aus Angehörigen zahlreicher Krankenhäuser, Kliniken und Institute rekrutieren, sind die Anforderungen an das Verständnis solcher Referate hoch und nicht selten zu hoch. Nur ein extrem kleiner Kreis von Zuhörern ist imstande, fruchtbringend zu diskutieren. Die regelmäßigen Vortragsabende mit solchen Referenten zu füllen, hat sich schon vor Jahren nicht bewährt und zu einem Besucherschwund geführt. Die Beschränkung auf ein bis zwei solcher kurzen Mitteilungen über spezielle Fortschritte erweckt andererseits das Interesse der Besucher an den Ergebnissen modernster Forschung und fordert nicht zuletzt auch zur Selbstkritik heraus.
Die an solche spezielle Mitteilungen folgenden Referate werden seit 3 Jahren einem gemeinsamen, möglichst interdisziplinären Thema untergeordnet. Internisten, Chirurgen, Röntgenologen, Pharmakologen und Labormediziner diskutierten zum Beispiel das Thema „Ulcus duodeni“. Der Saal war gefüllt; es wurde lang und angeregt diskutiert. Hier soll es sich nicht um Fortbildungsveranstaltungen handeln, sondern um eine interdisziplinäre Auseinandersetzung von Spezialwissenschaftlern mit einem Forum praktizierender Ärzte. Deswegen leiten die themenbezogenen Sitzungen auch ein oder mehrere Moderatoren aus den Spezialfächern. Die regulären Vorsitzenden werden so entlastet.
Der Auftrag, die gesamte Heilkunde zu fördern und zu vervollkommnen, ist aber mit der Veranstaltung von hochspezialisierten Mitteilungen und interdisziplinär ausgerichteten thematischen Abenden nicht voll erfüllt. Die „gesamte Heilkunde“ sollte nicht nur medizinisch-naturwissenschaftlich gesehen werden. Ihre Randgebiete – sie sind oft wichtiger und kreationsfördernder als zentrale Spezialgebiete – überschneiden sich mit anderen Naturwissenschaften und besonders mit der erkenntnistheoretischen Philosophie. So ist es uns gelungen, „Kamingespräche“ einzuführen, die allerdings meist auf Grund der hohen Besucherzahlen aus dem nur 40 Zuhörer fassenden Verwal-

tungsratszimmer in den großen Saal verlegt werden mußten. Sie befaßten sich bisher vorwiegend mit Fragen der Evolution aus philosophischer, zoologischer und botanischer Sicht. „Arzt und Tod" brachte ethische Gesichtspunkte zur Diskussion, ein paramedizinisches Thema warf Fragen der unumgänglichen statistischen Auswertung von Daten auf. Die Kamingespräche laufen als „Podiumsdiskussion" ab. Dabei wurde großer Wert auf interdisziplinäre Auswahl der Podiumsdiskutanten gelegt. Angeregte Publikumsdiskussionen zeigten, daß an solchen Veranstaltungen nicht nur Mediziner teilnehmen, sondern daß auch zahlreiche Interessenten als gern gesehene Gäste von anderen Fakultäten eifrig mitdiskutierten. Solch lebhafte, gut geführte Diskussionen tragen viel zur Befestigung und Erweiterung des freundschaftlichen und kollegialen Verhältnisses unter den Ärzten und auch zu anderen Wissenschaftlern im Interesse des wissenschaftlichen Fortschrittes bei.
Die Ergebnisse der Veranstaltungen, insbesondere die Diskussionsbeiträge, werden in neuer Art gesammelt. Während die schriftliche Formulierung von Frage und Antwort früher verspätet oder gar nicht erfolgte, wird nunmehr um die sofortige Abgabe auf einem entsprechenden Formular gebeten. Seither sind auch die Veröffentlichungen im Organ der Gesellschaft, der Wiener Klinischen Wochenschrift, vollständiger geworden.
Das größte Sorgenkind der Gesellschaft ist die Bibliothek. Mit ihren Büchern und laufend ergänzten Zeitschriften ist sie eine weltweit anerkannte Einrichtung. Nur wenige Bibliotheken haben so vollständige Zeitschriftenreihen, die auf 100 und mehr Jahre zurückgehen. Ihr Charakter ist medizinisch interdisziplinär, und sie wird laufend den Wünschen der Leser angepaßt. Durch eigene Photokopiereinrichtungen können Ablichtungen von Arbeiten österreichweit und oft genug auch ins Ausland versandt werden.
Vor drei Jahren ist es endlich auch gelungen, ein Computerterminal als Außenstelle der Universitätsbibliothek einzurichten. Es steht allen Wissenschaft betreibenden Institutionen kostenlos zur Literatursuche zur Verfügung. Ebenso kann sich auch jeder Arzt im akuten Fall über neue diagnostische und therapeutische Methoden durch internationale Anfragen orientieren.
Im eigenen, fast 100 Jahre alten Billrothhaus, ihrem schönen, von Billroth selbst entworfenen Saal und ihren weiten, ruhigen Leseräumen bietet die Gesellschaft der Ärzte in Wien Generationen von Wissenschaftlern und praktizierenden Ärzten die Möglichkeit zur Erweiterung des Wissens über alle Gebiete der Medizin und darüber hinaus.
Wir feiern nun das 150jährige Bestehen dieser altehrwürdigen und aus Wien und Österreich nicht wegzudenkenden Institution. Es ist der Treue und der Mitarbeit ihrer Mitglieder zu danken, daß sie immer weiter ausgebaut werden kann, um ihre medizinisch-interdisziplinäre Aufgabe, angepaßt an den technischen und wissenschaftlichen Fortschritt, zu erfüllen.

Ad multos annos!

Karl H. Spitzy
Präsident der Gesellschaft der Ärzte
in Wien

# I.
# VON DER GRÜNDUNG BIS ZUR REVOLUTION VON 1848/49 (1837–1849)

Je nach der Betrachtungsweise kann man die Zeit der Gründung der Gesellschaft der Ärzte in Wien, also das Jahr 1837, als Biedermeier bezeichnen, oder aber als Vormärz, die Epoche vor der Märzrevolution 1848. Auf jeden Fall aber war diese Zeit dem Vereinsleben und besonders Neugründungen von Vereinen feindlich gesinnt. Charakterisiert ist die Zeit einerseits durch das Metternichsche System – Graf Josef Sedlnitzky als Präsident der Obersten Polizei- und Zensurhofstelle mag als Beispiel dienen –, andererseits denke man an den emigrierten Karl Postl, der als Charles Sealsfield 1828 das Buch „Austria as it is" geschrieben hat, in dem er beißend und politisch scharf formulierend das System und die Zustände in Österreich angriff. In dieser Zeit war es nicht einfach, schöpferisch tätig zu sein, dem Forscherdrang waren Fesseln angelegt. Auf medizinischem Gebiet ist dies durch Josef Andreas Freiherrn von Stifft dokumentiert, der als Präses und Direktor des medizinischen Studiums und Protomedikus mit konservativen Anschauungen die Medizin zu lenken versuchte. Trotz all seiner Verdienste, besonders in der Seuchenbekämpfung, bei der Gründung der ersten Augenklinik der Welt in Wien, 1812, und des Operateurinstitutes, wurde er durch die Protektionswirtschaft zum Hemmschuh der medizinischen Entwicklung in Österreich. Nach den Höhen der Ersten Wiener Medizinischen Schule in der zweiten Hälfte des 18. Jahrhunderts hatte Paris und nicht Wien an Bedeutung in der medizinischen Forschung und Lehre zugenommen.

Trotz alledem war es zu Beginn des 19. Jahrhunderts zur Gründung einer Art Vorgängerorganisation der Gesellschaft der Ärzte gekommen. 1802 wurde eine lose gegründete Vereinigung auf die Beine gestellt, die, wenn auch nicht offiziell genehmigt, doch von den Behörden geduldet wurde. Ihre Sitzungsprotokolle weisen nach, daß sie mindestens bis in das Jahr 1811 gewirkt hat. Bei dem berühmten deutschen Geburtshelfer Johann Friedrich Osiander, der in den Jahren 1814/15 in Wien zu Studienzwecken Aufenthalt genommen hatte, können wir lesen, daß sich eine Anzahl praktischer Ärzte regelmäßig zweimal im Monat mit der Absicht getroffen hat, Erfahrungn und Beobachtungen einander mitzuteilen und über „epidemische Konstitutionen" und andere, damals den praktischen Arzt betreffende Gegenstände zu sprechen. In diese Gesellschaft war schon Franz Wirer, später „von Rettenbach", aufgenommen worden, der bei der Gründung der Gesellschaft der Ärzte 1837 eine ganz entscheidende Rolle spielte. Wirer war in Korneuburg, Niederösterreich, 1771 geboren worden und nach dem Medizinstudium in Wien und verschiedenen militärärztlichen Erfahrungen, wie z. B. mit Pestkranken im Türkenkrieg und als Bataillonsarzt in den französischen Kriegen, erlangte er 1799 den Doktor der Chirurgie an der Josephinischen Akademie, 1800 den Doktor der Medizin. 1821 ist er anläßlich einer Reise nach Oberösterreich zufällig nach Ischl gekommen. Er erkannte die Bedeutung der Ischler Sole für Heilzwecke und gilt gleichsam als Gründer des Kurortes Bad Ischl. Er wurde ein geschätzter Arzt auch der Wiener Gesellschaft und brachte es im Studienjahr 1836/37 zum Rektor der Wiener Universität.

*Franz Wirer Ritter von Rettenbach (1771–1844). Lithographie nach L. Kupelwieser*

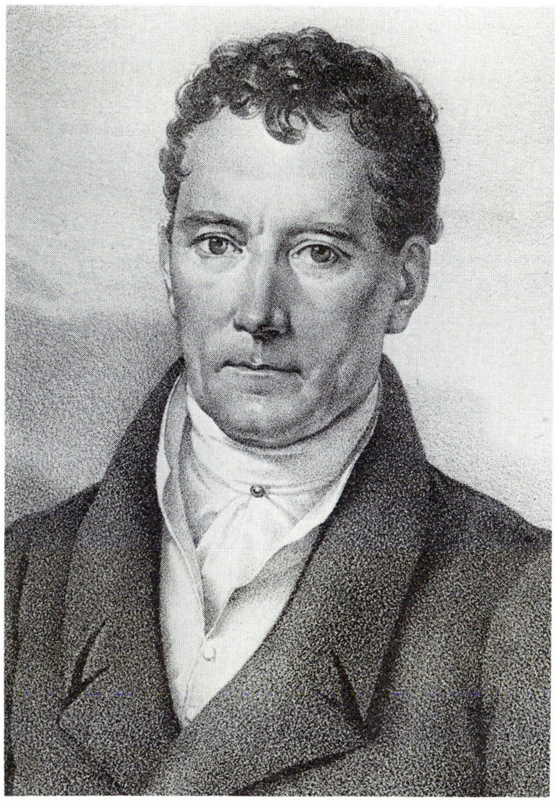

*Kontumaz-Anstalt nächst Schloßhof. Lithographie nach F. Wolf, 1831*

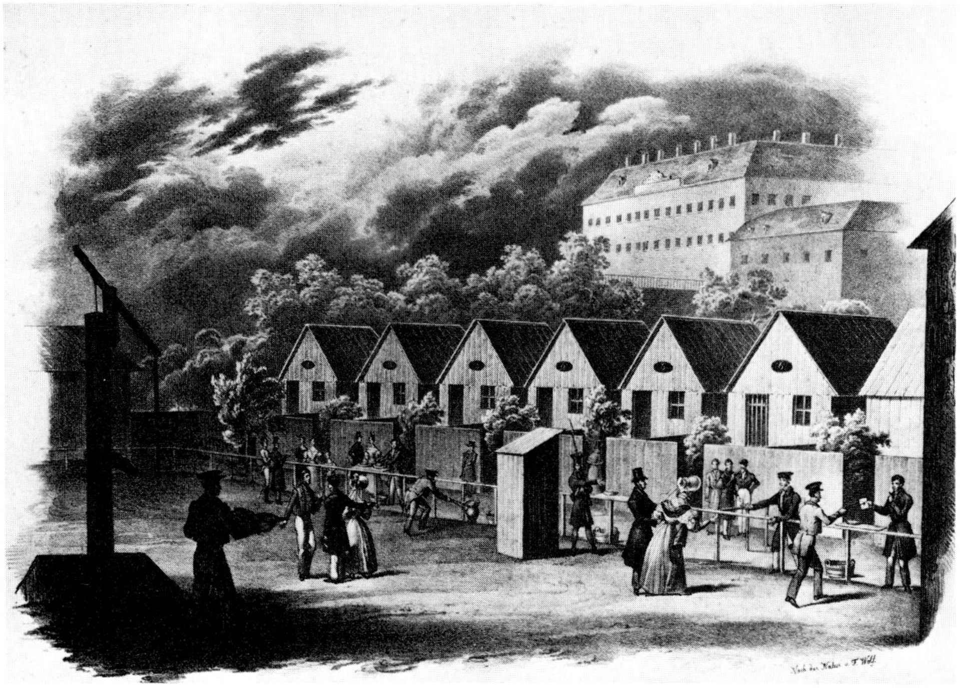

*Eigenhändiges Manuskript Franz Wirers über die Vorgeschichte der Gründung der Gesellschaft der Ärzte*

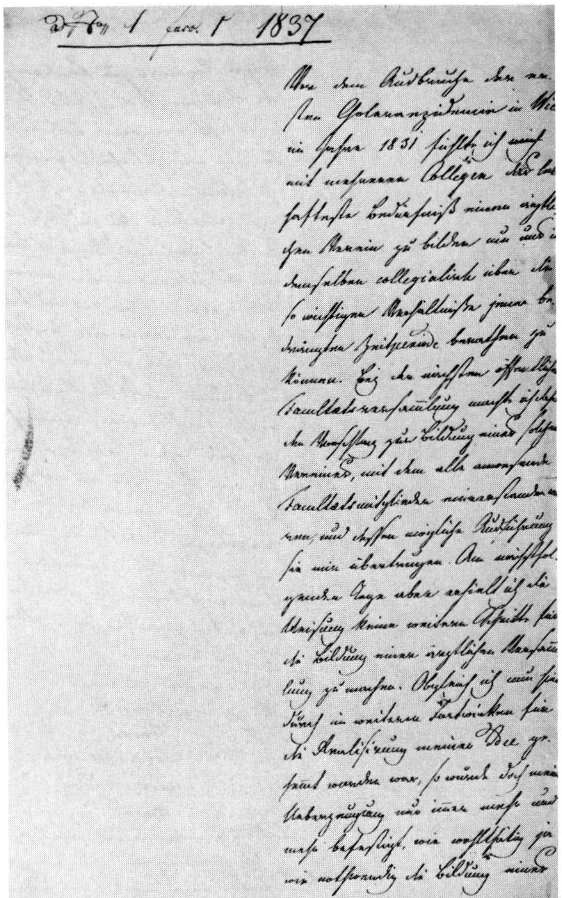

WIRER wollte eine Vereinigung zur Förderung der Heilkunde als Kunst und Wissenschaft gründen, denn als einzige ärztliche Körperschaft in der damaligen Zeit gab es nur die Wiener medizinische Fakultät, zusammengesetzt aus den Professoren der Universität und den praktischen Ärzten; in dieser Zusammensetzung beschäftigte sie sich allerdings mehr mit standespolitischen Angelegenheiten und natürlich mit dem medizinischen Unterricht, weniger aber war das wissenschaftliche Interesse im Vordergrund. Das Auftreten der gewaltigen Choleraepidemie 1831 in Wien kam, so furchtbar dies klingen mag, WIRER zugute in seiner Bestrebung, eine ärztliche Vereinigung zu gründen. Das Umsichgreifen dieser Seuche und die Ohnmacht, mit der der einzelne ihr gegenüberstand, hat den Ärzten lebhaft vor Augen geführt, wie förderlich eine Vereinigung der zersplitterten Kräfte wäre. Doch hören wir WIRER selbst zur Vorgeschichte der Gründung:

„Vor dem Ausbruch der ersten Choleraepidemie in Wien im Jahre 1831 fühlte ich mit mehreren Kollegen das lebhafteste Bedürfnis, einen ärztlichen Verein zu bilden, um uns in demselben kollegialisch über die so wichtigen Verhältnisse jener bedrängten Zeitperiode beraten zu können. Bei der nächsten öffentlichen Fakultätsversammlung machte ich daher den Vorschlag zur Bildung eines solchen Vereines, mit dem alle anwesenden Fakultätsmitglieder einverstanden waren und dessen mögliche Ausführung sie mir übertrugen. Am nächstfolgenden Tage aber erhielt ich die Weisung, keine weiteren Schritte für die Bildung einer ärztlichen Versammlung zu machen. Obgleich ich nun hierdurch im weiteren Fortwirken für die Realisierung meiner Idee gehemmt worden war, so wurde doch meine Überzeugung immer mehr und mehr befestigt, wie wohltätig, ja wie notwendig die Bildung eines solchen Vereines zur Förderung der Medizin als Kunst und Wissenschaft sein würde und müsse. Bei den nun späterhin sich günstiger gestaltenden Umständen faßte ich daher neuerdings den Entschluß, diese Angelegenheit zur Sprache zu bringen, und hielt mit einzelnen meiner Kollegen über die Möglichkeit und Wirklichkeit einer sanktionierten ärztlichen Gesellschaft Rücksprache. Da nun alle die Ausführung dieses Vorschlages höchst wünschenswert fanden, so ersuchte ich den Herrn Hofrat Baron von Türkheim um seine Einwilligung, mit mehreren Herren Kollegen in seiner Wohnung zusammentreffen zu dürfen, um über diesen Gegenstand uns gemeinschaftlich beraten zu können."

Der Vicedirektor des medizinischen Studiums, Ludwig Freiherr von TÜRKHEIM, der „zweite van Swieten" genannt, war ein bedeutender Förderer der im Entstehen begriffenen Zweiten Wiener medizinischen Schule und er hielt auch seine schützende Hand über die Gründung der Gesellschaft der Ärzte; zudem war der Protomedicus STIFFT 1836 gestorben. Tatsächlich fanden sich unter anderen der praktische Arzt Gerhard BRANDS, der Direktor des Allgemeinen Krankenhauses, Franz Xaver GÜNTNER, der erzherzogliche Leibarzt, Johann MALFATTI, und der Präses der Medizinischen Fakultät, Johann Nepomuk RAIMANN, zu verschiedenen Besprechungen in der Wohnung TÜRKHEIMS ein. Leopold Franz HERMANN und Ernst RINNA von Sarenbach wurden beauftragt, die Statuten zu erstellen. Da sich unter den Projektanten der Gesellschaft hochangesehene Ärzte und vor allem Leibärzte befanden, konnte noch im März 1837 beim Kaiser eine mündliche Genehmigung der Gesellschaft erreicht werden. Umständlicher verhielt sich die Vereinigte Hofkanzlei, die Bedenken hatte, „da es sich hier um die Konstituierung einer Gesellschaft handelt, welche Versammlungen halten, Lesekabinette etablieren, nach dem Entwurf der Statuten sich ihre eigene Verfassung geben will, wobei politische und polizeiliche Rücksichten und selbst der Bestand und die der hiesigen Medizinischen Fakultät erteilten allerhöchsten Privilegien zu berücksichtigen sein dürften".

Die Niederösterreichische Landesregierung, die von der Hofkanzlei befragt wurde, zeigte sich aufgeschlossener, verlangte aber trotzdem diverse Änderungen der Statuten. Die Polizeihofstelle, die ebenfalls befragt werden mußte, ließ verlauten, daß „die Errichtung und der Bestand sogenannter Lesekabinette zwar durch wiederholte Entschließungen untersagt sind, daß aber im vorliegenden Falle eine Ausnahme hievon durch den Zweck der Gesellschaft und durch die Notwendigkeit, ihr die zu dessen Realisierung erforderlichen Mittel zu gestatten, gerechtfertigt wird", wobei nur „die Beschränkung auf solche wissenschaftliche Werke, welche einschlägig auf den Zweck der Gesellschaft zu betrachten sind" vorgeschrieben wurde. Nach Befragung des Staatsrates – eine Befragung der Studien-Hofkommission oder der Fakultät ist aktenmäßig nicht nachzuweisen – kam es endlich am 14. November 1837 zur Genehmigung der Errichtung des Vereines. Am 24. März 1838 fand im Konsistorialsaal der alten Universität die feierliche Eröffnungssitzung statt, die durch Anwesenheit der Erzherzoge FRANZ und LUDWIG sowie der höchsten Würdenträger des Staates, darunter der allmächtige Staatsminister Fürst METTERNICH, sich zu einem glanzvollen gesellschaftlichen Ereignis gestaltete. Bis zum Einzug in das eigene Haus der Gesellschaft der Ärzte, 1893, waren der Konsistorialsaal und die Aula der Universität, heute die Akademie der Wissenschaften am Ignaz-Seipel-Platz gelegen, der Treffpunkt der Gesellschaft; die Universität hatte schon vor der Vereinsgründung die Bewilligung dazu erteilt gehabt.

Im Paragraph 1 der Statuten war zu lesen, daß die Gesellschaft das Bedürfnis habe, „den mächtigen Regungen, die sich sowohl in dem Wissen als auch in der Kunst des Heilens überall ankündigen, die gedeihliche Richtung mitzuteilen, die wohltätigen Ergebnisse der überall sichtbaren Umgestaltung allseitig zu verbreiten und zur fruchtbaren Entwicklung zu überliefern". Die Zahl der ordentlichen Mitglieder war

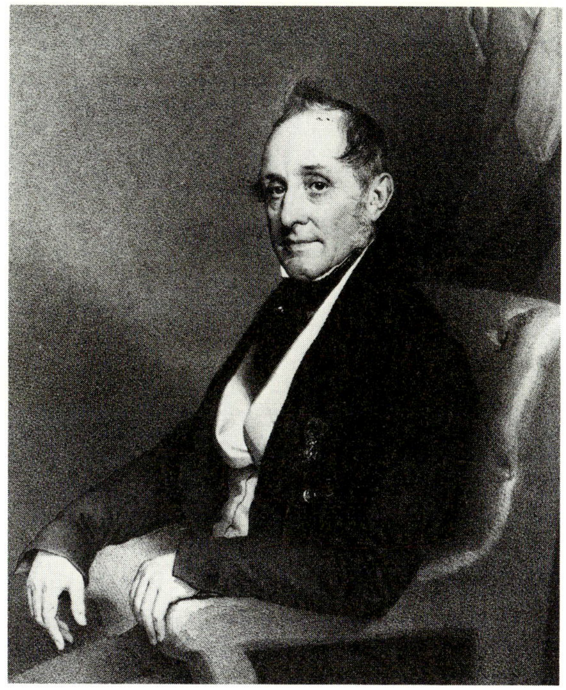

*Ludwig Freiherr von Türkheim (1777–1846). Lithographie von J. Kriehuber, 1841*

*Franz Xaver Güntner (1790–1882). Lithographie von E. Kaiser, 1850*

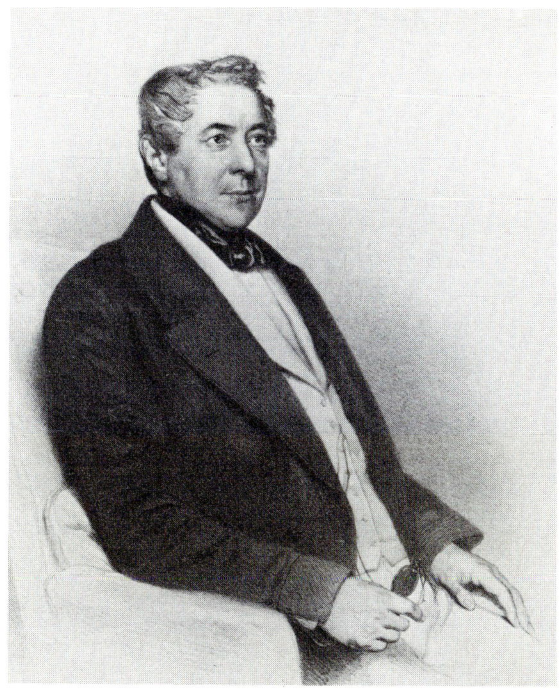

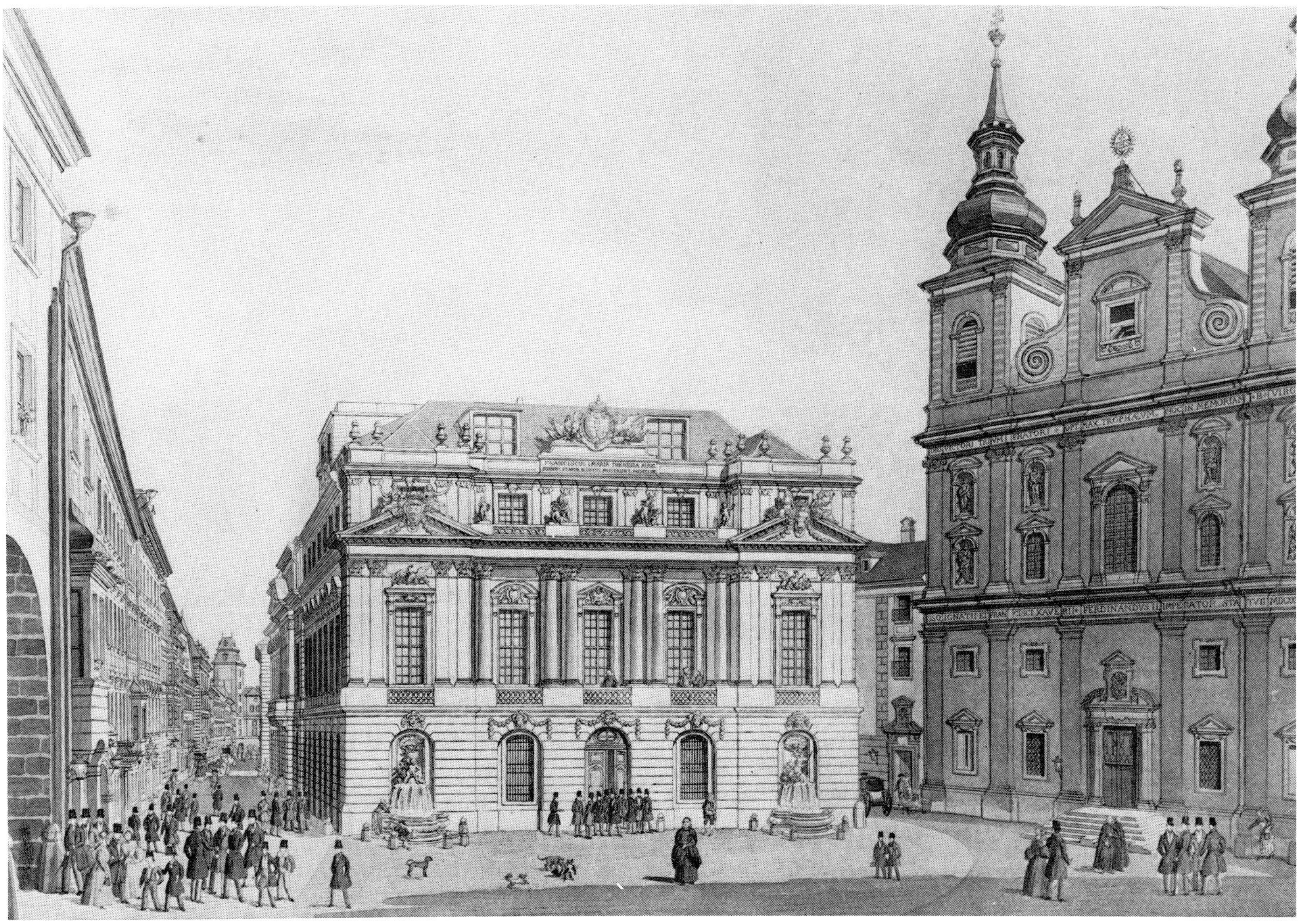

*Oben: Die Alte Universität – heute Sitz der Akademie der Wissenschaften – in Wien I., Ignaz-Seipel-Platz. Kol. Kupferstich von F. Schütz*
*Rechte Seite: Johann Malfatti, Edler von Monteregio (1775–1859). Anonymes Gemälde*

mit 30 bis 40 festgesetzt, wobei nur in Wien wohnende Ärzte, welche bei anerkannter wissenschaftlicher Ausbildung ihr reges Streben zur Beförderung der Wissenschaft durch mehrjährige Tätigkeit bekundeten, als solche gewählt werden konnten.
Am 15. Februar 1838 wurde eine Einteilung in vier Sektionen beschlossen, um eine gewisse Aufgliederung in wissenschaftliche Interessensphären zu erhalten; die Mitglieder konnten sich frei für eine Sektion entscheiden, die definitive Einteilung wurde aber erst 1842 konstituiert: Physik, Chemie und Naturgeschichte bildeten eine Sektion, Anatomie und Physiologie die zweite, theoretische und praktische Medizin samt Randgebieten die dritte, theoretische und praktische Chirurgie und Nachbargebiete die vierte.
Schon zu Beginn der Gesellschaft der Ärzte war an eine Bibliothek gedacht; man halte sich jedoch die Schwierigkeiten vor Augen, die der Begriff „Lesekabinett" verursacht hatte. Schon im Gründungsjahr flossen der Gesellschaft Bücherspenden von Mitgliedern zu, allerdings kann man erst seit 1842 von einer benützbaren Bibliothek sprechen, als im Domherrenhof ein Lesezimmer eröffnet wurde. Dieses übersiedelte schon 1844 auf den Petersplatz und wurde auch Nichtmitgliedern zugänglich gemacht. Seit 1840 wurde ein eigener Bibliothekar gewählt. Durch Nachlässe und Zukäufe wurde die Bibliothek erweitert, aller-

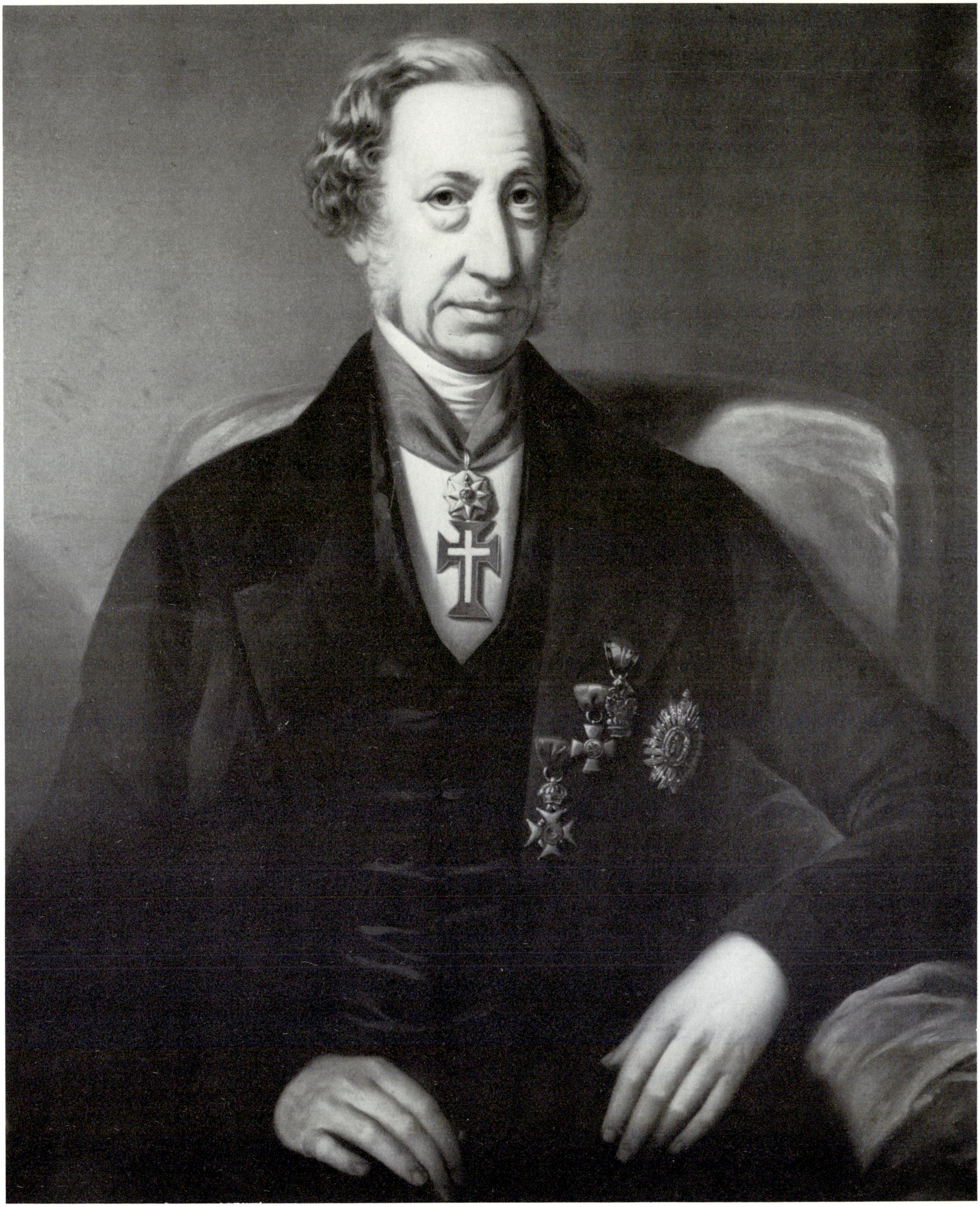

dings brachte erst die Übersiedelung in das eigene Haus, 1893, einen gewaltigen Fortschritt, da nun entsprechende Leseräume geschaffen worden waren und auch Platz vorhanden war für die Unterbringung von Büchern und vor allem von Zeitschriften. Die Bibliothek wuchs in den nächsten Jahrzehnten und bis heute ohne Unterbrechung weiter – einzig im Zweiten Weltkrieg drohte kurzfristig Gefahr –, und sie zählt heute mit zu den bedeutendsten medizinischen Bibliotheken des deutschsprachigen Raumes.

Schon in den Statuten war die Herausgabe einer Zeitschrift vorgesehen, doch es dauerte bis zum Jahre 1842, bis der ersten Band der „Verhandlungen der Gesellschaft der Ärzte" herauskam, der eine kurze Geschichte der Gründung und die Protokolle der Sitzungen der ersten Vereinsjahre umfaßte. Bei der Polizei- und Zensurhofstelle wurde im September 1843 um die Genehmigung zur Herausgabe einer neuen Zeitschrift angesucht; diese wurde auch bewilligt. Ab April 1844 erschien in monatlichen Heften diese Zeitschrift. Unter den Herausgebern war in dieser Zeit wohl der bedeutendste der Mitbegründer der wissenschaftlichen Dermatologie, Ferdinand Hebra, der die Zeitung von 1847 bis 1858 leitete. 1858 wurde die Redaktion der Zeitschrift vom Präsidium unter der Leitung von Karl von Rokitansky geführt, ab 1860 fanden Gespräche über eine Neugestaltung statt. Ab 1861 erhielt die Zeitschrift den Titel „Zeitschrift der k. k. Gesellschaft der Ärzte. Medizinische Jahrbücher", vom Jahre 1866 an trug sie den Titel „Medizinische Jahrbücher der Zeitschrift der k. k. Gesellschaft der Ärzte", und daneben erschien als Beilage ein „Wochenblatt". Ab 1871 übernahm Salomon Stricker die Redaktion, und die Jahrbücher dienten ausschließlich der Aufnahme von Originalabhandlungen. In der Sitzung vom 3. Februar 1888 wurde der Gesellschaft ein ausführliches Promemoria vorgelegt, das in dem Auftrag gipfelte, die von einer Anzahl von Professoren der Fakultät gegründete „Wiener Klinische Wochenschrift" als Organ der Gesellschaft zu benutzen und in demselben die authentischen stenographischen Sitzungsberichte und Vorträge zu publizieren. Dieser Antrag wurde, wenn auch unter einer gewissen Opposition, zum Beschluß erhoben, und bis heute ist diese Lösung in Kraft geblieben.

Nachdem sowohl Türkheim als auch Raimann und Wirer die Wahl zum Präsidenten abgelehnt hatten, wurde Johann Malfatti, Edler von Montereggio, zum ersten Präsidenten der Gesellschaft gewählt. Malfatti stammte aus Italien und war 1795, als der berühmte Johann Peter Frank, Begründer der „Medizinischen Polizei", an das Allgemeine Krankenhaus nach Wien berufen wurde, mit ihm nach Wien gekommen. 1810 wurde er Leibarzt der Erzherzogin Beatrix d'Este, und sein Ruf als praktischer Arzt brachte ihn zu seltener Berühmtheit. Infolge persönlicher Differenzen legte allerdings Malfatti schon 1841 seine Präsidentschaft nieder, im offiziellen Bericht heißt es, „infolge der im Vereinsleben unvermeidlichen Mißverständnisse". Sein Nachfolger war Wirer von Rettenbach, der schon im ersten Jahr des Bestehens der Gesellschaft dieser eine eigene Stiftung widmete: die Bezüge, die er als Rektor der Universität erhielt, sollten für die verarmten Mitglieder der Gesellschaft verwendet werden. Am 30. März 1844 allerdings verschied Wirer und hinterließ testamentarisch seine ganze Bibliothek der Gesellschaft der Ärzte. Ihm folgte Franz Güntner als Präsident.

Wenn auch zur Zeit der Gründung der Gesellschaft der Ärzte – sie kann als eine der ältesten noch bestehenden Vereine gelten, es sei aber angefügt, daß eine ähnliche Gesellschaft der Ärzte in Budapest am 14. Oktober 1837 gegründet wurde – noch der autoritäre Druck auf der Bevölkerung lastete und sich die politische Lage auf die Revolution von

*Titelseite des ersten Jahrganges der „Zeitschrift der k. k. Gesellschaft der Aerzte zu Wien". 1844*

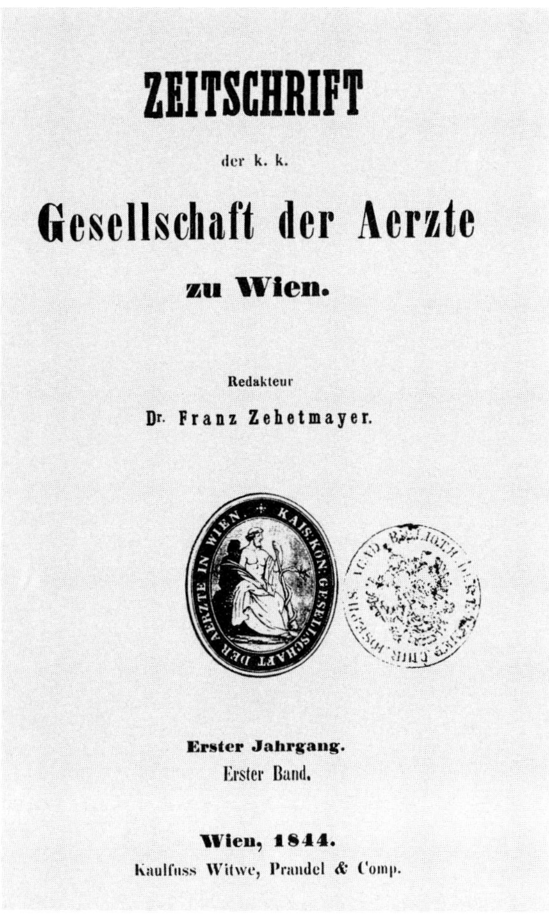

ZEITSCHRIFT

der k. k.

Gesellschaft der Aerzte

zu Wien.

Redakteur

Dr. Franz Zehetmayer.

Erster Jahrgang.

Erster Band.

Wien, 1844.

Kaulfuss Witwe, Prandel & Comp.

1848 hin zuspitzte, muß angemerkt werden, daß gerade diese Zeit wissenschaftlich und medizinisch gesehen den Beginn der Evolution der Zweiten Wiener Medizinischen Schule darstellt. Joseph BERRES hatte schon seine erfolgreichen mikroskopischen Forschungen vorgelegt, 1834 hatte Karl von ROKITANSKY, einer der beiden Mitbegründer der Schule, das Lehramt der Pathologischen Anatomie angetreten. 1839 legte der Internist Joseph SKODA – der andere Mitbegründer – sein epochemachendes Werk über die Perkussion und Auskultation vor. Die Gesellschaft der Ärzte wurde mehr und mehr zum Spiegel der medizinischen Ereignisse ihrer Zeit. ROKITANSKY hielt schon 1839 seinen ersten Vortrag über die pathologische Anatomie der Tuberkulose; seine Assistenten Jakob KOLLETSCHKA und Joseph ENGEL beteiligten sich ebenfalls mit Vorträgen. Joseph HYRTL, der 1845 von Prag nach Wien berufen worden war, beteiligte sich eifrig durch Mitteilungen und Vorträge an den Arbeiten der Gesellschaft. Während die Physiologie noch etwas schwächer vertreten war, trat die medizinische Chemie in den Vordergrund, insbesondere durch Johann Florian HELLER, der seine nach ihm benannte Zucker- und Blutprobe vorstellte. Schon 1841 hatte WIRER die Schaffung eines Laboratoriums für chemisch-pathologische Untersuchungen angeregt, das im Allgemeinen Krankenhaus untergebracht und auf seine Kosten eingerichtet wurde. Es wurde 1845 von der Unterrichtsbehörde in die eigene Verwaltung übernommen. Deutlich vertreten war auch die Pharmakologie, man behandelte vor der Gesellschaft eine große Zahl von Pflanzen, Drogen und Arzneimittel hinsichtlich ihrer mikroskopischen Beschaffenheit und ihrer chemischen Natur; besonders Karl Damian SCHROFF trat hier in den Vordergrund. Präsident GÜNTNER sprach sich schon 1846 dahingehend aus, daß frische Luft nicht nur vor der Krankheit der Tuberkulose behüte, sondern auch bereits Erkrankte besonders gut zu beeinflussen vermöge. Joseph SKODA war bis an sein Lebensende ein rastloses und hingebungsvolles Mitglied der Gesellschaft. Ebenso wie ROKITANSKY trat er 1839 mit einem Vortrag in der Gesellschaft auf; er sprach über die Diagnose der Herzklappenfehler. 1840 berichtete dann SKODA über die in Gemeinschaft mit Franz SCHUH ausgeführte Punktion der Brusthöhle und des Herzbeutels. Die Bedeutung SKODAS für die Gesellschaft wurde von den späteren Generationen so positiv bewertet, daß man sogar daran dachte, das neue Heim der Gesellschaft der Ärzte in der Frankgasse als „Skoda-Haus" zu benennen.

Die Kinderheilkunde war durch Ludwig MAUTHNER und Alois BEDNAR würdig vertreten. Franz SCHUH, der erste Chirurg in Österreich, der die Äthernarkose anwandte, hatte diesem Thema eine Reihe von Vorträgen und Diskussionsbeiträgen gewidmet. Ferdinand HEBRA veröffentlichte in der Zeitschrift der Gesellschaft seine Arbeit über die Krätze, in der er nachwies, daß für diese Hautkrankheit die Krätzmilbe verantwortlich gemacht werden könne. Große Aufmerksamkeit wurde auch hygienischen Fragen geschenkt; Wasserversorgung, Nahrungsmitteluntersuchung und Wohnungshygiene dominierten hier. Besondere Verdienste erwarb sich die Gesellschaft durch die eingehende Erörterung der bei den Arbeitern in Zündhölzchenfabriken aufgetretenen Phosphornekrose. Ernst Freiherr von FEUCHTERSLEBEN, der in den Revolutionsjahren an der Reform des Universitätsunterrichtes teilnehmen sollte, sprach über den Stand der ärztlichen Seelenkunde. Er war lange Zeit als Sekretär der Gesellschaft der Ärzte tätig.

Wenn man von der Gesellschaft der Ärzte als dem Spiegel der medizinischen Ereignisse spricht, so muß man auch über die Reflexion verschiedener Zeiterscheinungen medizinischer Art berichten. So etwa

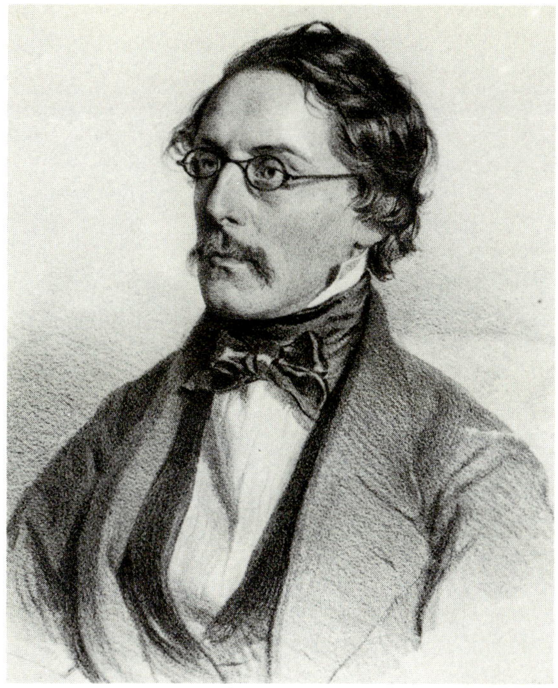

*Johann Florian Heller (1813–1871). Lithographie von J. Kriehuber, 1856*

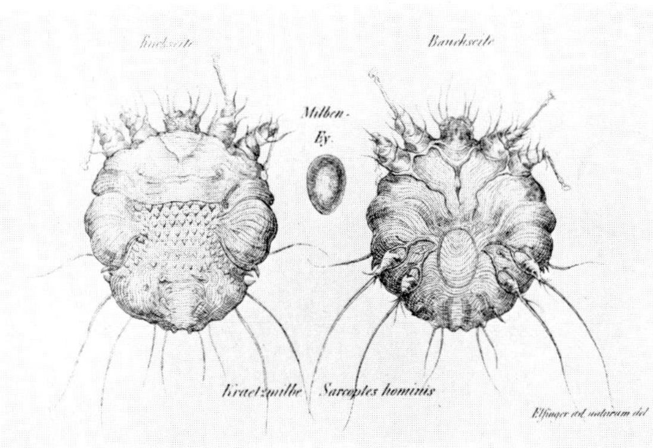


*Ansicht der Bauch- und Rückseite der Krätzmilbe sowie eines Milbeneis. Nach der Natur gezeichnet von A. Elfinger. Aus: „Medicin. Jahrbücher des k. k. österr. Staates“, 1844*

*Ernst Freiherr von Feuchtersleben (1806–1849). Lithographie von J. Danhauser*

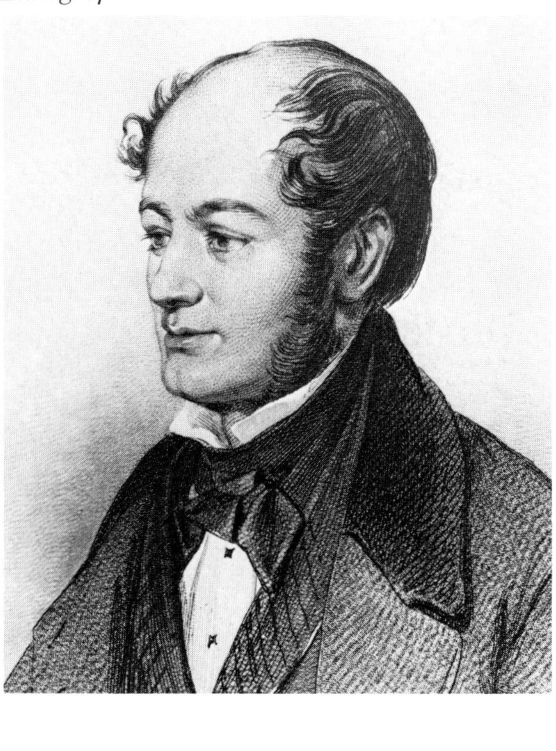

wurde im Jahre 1841 ein Komitee zur Untersuchung der Wirkungen der Elektrizität bei Kranken eingesetzt. Andreas von ETTINGHAUSEN, Professor der Physik an der Universität Wien, hielt jede Woche eine Vorlesung über die physikalischen Grundlagen der Lehre von der Elektrizität und über die einschlägigen Apparaturen.

In den verschiedenen Ausgaben der Zeitschrift der Gesellschaft der Ärzte finden sich auch Berichte über Witterungs- und Krankheitskonstitution; dies erschien früheren Historikern als „vorweltlich“, doch heute mögen wir daran denken, daß erst im Jahre 1984 bei Zwettl ein Museum für Medizinmeteorologie gegründet wurde bzw. daß es eine Österreichische Gesellschaft zur Förderung medizinmeteorologischer Forschung gibt.

Eine besondere medizinische Zeitströmung war damals der sogenannte „therapeutische Nihilismus“, den Joseph DIETL 1847 kreiert hatte. Im selben Jahr trat DIETL für die rein diätetische Behandlung der Pneumonie vor der Gesellschaft der Ärzte ein, und es sei auch daran erinnert, daß er den Aderlaß aus der damaligen Pneumoniebehandlung eliminierte. Der therapeutische Nihilismus wurde zu einer Art Modeerscheinung, bis Johann OPPOLZER drei Jahre später vor der Gesellschaft über die Ursachen des gesunkenen Vertrauens in die Therapie und über die Vesuche, die Therapie den Fortschritten der Pathologie anzupassen, sprach. OPPOLZER fand folgende Punkte als Ursachen des Mangels an Vertrauen zur Therapie bei den Ärzten:

„1. Die Erfahrung; dass viele krankhafte Veränderungen nicht zu heben sind. Als ob der Arzt in unheilbaren Krankheiten nicht durch Palliative so wohlthätig wirken könnte; als ob er bei Processen, die ohne unser Hinzuthun verlaufen, nicht durch Hintanhalten und Bekämpfung sekundärer Zufälle heilbringenden Einfluss üben könnte!

2. Unser geringes positives Wissen über die Wirkung der Arzneien, der Mangel an kritischer Beobachtung und Bearbeitung ihrer Wirkungen. Hier muss ein vereintes Beobachten und Wirken zum Ziele führen.

3. Das Missverstehen der Leichensektionen; in sofern manche Aerzte die organischen Veränderungen bloss so nehmen wie sie sind, nicht beachtend, wie sie entstanden.

4. Das durch statistische Zusammenstellungen erlangte Resultat, dass die differentesten Methoden oft wenig differente Erfolge bedingen; bei der Therapie handelt es sich jedoch nicht um die Massen, sondern um die einzelnen Kranken.

5. Die Vernachlässigung der Literatur, die Missgriffe der fisiologischen und chemischen Therapie.“

Besondere Kritik übte er an der sogenannten numerischen Methode – heute würden wir sagen an der Statistik. Er kritisiert:

„1. Sie setzt eine wesentliche Aehnlichkeit der Krankheitsfälle voraus, welche selbst bei der reichsten Erfahrung nur selten gefunden wird.

2. Sie ist häufig nur auf gleiche Krankheitsnamen begründet: dass eine solche Statistik nicht zum Ziele führt, versteht sich von selbst.

3. Endlich ist bei Heilungen selten Ein Mittel, dem man allein die Heilung zuschreiben kann, sondern dem Zusammenwirken verschiedener Verhältnisse.

Man hat ferner zur Förderung der Therapie untersucht, ob es nicht specifische Heilmittel für bestimmte Krankheiten gibt: diess ist nicht der Fall, es existiren in der Regel blos für bestimmte Abschnitte einer Krankheit bestimmte Mittel.

Die Therapie muss sich an die genaue Kenntniss der anatomischen und functionellen Störung anknüpfen; die Veränderungen, welche sich im Laufe der Krankheit darstellen, genau kennen, und aus der pathologi-

schen Anatomie und Fisiologie die Bedingungen der natürlichen Heilungsvorgänge schöpfen."
Wir haben schon erwähnt, daß die Zeit des Vormärz durch eine scharfe Zensur gekennzeichnet war. Diese Zensur wirkte sich für die Gesellschaft dahingehend aus, daß oftmals von Staats wegen die Ernennung ausländischer Professoren zu korrespondierenden Mitgliedern untersagt wurde bzw. die Ernennung verzögert worden war. Das betraf ausländische Ärzte besonders dann, wenn sie fortschrittliche Gedanken vertraten oder gar, wenn sie revolutionäre Äußerungen von sich gaben. Das betraf, um nur ein Beispiel zu nennen, auch den berühmten Ernst Heinrich WEBER, seit 1818 Professor in Leipzig, dessen Name immerhin im sogenannten Weber-Fechnerschen Gesetz beinhaltet ist. Als die Situation, politisch gesehen, durch solche Zensurmaßnahmen und andere Unterdrückungsversuche unhaltbar geworden war, kam eben die Revolution von 1848. Sie hatte natürlich auch ihre Auswirkungen auf die Gesellschaft der Ärzte; mehr als ein Jahr hatte es keine allgemeinen Sitzungen gegeben, und die geplante Reform der medizinischen Fakultät hätte 1848 fast auch eine „Auflösung" der Gesellschaft der Ärzte nach sich gezogen. Als innere Folge der Revolution darf man es betrachten, wenn in der Sitzung vom 16. November 1849 ihr Präsident GÜNTNER sich mehr sozialmedizinischen Fragen zuwandte. Hinsichtlich der Aufgaben der Hygienesektion der Gesellschaft meinte GÜNTNER, „daß er keine theoretische Erklärung dieses Themas beabsichtige, sondern er wünsche vielmehr, daß die Gesellschaft im Ganzen genommen außer ihren anderen wissenschaftlichen Bestrebungen sich das Ziel setzen möge, das Publikum faktisch zu überzeugen, daß den Ärzten das Wohl des Volkes wirklich am Herzen liege, wenn auch kein pekuniärer Vorteil für selbe sich ergebe". Neue Aufgaben der Gesellschaft sah er in folgenden Punkten:
„a) eine populäre Bearbeitung der Krankheiten der verschiedenen Handwerker und Fabriksarbeiter dem jetzigen Standpunkte der Industrie und der medizinischen Wissenschaften entsprechend;
b) eine ruhige Kritik populärer medizinischer Schriften;
c) Besprechung der Vorurtheile über Gegenstände der Hygiene;
d) Besprechung über volksgebräuchliche Hausmittel; und glaubt, dass eine zeitweilige und geeignete Verbreitung ähnlicher Verhandlungen unter das grössere Publikum geeignet sein dürfte beizutragen, die Achtung desselben für den ärztlichen Stand zu vermehren."
Zum Abschluß dieser Periode möchten wir den spektakulärsten Fall in der Wiener Medizin der damaligen Zeit darlegen, wie er sich der Gesellschaft der Ärzte dargeboten hat: es ging um den Fall Ignaz Philipp SEMMELWEIS. SEMMELWEIS, der als sehr mitteilungsscheu galt, war schwer an einen Vortragstisch zu bringen. Deswegen stammt auch die erste Mitteilung über seine Entdeckung der Ursachen des Kindbettfiebers nicht von ihm, sondern von Ferdinand HEBRA in der Nummer vom Dezember 1847 der Zeitschrift der Gesellschaft. Erst am 15. Mai 1850 ergriff SEMMELWEIS selber das Wort. Hören wir den Originalwortlaut des Protokolles:
„Herr Dr. Semmelweis, emerit. Assistent an der ersten geburtshilflichen Klinik, entwickelt seine Ansichten über die Genesis des Puerperalfiebers; er weist aus den Protokollen numerisch nach, dass seit dem Jahre 1839, seit welchem eine besondere Klinik zum Unterrichte für Geburtshelfer, und eine andere für Hebammen errichtet worden ist, auf der ersten zusammengenommen über viermal mehr von den Wöchnerinnen grösstentheils an Puerperalfieber gestorben sind, als auf der zweiten, ungeachtet die Aufnahme der Schwangeren von 24 zu 24 Stunden

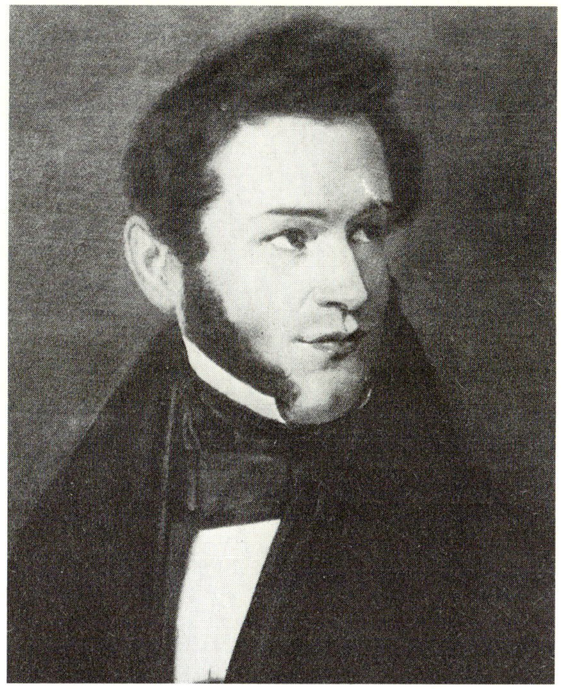

*Józef Dietl (1804–1878). Anonymes Gemälde*

*Johann Ritter von Oppolzer (1808–1871). Lichtdruck von J. Löwy*

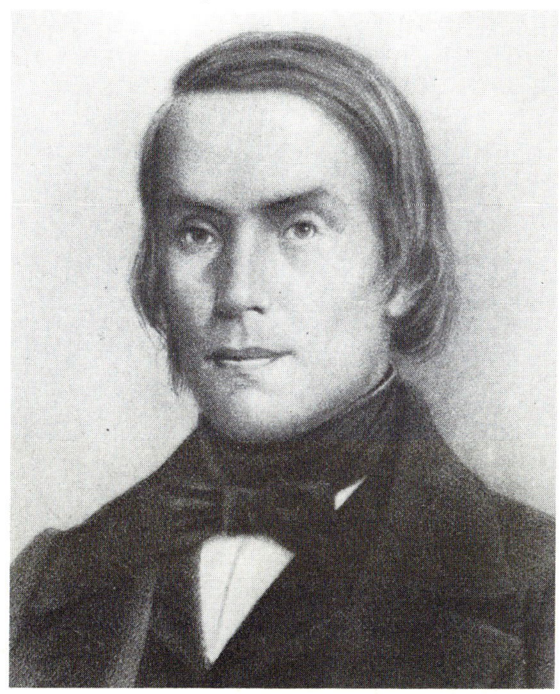

zwischen beiden gewechselt hat, woraus er den einfachen Schluss zieht, dass das zeitweise stärkere Auftreten des Wochenbettfiebers auf der ersten geburtshilflichen Klinik nicht durch allgemeinere epidemische Einflüsse, sondern einzig und allein durch lokale, somit endemische Verhältnisse derselben bedingt gewesen sein könne. Dr. Semmelweis geht nun die gewöhnlichen endemischen Ursachen, wie sie von andern angeführt worden sind, wie die Überfüllung der Krankenzimmer, die langjährige Schwängerung der Lokalitäten mit Puerperalmiasma, das öftere und vermeintlich rohere Untersuchen der angehenden Geburtshelfer, die bereits bestehende Furcht der Schwangeren, so sie auf diese Abtheilung zur Entbindung gebracht wurden etc. etc., der Reihe nach durch, und weist nach, dass keine derselben die oftmals grossen Verheerungen des Puerperalfiebers auf der ersten geburtshilflichen Klinik erklärlich machen, und dass vielmehr manche dieser vermeintlichen Ursachen bei der zweiten geburtshilflichen Klinik in erhöhterem Grade sich vorfindet. Dieses und der pathologisch-anatomische Befund bei Kindbettfieber, welcher die grösste Ähnlichkeit zeigt mit jener Pyämie, die sich bei Anatomen und Chirurgen nach Verwundungen an Leichen und Imprägnirung der frisch verletzten Stellen mit in Fäulniss begriffenen organischen Stoffen auszubilden pflegt, führte Hrn. Dr. Semmelweis zu der Überzeugung, dass das Puerperalfieber gleichfalls ein durch Aufnahme faulender organischer Stoffe von Seiten der inneren Umkleidung des Uterus in das Blut der Mutter erzeugter pyämischer Process sei, und dass die fortwährende neue Einschleppung solcher Stoffe gerade auf die erste geburtshilfliche Schule in dem heut zu Tage häufigen Seciren der Leichen von Seiten der Assistenten und Schüler dieser Klinik vorzugsweise begründet sei, ohne dass aber eine andere Übertragungsweise faulender organischer Bestandtheile auf den mütterlichen Organismus ausgeschlossen bleibe, wie eine solche bei in Zersetzung übergegangenen Resten des Mutterkuchens, beim ununterbrochenen Touchiren von kranken und gesunden Schwangeren und Wöchnerinnen, sodann bei anderen Patientinnen, die an einer Auflösung der Säfte darniederliegen, angenommen werden müsse. Dieser Idee nun folgend, führte Hr. Dr. Semmelweis ein, dass jedweder der Schüler oder sonst Untersuchenden vor jeder Exploration einer Schwangeren, Kreissenden oder Wöchnerin seine Hände in einer Chlorkalklösung sorgfältig wasche, um so jedes möglicher Weise an den Fingern haftende, faulende organische Atom, selbst bis auf den Geruch desselben vollends zu tilgen, und siehe da, der glänzendste Erfolg krönte dies Verfahren, und zwar durch nun schon volle 3 Jahre; die Sterblichkeit nämlich, die sonst 8,3% der Wöchnerinnen auf der ersten geburtshilflichen Klinik betrug, ist nun die auch in der Privatpraxis und auf anderen Gebärkliniken beobachtete, nämlich von 2,3% geworden. – Anderweitig wird die Sache noch dadurch unterstützt, dass, so oft an der Klinik für Hebammen Assistenten waren, die viele Untersuchungen an Leichen machten, auch hier dann diese Krankheit zahlreichere Opfer begehrte, dass ferner vor der Errichtung des allgemeinen Krankenhauses (1784) bis zur Creirung einer selbstständigen Lehrkanzel für pathologische Anatomie keine sogenannte Puerperalfieber-Epidemie geherrscht habe, und das Sterblichkeitsverhältniss der Wöchnerinnen nicht einmal 1% betrug; von der letztgenannten Zeit aber bis zum 1. Mai 1847 nämlich, bis zum Beginne der Chlorwaschungen, als dem Zeitraume der Blüthe der pathologischen Anatomie, sind auf beiden Kliniken zusammengenommen 5,7%, von daher an bis letzten April des heurigen Jahres aber nur 2,2% gestorben. – Weitere Gründe für den endemischen Charakter des Kindbettfiebers sind, dass

dasselbe ausserhalb der Gebärhäuser nicht so um sich greife, die Jahreszeiten keinen Einfluss üben, dasselbe auch nach traumatischen Verletzungen wie sonst keine epidemische Krankheit entstehe, und auch bei Thieren, aber nur sporadisch, sich zeige, so wie es selbst künstlich bei letzteren erzeugt werden könne. –
Das Puerperalfieber nach dem oben angegebenen Wesen desselben sei daher eben so wenig eine contagiöse als für sich spezifische Krankheit, sondern entwickle sich dadurch, dass ein in Fäulniss übergegangener thierisch-organischer Stoff, gleichviel von welchem Kranken immer, und gleichviel, ob vom lebenden Organismus oder vom Cadaver stammend, aufgenommen in die Blutmasse der Wöchnerin die puerperale (pyämische) Blutentmischung erzeuge, hierauf die bekannte Exsudation und als drittes die Metastasen bilde. Beigebracht aber werden diese Stoffe dem weiblichen Organismus mittelst des untersuchenden Fingers, oder durch den Gebrauch damit imprägnirter Geräthschaften, oder auch durch die nach der Geburt in die Uterushöhle dringende, mit faulenden Stoffen geschwängerte Luft, für welche letztere Mittheilungsweise zwei eklatante Beispiele aufgeführt werden. Daher eine Verhütung dieser Krankheit möglich ist durch Reinigung der Finger, der Utensilien und der Luft, worauf sich nur mehr einzelne Fälle vom Puerperalfieber ergeben werden, wie jene nach zurückgebliebenen faulenden Dezidua- oder Placenta-Resten, sodann durch Risse und Quetschungen am Muttermunde etc. etc. Als die Stelle, wo die Resorption geschieht, bezeichnet der Vortragende jene mit dem untersuchenden Finger erreichbare Partie unmittelbar ober dem innern Gebärmuttermund, die während der Schwangerschaft von den Eyhäuten bedeckt, ihrer Schleimhaut verlustig und so zur Resorption geeignet ist, die Scheide aber sei mit allzudickem Epithelium und Schleime überzogen, als dass sie resorptionsfähig wäre. Am zugänglichsten sei die Uterushöhle während der ersten und zweiten Geburtsperiode, und in dieser Zeit werde auch am häufigsten die Untersuchung vorgenommen; daher sei es auch zu erklären, dass nicht allein die Mutter, sondern meist auch das Kind durch denselben grossen Exsudations-Process, beim Zustandekommen der Krankheit zu Grunde gehen, und warum Wöchnerinnen, welche wegen verzögerter erster und zweiter Geburtszeit 2–3 Tage auf dem Kreisszimmer verweilten, meist dem bösartigsten Puerperalfieber erlagen.“

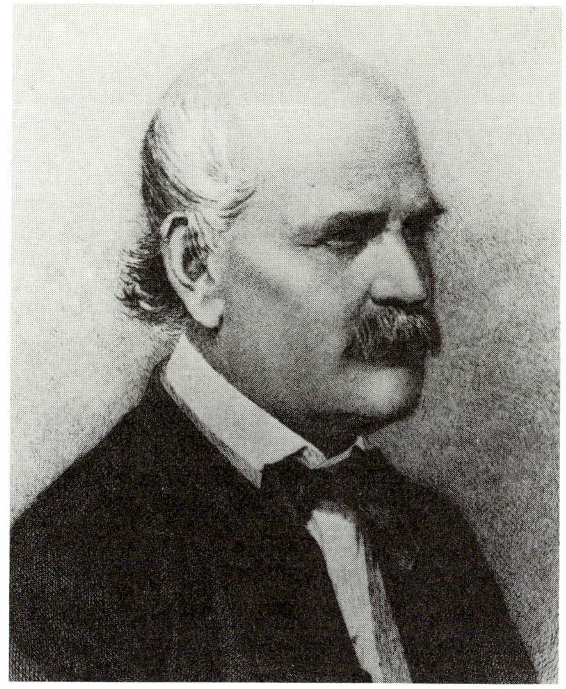

*Ignaz Philipp Semmelweis (1818–1865). Stich von E. Doby, 1860*

# II.
# DIE FRUCHTBAREN JAHRE UNTER CARL V. ROKITANSKY (1850–1878)

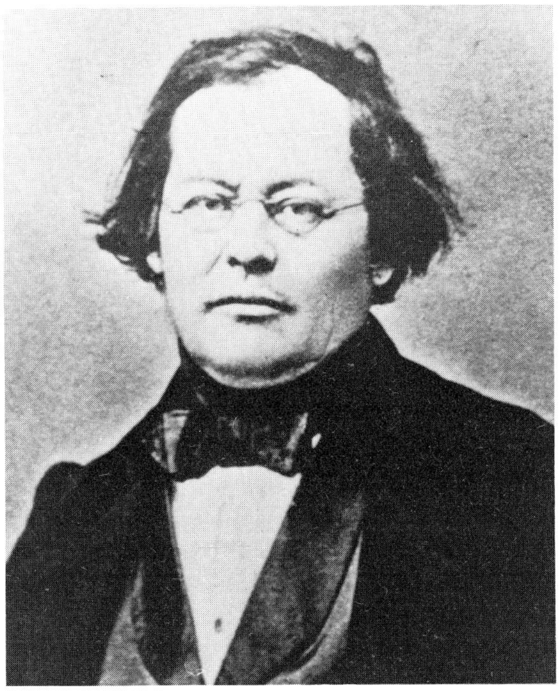

*Joseph Skoda (1805–1881). Lithographie von Krziwanek*

*Ferdinand von Hebra (1816–1880). Photographie*

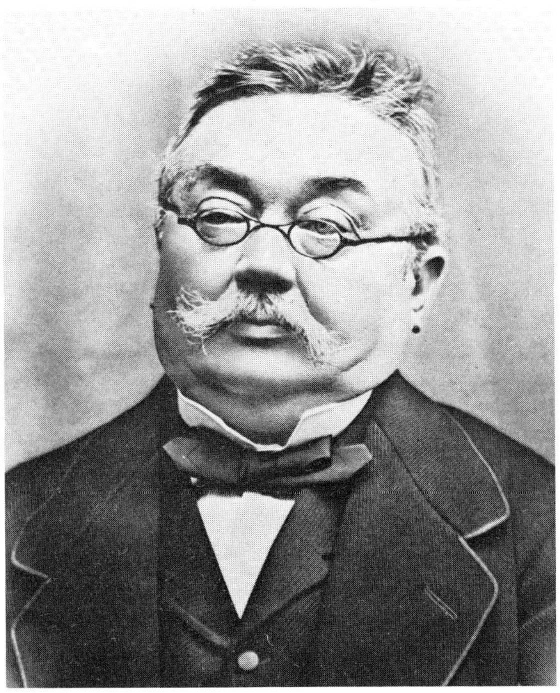

Fast eine Generation lang führte Carl v. Rokitansky, der Mitbegründer der Zweiten Wiener Medizinischen Schule, die Geschäfte der Gesellschaft der Ärzte. Rokitansky wurde am 26. März 1850 zum Präsidenten gewählt und übte dieses Amt bis zu seinem Tode am 23. Juli 1878 aus. Die Wiener Schule war in ihren Leistungen immer höher emporgestiegen und hatte abermals, nach dem 18. Jahrhundert das zweite Mal, internationale Bedeutung gewonnen. Es war aber nicht nur die Leistung des pathologischen Anatomen Rokitansky allein, sondern der umfassende Geist und die neue Denkweise der Zweiten Schule befruchtete alle Zweiggebiete der Medizin, und besonders die Entwicklung der neuen Instrumente führte zu einer Spezialisierung der Medizin, die man bis dahin nicht gekannt hatte. Alle diese Leistungen fanden ihren Niederschlag auch im Rahmen der Gesellschaft der Ärzte, oftmals wurde sie zur Tribüne, von der aus die großen Leistungen den Weg in eine breite Öffentlichkeit fanden.

Organisatorisch interessant ist die neue Geschäftsordnung vom Jahre 1862, bei der es zur Auflösung der Sektionen kam. Vier Sektionen waren ja seit 1842 bei der Gesellschaft konstituiert gewesen, die neue Ordnung sah neben ihrer Abschaffung die Festsetzung einer Präsidialsitzung im Monat vor und die Wahl von drei Vorsitzenden für die übrigen Sitzungen des Monats; diese Bestimmung war allerdings aus der ursprünglichen Sektionseinteilung organisch hervorgegangen. Das Bedürfnis, den gerade in diesen Jahrzehnten zu großem Umfang angewachsenen Spezialfächern Rechnung zu tragen, führte 1868 aber wieder zu losen Vereinigungen von Gesellschaftsmitgliedern verschiedener Fächer, die den Zweck verfolgten, sich in periodisch abgehaltenen Zusammenkünften über die Fortschritte dieser Fächer auf dem laufenden zu halten. Das mündete im Jahre 1870 in einen Antrag von Carl Stoerk, die frühere Einteilung in Sektionen wieder aufzunehmen. Wir haben hier ein deutliches Anzeichen dafür vor uns, daß wissenschaftlicher Fortschritt auch in der Gesellschaft der Ärzte organisatorisch seinen Niederschlag fand.

Diese Zeit der Rokitanskyschen Präsidentschaft ist weiterhin dadurch gekennzeichnet, daß mehr als früher hygienische Fragen im Vordergrund standen, und besonders nach der Zeit der Revolution nahm man sich der Blei- und Quecksilbervergiftungen, denen viele Arbeiter ausgesetzt waren, an. Die Impf-Frage beschäftigte die Gesellschaft oftmals: 1857 wurde über Aufforderung des Ministeriums des Inneren in der Angelegenheit der Vaccination ein Komitee eingesetzt, das auch diverse ausführliche Referate erstattete. Die Bedeutung eines Impfzwang-Gesetzes stand zur Debatte, wozu eine ministerielle Aufforderung kam, ein erschöpfendes Gutachten über die Frage vorzulegen, ob die Einführung des Impfzwanges empfehlenswert und zulässig sei, bzw. was im Falle einer Zustimmung zu geschehen hätte.

Wie in Erinnerung ist, gilt Wirer von Rettenbach als der Begründer des Kurortes Bad Ischl. Das Interesse an Bädern und Kurorten riß im Rahmen der Gesellschaft der Ärzte nicht ab. 1856 wurde ein Komitee unter dem Präsidium von Helm zur Beratung über ein „Bade-Statut und

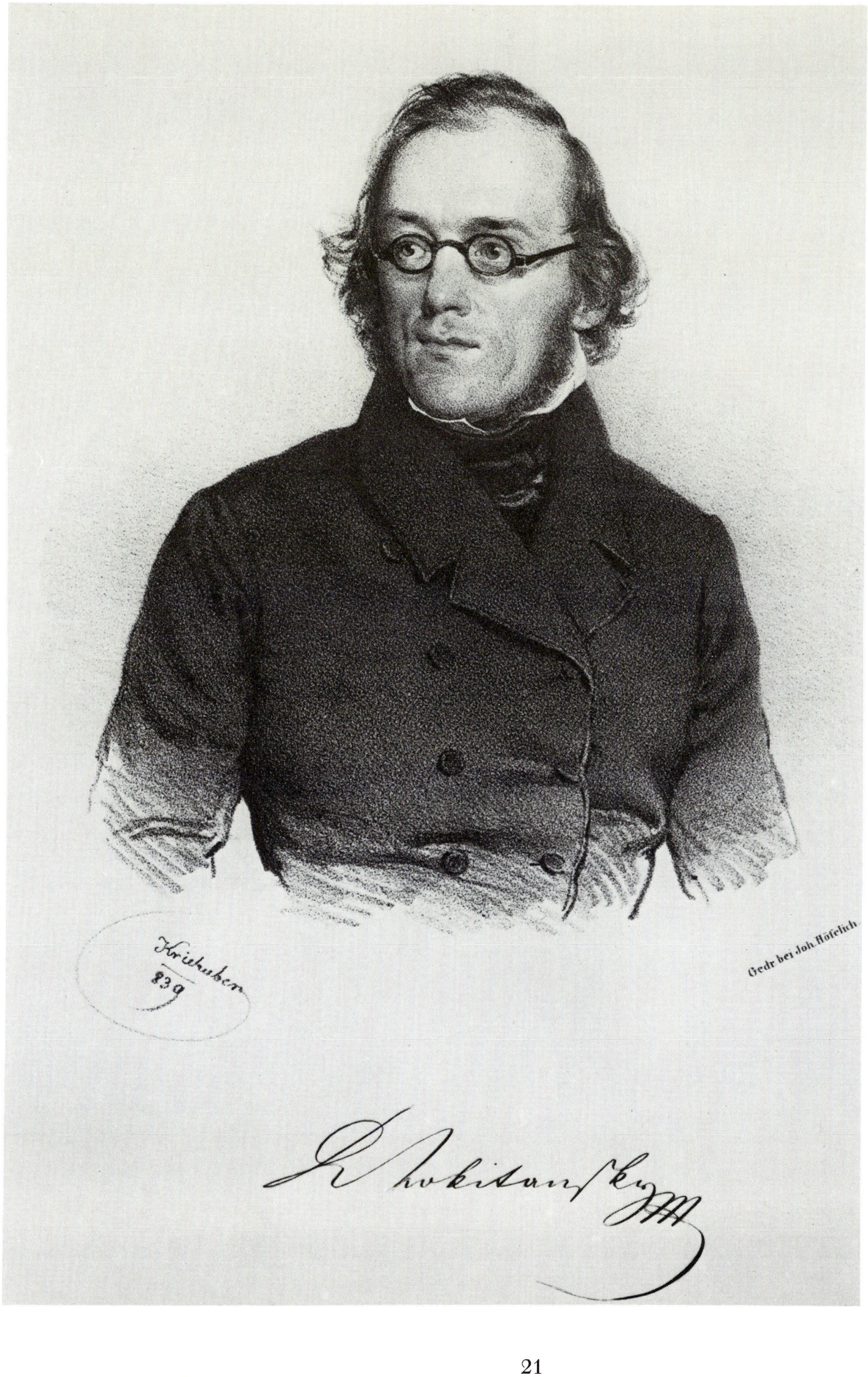


*Karl Freiherr von Rokitansky (1804–1878). Lithographie von J. Kriehuber, 1839*

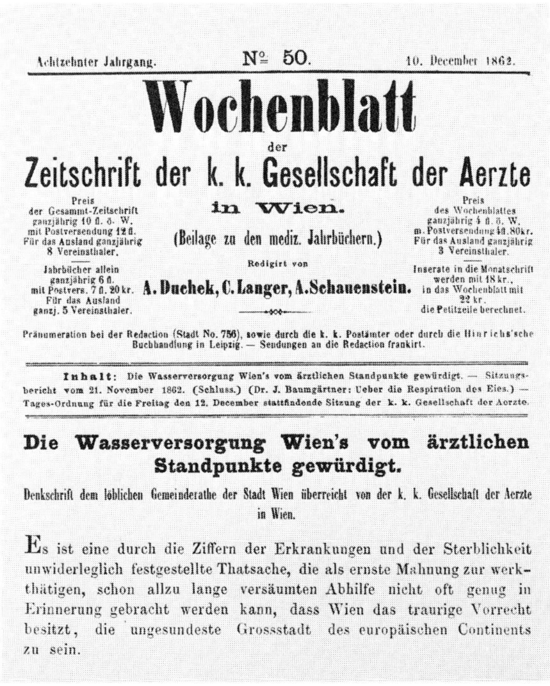

Achtzehnter Jahrgang. № 50. 10. December 1862.

**Wochenblatt**

der

**Zeitschrift der k. k. Gesellschaft der Aerzte**

**in Wien.**

(Beilage zu den mediz. Jahrbüchern.)

Preis der Gesammt-Zeitschrift ganzjährig 10 fl. ö. W. mit Postversendung 12 fl. Für das Ausland ganzjährig 8 Vereinsthaler.

Jahrbücher allein ganzjährig 6 fl. mit Postvers. 7 fl. 20 kr. Für das Ausland ganzj. 5 Vereinsthaler.

Redigirt von

**A. Duchek, C. Langer, A. Schauenstein.**

Preis des Wochenblattes ganzjährig 4 fl. ö. W. m. Postversendung 4 fl. 80 kr. Für das Ausland ganzjährig 3 Vereinsthaler.

Inserate in die Monatschrift werden mit 18 kr., in das Wochenblatt mit 22 kr. die Petitzeile berechnet.

Pränumeration bei der Redaction (Stadt No. 756), sowie durch die k. k. Postämter oder durch die Hinrichs'sche Buchhandlung in Leipzig. — Sendungen an die Redaction frankirt.

**Inhalt:** Die Wasserversorgung Wien's vom ärztlichen Standpunkte gewürdigt. — Sitzungsbericht vom 21. November 1862. (Schluss.) (Dr. J. Baumgärtner: Ueber die Respiration des Eies.) — Tages-Ordnung für die Freitag den 12. December stattfindende Sitzung der k. k. Gesellschaft der Aerzte.

**Die Wasserversorgung Wien's vom ärztlichen Standpunkte gewürdigt.**

Denkschrift dem löblichen Gemeinderathe der Stadt Wien überreicht von der k. k. Gesellschaft der Aerzte in Wien.

Es ist eine durch die Ziffern der Erkrankungen und der Sterblichkeit unwiderleglich festgestellte Thatsache, die als ernste Mahnung zur werkthätigen, schon allzu lange versäumten Abhilfe nicht oft genug in Erinnerung gebracht werden kann, dass Wien das traurige Vorrecht besitzt, die ungesundeste Grossstadt des europäischen Continents zu sein.

*Titelseite „Die Wasserversorgung Wien's vom ärztlichen Standpunkte gewürdigt". Aus: Wochenblatt der „Zeitschrift der k. k. Gesellschaft der Ärzte zu Wien", Jg. 18/Nr. 50, 1862*

*Das Liesinger Aquädukt von Rodaun aus gesehen. Lithographie von C. L. Zamarski nach R. Stadler. Aus: „Die Wasserversorgung der Stadt Wien in ihrer Vergangenheit und Gegenwart...". Wien 1873*

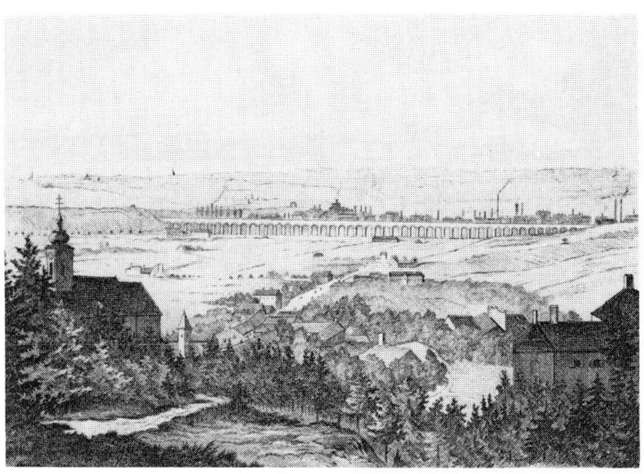

die Einrichtung in den Kurorten" eingesetzt, das sich sehr eingehend mit diesem Gegenstand befaßte und dem Ministerium des Inneren einen Entwurf eines „Neuen Bade-Statuts für Kur- und Badeorte der österreichischen Monarchie" vorlegte.

Ganz besonders wichtig aber war im Jahre 1862 die Frage der Wasserversorgung Wiens geworden. Der Einsatz der Gesellschaft der Ärzte, diese Frage zu lösen, gehört, wie ein früherer Historiker es geschrieben hat, zu den besonderen Ruhmesblättern in der Geschichte der Gesellschaft. Die Medizinhistorikerin Erna Lesky hat die Gesellschaft der Ärzte dieser Zeit sogar als das „hygienische Gewissen" der Hauptstadt genannt. Sicherlich war die Initiative zur Errichtung einer neuen Wasserversorgung von der politischen Seite Wiens ausgegangen, die Gesellschaft der Ärzte aber konnte mit Vehemenz einen hygienischen Standpunkt vertreten, der darauf hinauslief, daß man vom Plan Abstand nahm, das Trinkwasser aus der Donau mittels Filteranlagen zu gewinnen. Ein Komitee im Rahmen der Gesellschaft hatte eine Denkschrift ausgearbeitet, die dem Gemeinderat der Stadt Wien überreicht wurde. Der Titel lautete: „Die Wasserversorgung Wiens vom ärztlichen Standpunkte gewürdigt", und im ersten Absatz lesen wir die kräftigen Worte: „Es ist eine durch die Ziffern der Erkrankungen und der Sterblichkeit unwiderleglich festgestellte Tatsache, die als ernste Mahnung zur werktätigen, schon allzulange versäumten Abhilfe nicht oft genug in Erinnerung gebracht werden kann, daß Wien das traurige Vorrecht besitzt, die ungesundeste Großstadt des europäischen Kontinents zu sein." Der Bericht, geschrieben unter dem Eindruck der Cholera-Epidemie der Stadt London in den Jahren 1849 und 1854, beinhaltet bemerkenswert fortschrittliche Sätze wie etwa diesen:

„Ausser der Menge Wassers, welche der menschliche Leib zur Forterhaltung des in ihm regen Stoffwechsels bedarf, die demselben als Getränke oder in Nahrungsmitteln zugeführt werden muss, ist aber eine viel bedeutendere Quantität nicht minder unentbehrlich zum reinlichen Haushalte, zur Reinlichkeit und Körperpflege im Allgemeinen, und dass in dieser Hinsicht eine dem Bedürfnisse vollkommen genügende Wassermenge Jedem, auch dem Unbemittelten geboten werden müsse, ist wohl ohne jede weitere Erörterung klar – reichliche Wasserversorgung ist von diesem Gesichtspunkte gleichbedeutend mit Förderung der allgemeinen Gesundheit, der allgemeinen Wohlfahrt und der sittlichende Einfluss dieser in erster Linie rein hygienischen Massregel ist an und für sich einleuchtend, ohne dass man die statistischen Belege hiefür aus der höchst lehrreichen Geschichte des Sanitätswesens englischer Städte im letzten Jahrzehende erst weitläufig anzuführen nöthig hätte."

Die Folgerung aus all diesen Überlegungen war, daß man das Wasser, und wie weitere Bemerkungen zeigen, weder aus der Donau noch aus dem Fluß Traisen nehmen sollte, sondern daß einzig und allein dem Quellwasser der unbedingte Vorzug einzuräumen wäre. Tatsächlich wurde das Wasser für die erste Wiener Wasserleitung des Jahres 1873 aus dem Rax- und Schneeberggebiet genommen, wobei dem in Wien lebenden früheren Landessanitätsreferenten von Böhmen, dem Bruder Josefs, Franz Skoda, für seine tätige Mitwirkung der „geistige Spatenstich" zugestanden wurde. Das Problem „Wasserversorgung" beschäftigte die Gesellschaft im Jahre 1881 abermals, als das Projekt Wientalwasserleitung zur Debatte stand. Die Gesellschaft empfahl der Niederösterreichischen Statthalterei, das sanitär bedenkliche Wiental-Wasserleitungsprojekt nicht zu bauen. Wenige Jahre später stand die Wiener Neustädter Tiefquellenleitung zur Diskussion, die ebenfalls negativ bewertet wurde, diesmal vom medizinischen Chemiker Florian KRATSCHMER. Dies alles führte dazu, daß die Gemeinde Wien, um Hochquellenwasser zu sparen, die Wiental-Wasserleitung als eigenes Nutzwassernetz anlegte. Erst unter Bürgermeister Dr. Karl LUEGER wurde 1900 die Errichtung der „Zweiten Hochquellenwasserleitung" beschlossen, die das Trinkwasser abermals aus einem hochgelegenen Quellengebiet, nämlich dem des Hochschwabmassivs, nahm.

In der wissenschaftlichen Entwicklung der Medizin in dieser Zeit stand die Spezialisierung im Vordergrund; ROKITANSKY und SKODA hatten die neuen Grundlagen für die Medizin gelegt, und sie selber und ihre Schüler führten von dieser neuen Basis aus die Medizin zu neuen, bisher ungeahnten Höhen. Außer dem Augenspiegel, den Hermann HELMHOLTZ in Deutschland entwickelte, wurden die meisten anderen neuen Instrumente in Wien hergestellt, erdacht oder verbessert: der Kehlkopfspiegel, das Zystoskop, das Oesophagoskop und der Blutdruckmeßapparat.

Am 27. März 1858 war in der Wiener Medizinischen Wochenschrift ein Artikel von Johann CZERMAK „Über den Kehlkopfspiegel" erschienen. Mit solch einem Kehlkopfspiegel hatte Ludwig TÜRCK schon im Herbst des Vorjahres gearbeitet, ohne allerdings dazu künstliches Licht zu verwenden oder eine Veröffentlichung zu machen. TÜRCK hatte CZERMAK einen Kehlkopfspiegel zur weiteren physiologischen Beschäftigung überlassen. CZERMAK verwendete für seine Versuche „helles Lampenlicht", und dies mit großem Erfolg. Ohne TÜRCK weiter zu verständigen, veröffentlichte er seine Ergebnisse in der obgenannten Wochenschrift. Er untersuchte auch seinen eigenen Kehlkopf mit dem neuen Spiegel und bemerkte, daß jeder, der plötzlich die eigenen Stimmorgane oder die des anderen zu Gesicht bekommt, anfangs in großes Erstaunen versetzt ist. Dieses Erstaunen und den neuen Kehlkopfspiegel stellte CZERMAK am 9. April 1858 in der Gesellschaft der Ärzte vor, wobei er einen freien Vortrag darüber hielt. In derselben Sitzung versuchte nun Ludwig TÜRCK die Priorität der Anwendung des Kehlkopfspiegels zu diagnostischen Zwecken zu wahren und verwies auf seine Versuche des vergangenen Jahres. Man kann diese Sitzung als den Beginn des sogenannten „Türckenkrieges" um die Priorität der Erfindung des Kehlkopfspiegels ansehen. Wir finden allerdings auch seine eigenartige Bemerkung, daß man weit davon entfernt sei, „allzu sanguinische Hoffnungen von den Leistungen des Kehlkopfrachenspiegels in der Praxis zu hegen". Die Hoffnungen erfüllten sich durchaus; und die Laryngologie nahm einen gewaltigen Aufschwung. TÜRCK selber sprach noch mehrmals vor der Gesellschaft über das neue Instrument, ebenso wie Friedrich SEMELEDER, der 1861 als erster Privatdozent für „Laryngo- und Rhinoskopie" habilitiert wurde.

Ein wenig mehr als zwanzig Jahre später kam es zu einem gewaltigen Schub an Erfindungen, eine davon, die des Zystoskopes, sollte direkt den Ausgang von der Gesellschaft der Ärzte nehmen. In der Sitzung am 9. Mai 1879 demonstrierte Leopold DITTEL das erste Zysto-Endoskop, wie man das Gerät nannte. Die erste Demonstration erfolgte an der Blase einer männlichen Leiche, in die verschiedene Blasensteine eingeführt wurden. Wir spüren noch aus dem Protokoll die Begeisterung dieser ersten Stunde der Demonstration; als der Griff des Instrumentes gesenkt wurde, das Fenster vis-à-vis dem Blasengrund gerichtet war, „trat alsogleich die Gruppe der Steine im grell beleuchteten Sehfelde in Sicht. Ganz scharf traten ihre Contouren hervor; man konnte genau ihre Kanten, ihre einzelnen Prominenzen und Ecken und durch den Schlagschatten der einzelnen die Gruppen von einander unterscheiden.

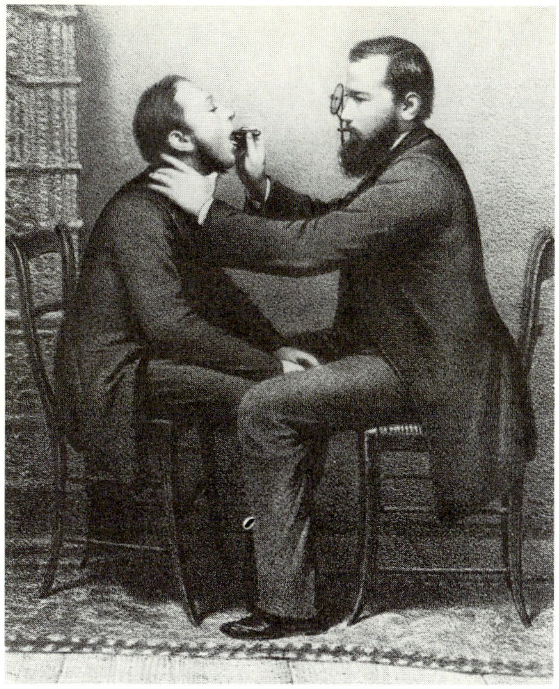

*Johann Nepomuk Czermak (1828–1873) untersucht einen Patienten mit dem Kehlkopfspiegel. Titelblatt seines Buches „Der Kehlkopfspiegel und seine Verwerthung für Physiologie und Medizin". Leipzig 1860*

*Ludwig Türck (1810–1868). Anonymes Gemälde*

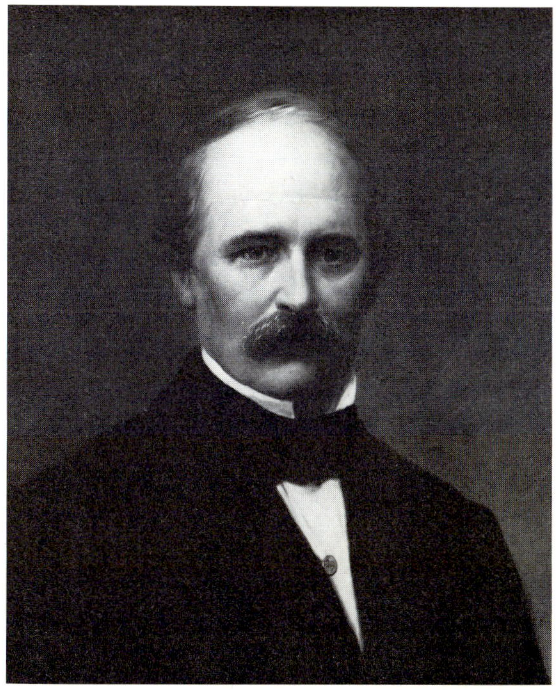

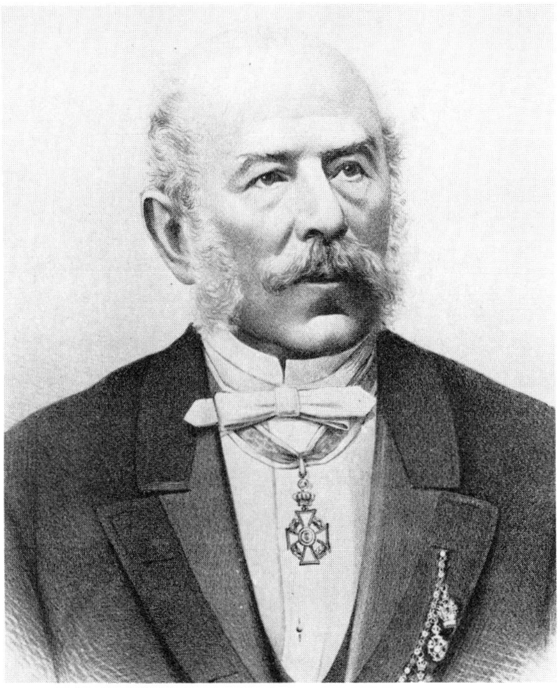

*Leopold Ritter von Dittel (1815–1898). Anonyme Lithographie*

Durch ihre verschiedenen Farben unterschied man den oberen größten phosphatischen, mehr eckigen von dem dunkeln unteren, mehr runden, und diesen von dem rechts gelagerten länglichen ovalen Splitter."
Die zweite Demonstration wurde an einem 18jährigen Mann vorgenommen; das Bild der Blasenwand wurde als „fein coloriert" geschildert. Max NITZE, der eigentliche Erfinder des Zystoskops, legte nun eine Anzahl von Instrumenten vor, die er zur Untersuchung der Harnblase und der Harnröhre angegeben hatte. Seine geniale Idee war es, das Licht nicht wie bisher von einer außerhalb des Körpers befindlichen Lichtquelle zu nehmen, sondern die Lichtquelle selbst in die Hohlorgane einzubringen. Nicht weniger genial war die Ausführung dieser Instrumente durch den Wiener Instrumentenfabrikanten Joseph LEITER. Im Protokoll sind die Worte zu lesen: „Herr Leiter glaubt erwähnen zu dürfen, daß bei Übernahme dieser Erfindung von Dr. Nitze ihn das Motiv geleitet, der berühmten medizinischen Schule seiner Vaterstadt einen Dienst zu leisten, wenn diese jetzt erprobte Erfindung von hier aus der medizinischen Welt bekannt gemacht werde." Und damit war durchaus auch die Gesellschaft der Ärzte gemeint.
Wenn man der Sache zuliebe etwas vorgreifen darf, so soll erwähnt werden, daß in der Sitzung vom 11. März 1887 Leopold DITTEL sein verbessertes Zystoskop vorstellte: weil beim alten Zystoskop wegen der Kühlung für die Platinglühdraht-Lampe zwei Mann für den Betrieb und die Pumpe erforderlich waren, verwendete nun DITTEL eine elektrische Glühlampe, das berühmte Mignon-Lämpchen, das ebenfalls von LEITER für das neue Zystoskop eingebaut wurde. Die Erwärmung des Instrumentes war nun minimal, so daß die früher verwendete Wasserkühlung ganz wegfallen konnte. LEITER gelang es, die Gefahr einer zersplitternden Lampe zu vermeiden, und das Lämpchen so zu fassen, daß es durch die Wandung des Instrumentes geschützt war und keinen Schaden durch Glassplitter anrichten konnte. Das Protokoll vermerkt: „Diese und namentlich die Apparate für Laryngoskopie erregten das lebhafte Interesse der Versammlung."
Samuel Siegfried BASCH hatte sein von ihm entwickeltes Sphygmo-Manometer, also ein Gerät zur Messung des Blutdruckes, zwar in Berlin

*Rechts: Das von Samuel Basch entwickelte Sphygmomanometer. Illustration aus der Wiener Medizinischen Wochenschrift, Nr. 22, Jg. 1883*
*Unten: Samuel Siegfried Karl Ritter von Basch (1837–1905). Photographie*

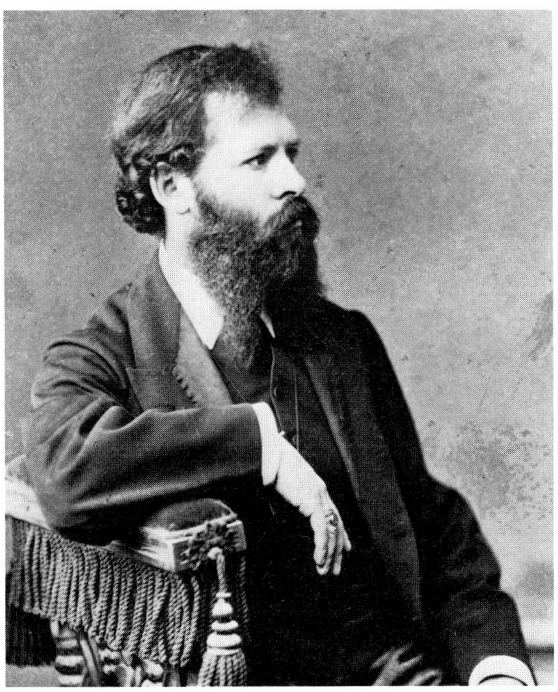

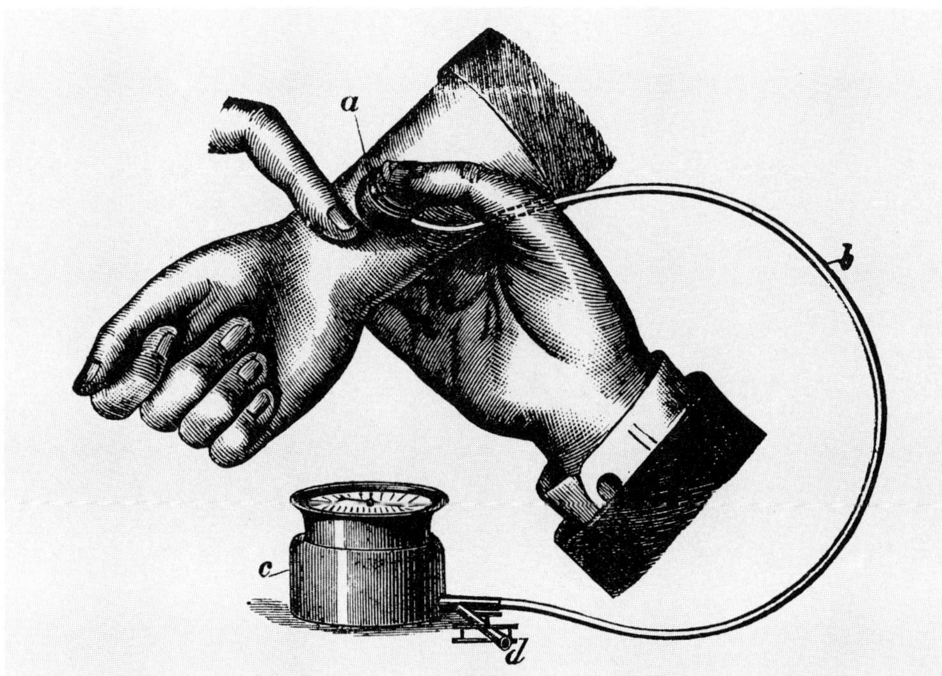

konstruiert, obwohl seine übrige Arbeit fast nur mit Wien verbunden war, doch hat er es sofort am 22. April 1881 vor der Gesellschaft der Ärzte präsentiert. Über sphygmographische Aufzeichnungen hatte schon im Jahre 1863 der berühmte Physiker Ernst MACH vor der Gesellschaft gesprochen.

Im Anschluß an das Zystoskop ging man auch an die Konstruktion eines Oesophagoskopes. Hierin war Johannes von MIKULICZ-RADECKI sehr erfolgreich. Gemeinsam mit dem Instrumentenmacher LEITER demonstrierte er das neue Oesophagoskop und das neue Gastroskop vor der Gesellschaft am 11. November 1881. Das Protokoll vermerkt: „Die Instrumente wurden hiebei nicht nur bei auf denselben bereits eingeübten Patienten, sondern auch bei Neulingen angewendet, und das Resultat der Versuche ließ nichts zu wünschen übrig. Das große Verdienst der Erfinder, das so schwierige Problem der Besichtigung der Magenschleimhaut bei Lebenden in völlig zufriedenstellender und für die Zukunft zu den schönsten Hoffnungen berechtigender Weise gelöst zu haben, fand allseitige lebhafte Anerkennung."

Sicherlich mag es ungerecht erscheinen, hinter diesen Höhepunkten medizinischer Forschung all die anderen Leistungen verstecken zu müssen. Deshalb sollen zumindest einige weitere Namen angeführt werden. In der Physiologie sind die berühmten Forscher Ernst BRÜCKE und Carl LUDWIG zu nennen, auf dem Gebiet der medizinischen Chemie ragte Carl Damian SCHROFF mit Vorträgen vor der Gesellschaft heraus. Bei den Neurologen und Psychiatern sind besonders die Vorträge von Ludwig SCHLAGER, Moritz BENEDIKT, Theodor MEYNERT, Heinrich OBERSTEINER und Maximilian LEIDESDORF zu nennen. Anbetracht dessen, daß die Wiener medizinische Fakultät erst im Jahre 1870 eine Lehrkanzel für Psychiatrie bekam, sei angeführt, daß schon 1851 vor der Gesellschaft der Ärzte die Schaffung von psychiatrischen Unterrichtskursen gefordert wurde.

Das Gebiet der Chirurgie war von Franz Schuh, Johann von DUMREICHER und Franz von PITHA vertreten, auf BILLROTHS Verhältnis zur Gesellschaft soll im nächsten Kapitel eingegangen werden. Die Augenheilkunde wurde nicht zuletzt auch vor der Gesellschaft von Männern wie Ferdinand ARLT, STELLWAG von Carion und Eduard JÄGER gefördert; sie nahm einen breiteren Raum in den Verhandlungen ein als früher. Fast „unübersehbar", wie der Historiker der Gesellschaft, Isidor FISCHER, schrieb, waren die Demonstrationen und Vorträge der Dermatologen und Syphilidologen: Hermann ZEISSL, Carl SIGMUND, Isidor NEUMANN, Heinrich AUSPITZ und vor allem Moriz KAPOSI.

Nach dem Tode von Carl v. ROKITANSKY wurde Ferdinand HEBRA zum Präsidenten der Gesellschaft gewählt. HEBRA hatte dieses Amt nicht einmal zwei Jahre inne. Sein Tod am 5. August 1880 kennzeichnet gleichsam das Aussterben dieser genialen Generation um ROKITANSKY, da auch SKODA schon 1881 verstarb.

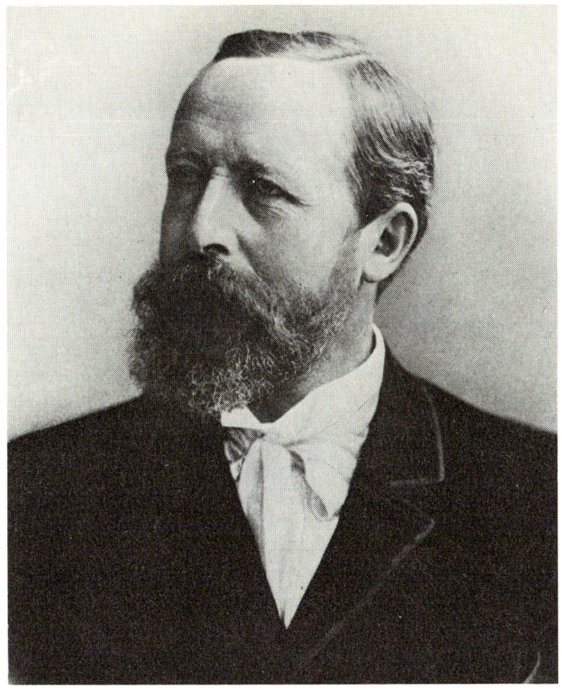

*Johann von Mikulicz-Radecky (1850–1905). Photographie*

# III.
# THEODOR BILLROTH, DAS NEUE HAUS UND DER ERSTE WELTKRIEG (1879–1918)

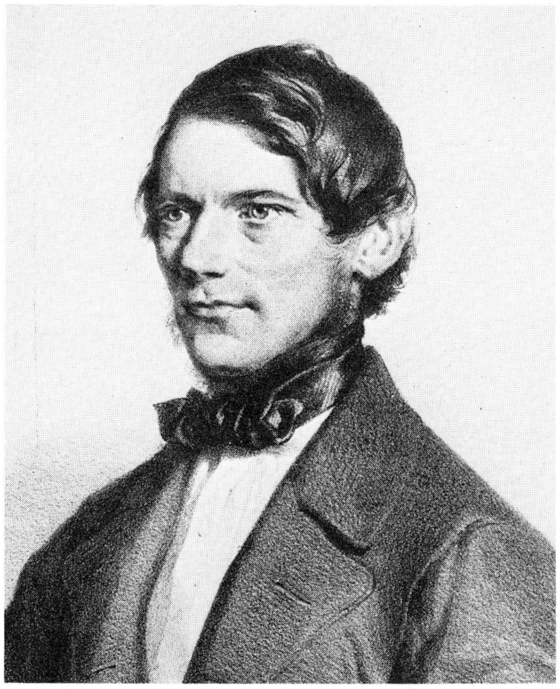

*Ferdinand Karl von Arlt (1812–1887). Lithographie von Dauthage, 1859*

*Heinrich von Bamberger (1822–1888). Photographie*

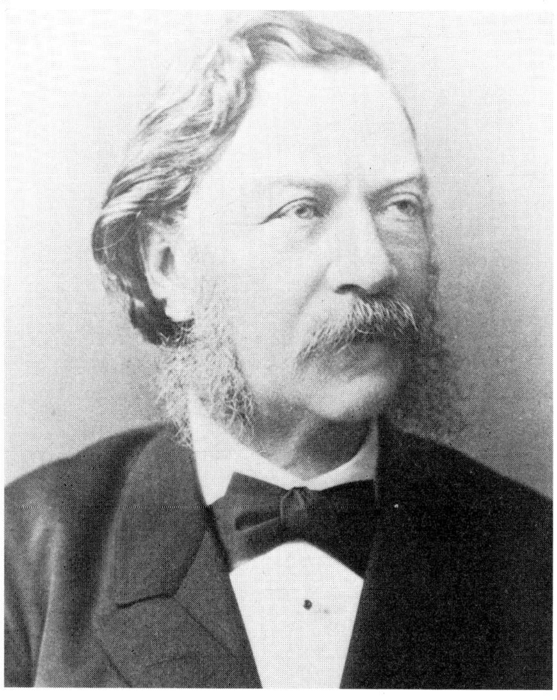

Wenn auch nach ROKITANSKY und HEBRA so bedeutende Persönlichkeiten wie der Professor für Augenheilkunde Ferdinand ARLT und der Internist Heinrich BAMBERGER Präsidenten der Gesellschaft der Ärzte waren, so beherrschte doch der große Chirurg Theodor BILLROTH die Szene. Er wurde am 7. Dezember 1888 zum Präsidenten gewählt und brachte 1890 die Tendenz der Forschung in der Nachfolge der Zweiten Wiener Medizinischen Schule mit folgenden Worten zum Ausdruck: „Sind wir doch alle mit Recht stolz darauf, daß sich gerade bei uns durch ROKITANSKY, SKODA, SCHUH, HEBRA u. a. aus der treuen Naturbeobachtung abgeklärte Vorstellungen über das Wesen der pathologischen Prozesse zuerst entwickelt haben. Durch diese Tradition und die Gewöhnung an diese fundamentalen naturwissenschaftlichen Anschauungen war die jüngere Generation vor allem in die Lage gesetzt, der weiteren Führung durch VIRCHOW und seine Schule und neuerdings durch Koch verständnisvoll zu folgen und bald auch an dieser Führung mit Anteil zu nehmen." Es ist eine Tatsache, daß sich die Wiener Schule an der Bakteriologie, Serologie und Immunitätsforschung nicht nur rezeptiv beteiligte, sondern selbst schöpferisch tätig war und neue Richtungen der Forschung erschloß. Das gleiche gilt – was Billroth nicht mehr erleben sollte – für die Röntgenologie; auch diese physikalisch-medizinische Neuerung wurde in Wien sofort aufgegriffen und in erfolgreiche Forschung umgesetzt, man denke an die erste erfolgreiche Verwendung der Röntgenstrahlen für therapeutische Zwecke.

BILLROTH selber war 1867 als Nachfolger von SCHUH an den Chirurgischen Lehrstuhl in Wien berufen worden. Schon im Jahr darauf, am 6. November 1868, ergriff er vor der Gesellschaft der Ärzte das Wort. Er sprach zunächst über einen Fall von Uranoplastik, weiterhin über „Osteoplastik und osteoplastische Operationen", wobei er nur auf seine eigenen Erfahrungen als Chirurg zurückgriff. BILLROTH hat in Wien zahlreiche chirurgische Erstoperationen durchgeführt, wobei er diese jeweils wissenschaftlich einwandfrei und vom Verantwortungsbewußtsein des Arztes getragen vorbereitet hat. Er wurde zu einem der führenden Chirurgen Europas, und besonders berühmt geworden ist er durch die erste erfolgreiche Pylorusresektion am 29. Jänner 1881. Erst vier Wochen später, am 25. Februar 1881, berichtete er darüber vor der Gesellschaft der Ärzte, wobei er einen übergreifenden Titel wählte: „Verengung des Verdauungstraktes durch Carcinom", und sagte einleitend: „Es unterliegt keinem Zweifel, daß es besser wäre, wenn solche Operationen überhaupt nicht müßten unternommen werden, und ich zweifle keinen Augenblick, daß Mittel gefunden werden, um Carcinome zur Heilung zu bringen; bis dahin werden wir aber so viel wie möglich durch operative Eingriffe zu helfen versuchen." Wir spüren hinter BILLROTHS Ausführungen einerseits das Aufsehen, das diese Operation damals gemacht hat, wenn BILLROTH – etwas untertreibend – gemeint hat, daß er fürchte, daß diese Operation „bis zum Überdrusse bekannt geworden" ist, andererseits aber das immer noch drängende Verantwortungsgefühl, wenn er die rhetorische Frage stellt: „Was hätte ich tun können, wenn eine direkte Vereinigung der beiden Darmstücke

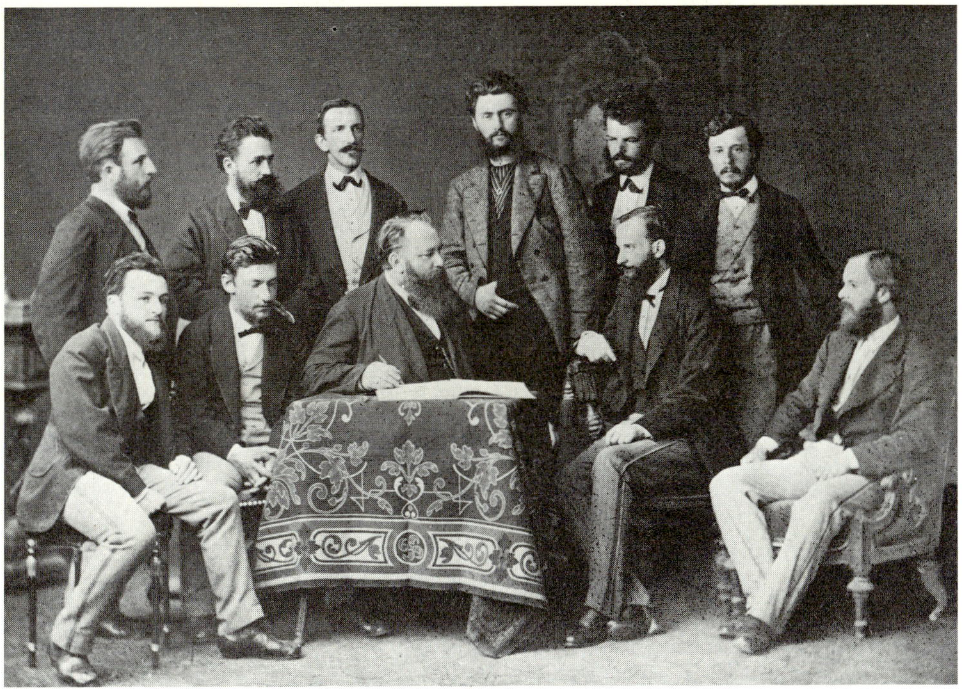

*Theodor Billroth (1829–1894), links neben ihm Vincenz Czerny (1842–1916), erster von links, stehend: Karl Gussenbauer (1842–1903). Photographie, 1871*

nicht möglich gewesen wäre?“ Sicherlich war die Operation durch Versuchsoperationen an Hunden ausreichend vorbereitet, doch Billroth gab sich selber die Antwort: „In meinem Falle wäre nichts übrig geblieben, als den Magenrest zusammen – die Duodenumsöffnung in die Bauchwunde einzunähen und so eine künstliche Öffnung für die Nahrungsaufnahme, ein os artificiale, anzulegen.“ Doch dies war nicht notwendig und Billroth konnte mit Stolz berichten: „Gegenwärtig befindet sich die Frau sehr wohl; sie ist bereits in ihre häuslichen Verhältnisse zurückgekehrt ...“ Zu Ende seines Vortrages sprach Billroth über die Möglichkeit der Recidive, doch meinte er, daß bei rechtzeitiger Vornahme der Operation die Exstirpation des Carcinoms eine radikale sein kann. Bei der konkreten Operation des 29. Jänner könnten, so meinte Billroth, in den scheinbar nur entzündlichen infiltrierten Teilen des Magens sich kleine Carcinomknötchen befunden haben, und er habe diese fühlen können. Es ist bekannt, daß die Patientin ca. vier Monate (23. Mai 1881) nach der Operation an einem „Recidiv“ gestorben ist.

Als Billroth 1888 zum Präsidenten der Gesellschaft gewählt wurde, bestand schon seit drei Jahren ein Komitee, das sich der Erbauung eines neuen Lokales für die Gesellschaft widmen sollte. Die Schaffung eines eigenen Hauses war vordringlich geworden, da die Gesellschaft seit ihrer Gründung sowohl für ihre Versammlungen als auch für die Bibliothek und das Lesezimmer sich mit den verschiedensten Unterkünften begnügen mußte. Billroth selbst wies darauf hin, daß es einer wissenschaftlichen Gesellschaft unwürdig sei, daß sie bei offener Tür tagen müsse und viele ärztliche Kollegen auf den Flur und den Korridor hinaus gedrängt stehen müßten. Er fürchtete sogar um die Einheit der Gesellschaft, da unter den schlechten räumlichen Verhältnissen der Zweck, nämlich die Förderung und Vervollkommnung der gesamten Heilkunde sowie auch die Befestigung und Erweiterung des freundschaftlichen, kollegialen Verhältnisses unter den Ärzten, nicht zu erreichen war. 1890 setzte sich Billroth energisch für den Neubau ein, und nachdem ein Bauplatz in der Inneren Stadt nicht zu erhalten war,

*Obduktionspräparat des Magens, an dem Billroth erstmals drei Monate zuvor eine Pylorusresektion vorgenommen hatte.*

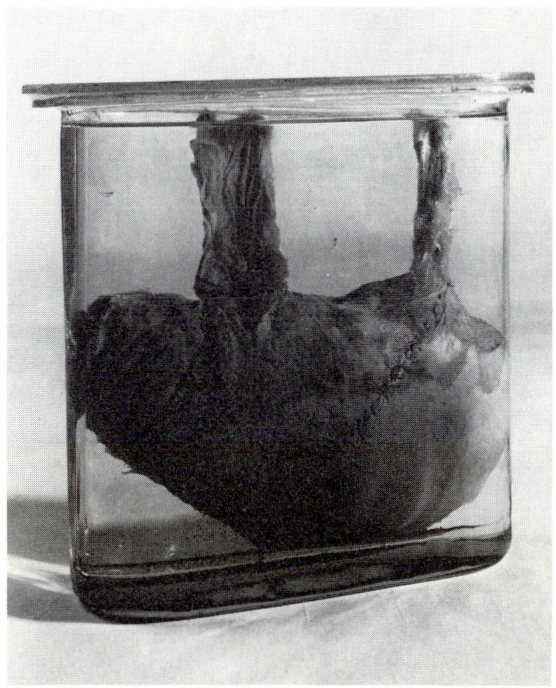

*Lesesaal im Haus der Gesellschaft der Ärzte in Wien IX., Frankgasse 8. Photographie von L. Angerer, 1893*

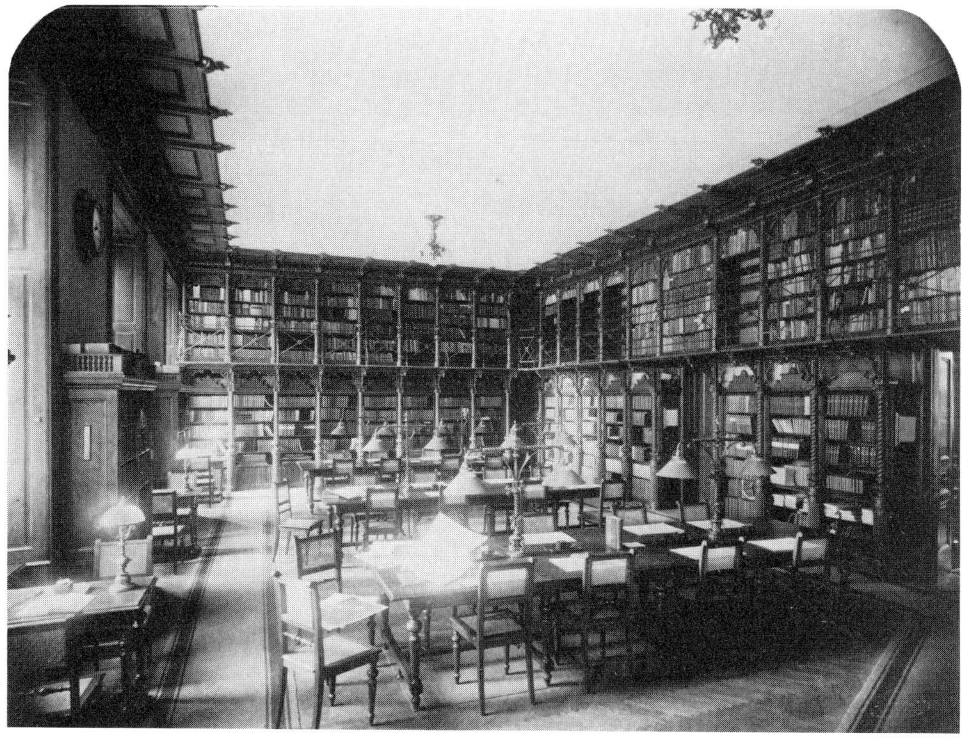

*Rechte Seite: Großer Sitzungssaal im Haus der Gesellschaft der Ärzte. Durchblick von der Galerie gegen das Podium. Photographie*
*Unten: Stiegenaufgang im Haus der Gesellschaft der Ärzte. Photographie von L. Angerer, 1893*

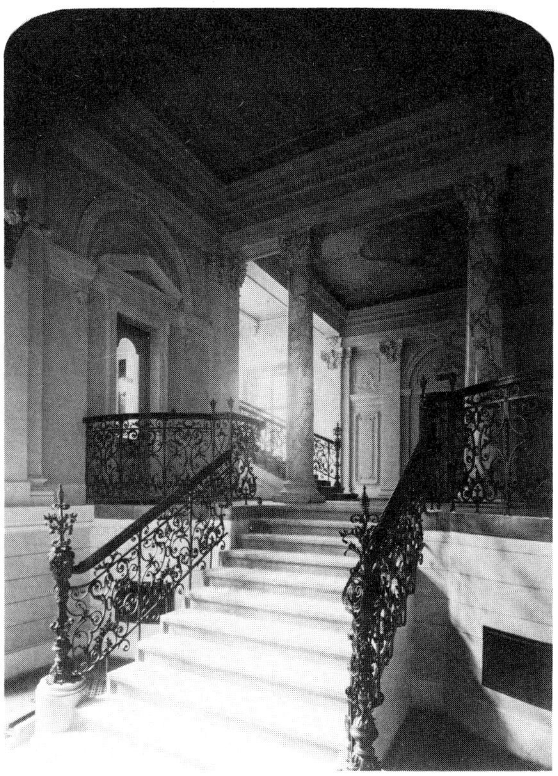

entschloß man sich zu einem Ankauf eines Grundstückes vom „Stadterweiterungsfonds"; dies war das heutige Grundstück Frankgasse 8, im 9. Wiener Gemeindebezirk. Die Mitglieder der Gesellschaft sollten finanziell zu diesem Bau beitragen, und BILLROTH spendete die beträchtliche Summe von 5000 Gulden; darüber hinaus wollte man die Mitgliederzahl vergrößern, was BILLROTH allerdings nicht nur auf den Mangel an Geld für den Neubau zurückführte, sondern indem er auch den Wunsch geltend machte, daß „unsere Gesellschaft nicht nur in wissenschaftlicher, sondern auch in sozialer Beziehung den ärztlichen Stand der Haupt- und Residenzstadt vertritt, und dazu wäre es doch nötig, daß der größere Teil der Ärzte Wiens unserer Gesellschaft angehöre. Das alte Wien ist vom Schauplatz verschwunden. Wir müssen in das neue Groß-Wien hineinwachsen. Daß wir uns geistig-wissenschaftlich stark genug zu dieser Expansion fühlen, davon sind wir wohl alle überzeugt."
Es war geplant, in dem neuen Haus einen Sitzungssaal für mindestens 300 Sitzplätze zu schaffen, weiters eine Galerie für 100 Plätze, dazu die erforderlichen Nebenräume und natürlich ein Sitzungszimmer für den Verwaltungsrat und entsprechende Bibliotheksräume mit Lesesaal; auch ein Archivraum, in welchem ältere, selten benützte Bücher, Werke mehr historischen Inhalts, aufgestellt waren, wurde geplant. Als Architekt trat Ludwig RICHTER auf, der in einer zweijährigen Bauzeit das Gebäude aufführen konnte. Nachdem die letzte Sitzung der Gesellschaft in der Aula der alten Universität am 23. Juli 1893 stattgefunden hatte, wurde am 27. Oktober 1893 das neue Haus mit einer Begrüßungsrede BILLROTHS eingeweiht. Am 9. Mai 1919, also fast ein Vierteljahrhundert nach der Eröffnung, wurde das Gebäude auf EISELSBERGS Betreiben „Billroth-Haus" benannt.
Unter der Präsidentschaft BILLROTHS gab es noch einen Punkt, der über den üblichen Rahmen der Gesellschaft hinausging. Um 1890 stand die Gründung von Ärztekammern in unserem Land zur Debatte, und über Anforderung der Niederösterreichischen Statthalterei wurde auch die Gesellschaft der Ärzte diesbezüglich um Rat gefragt; ein Komitee arbei-

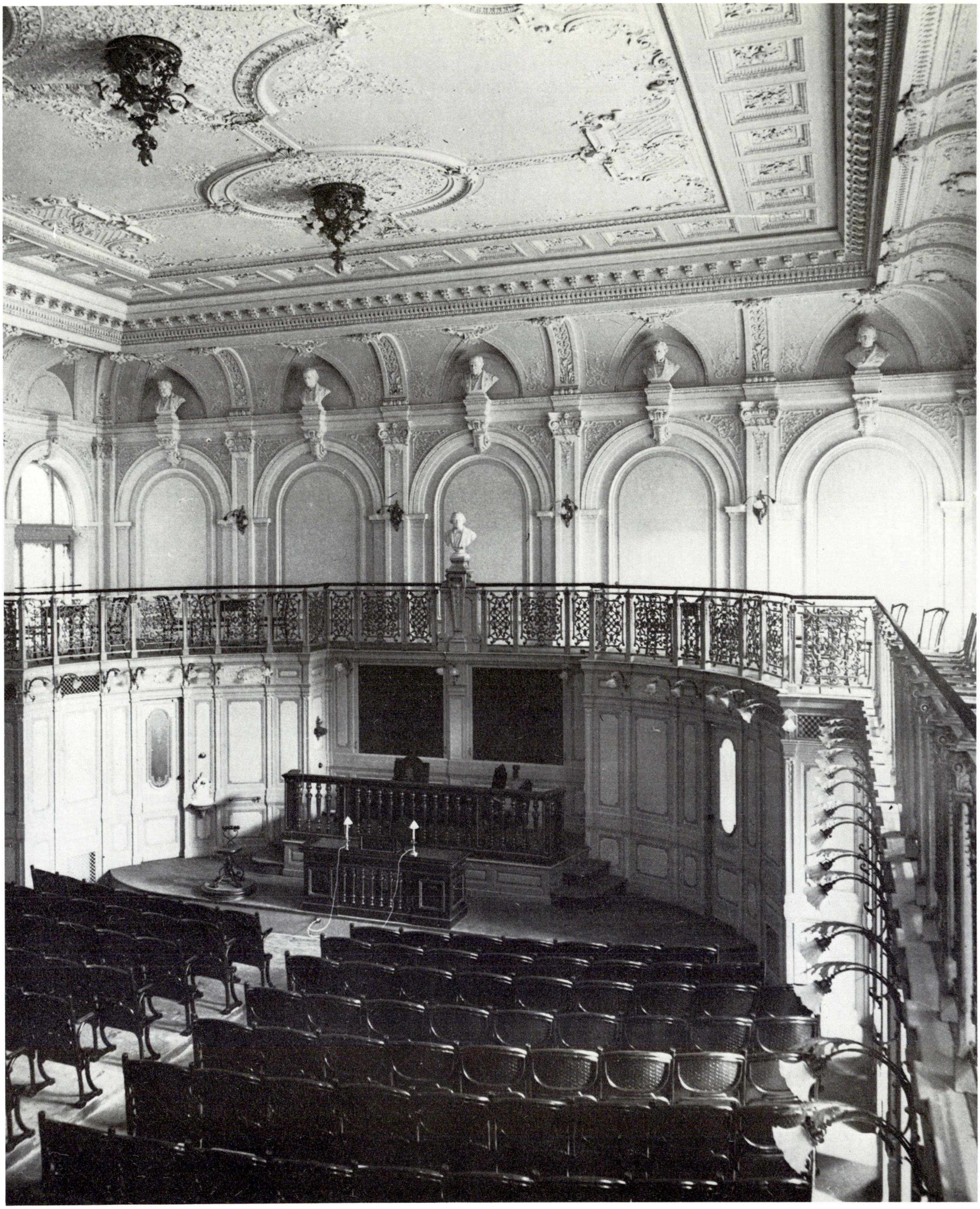

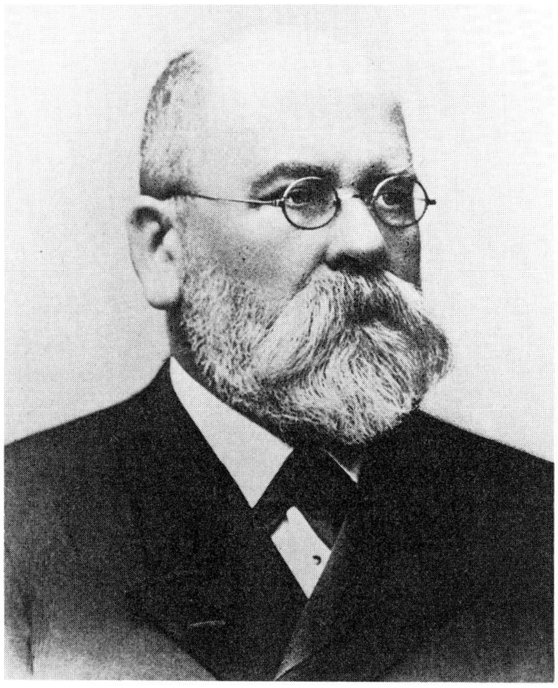

*Rudolf Chrobak (1843–1910). Lithographie von A. Eckstein*

tete einen Kammerentwurf aus. Als am 27. November 1896 Karl von Engerth, der Obmann der „Flamme", einen Vortrag über die Feuerbestattung hielt, wurde daraufhin ein Komitee eingesetzt, das ein Referat ausarbeitete, aufgrund dessen am 4. Februar 1898 die Gesellschaft eine Resolution für die fakultative Einführung der Feuerbestattung beschloß. Allerdings dauerte es noch mehr als zwei Jahrzehnte, bis die Stadt Wien unter Julius Tandler, der selber Mitglied der Gesellschaft der Ärzte war, ein Krematorium erhielt.

Nachdem Theodor Billroth am 6. Februar 1894 verstorben war, übernahm der Chirurg und Urologe Leopold Dittel die Präsidentschaft; er stand nur drei Jahre an der Spitze, ähnlich kurze Zeiten wie sie Arlt, Bamberger und Billroth aufzuweisen hatten. Die nächsten beiden Präsidenten bis zum Ende des Ersten Weltkrieges waren längere Zeit im Amt: Rudolf Chrobak von 1898 bis 1910, also zwölf Jahre, und Siegmund Exner bis 1919.

Wenn wir uns nun der wissenschaftlichen Leistung dieser Zeit zuwenden, so können wir abermals nur die Höhepunkte herausstreichen, unter Hintanstellung all der anderen Hunderten Vorträge, die dadurch in ihrer Bedeutung nicht geschmälert werden sollen. Hervorragend war die Entdeckung der Lokalanästhesie am Auge durch Karl Koller. Koller hatte darüber vor der Versammlung Deutscher Augenärzte in Heidelberg im September 1884 vorgetragen, am 17. Oktober 1884 sprach er vor der Gesellschaft der Ärzte und wir dürfen den ersten Punkt seiner Resultate und Überlegungen zitieren: „Etwa ein bis zwei Minuten nach Einträufelung von einigen Tropfen einer zweipercentigen Cocainlösung erweisen sich Cornea und Conjunctiva anästhetisch. Diese volle Anästhesie dauert sieben bis zehn Minuten, um durch ein Stadium der Unempfindlichkeit in den normalen Zustand überzugehen." Es ist nur logisch, daß dieses Anästhetikum für Augenoperationen empfohlen wurde, wobei Koller schon auf eigene Erfahrungen hinweisen konnte. Die Idee des Cocains war ursprünglich von Sigmund Freud ausgegangen, der seine Freunde Koller und Leopold Königstein informiert hatte. Vor der Gesellschaft der Ärzte hat nun am selben Tag wie Koller auch Königstein über die Anästhesie des Auges gesprochen. Er erwähnte, daß die Versuche auf die direkte Aufforderung seines Freundes und Kollegen Freud zurückgegangen waren, und es blieb denn auch dem Geschick Freuds vorbehalten, daß kein Prioritätsstreit entstand, wie seinerzeit zwischen Czermak und Türck, den Kehlkopfspiegel betreffend.

Sigmund Freud, der spätere Begründer der Psychoanalyse, hatte ein eigenartiges Verhältnis zur Gesellschaft der Ärzte. Im Zuge seiner wissenschaftlichen Ausbildung war er bei Charcot in Paris gewesen und hatte am 15. Oktober 1886 mit einem Vortrag „Über männliche Hysterie" vor der Gesellschaft einiges Aufsehen erregt, in jugendlicher Begeisterung hatte er seine großen Neuigkeiten aus Paris mitteilen wollen, ist aber bei den älteren Kollegen auf Ablehnung gestoßen. In seiner Selbstdarstellung von 1925 wird diese Ablehnung von Freud überaus stark bewertet, es muß aber angeführt werden, daß er selber erst 1887 zum Mitglied der Gesellschaft der Ärzte gewählt worden ist, er also damals doch Wert auf eine Verbindung mit der Gesellschaft gelegt hat.

Etwa zehn Jahre später kam es zu einer Kumulation von neuen wissenschaftlichen Ergebnissen, die vor der Gesellschaft vorgetragen wurden. Am 28. Februar 1896 gab der Wiener Hygieniker Max Gruber die Entdeckung der Agglutinine bekannt, am 30. April 1897 sprach Rudolf Kraus „Über spezifische Niederschläge in Filtraten der Cholera- und

*Rechte Seite oben: Eigenhändig verfaßtes Schreiben Sigmund Exners an das Sekretariat der k. k. Gesellschaft der Ärzte mit dem Vorschlag, Sigmund Freud als Mitglied aufzunehmen. Mitunterzeichner: Carl Stoerk, Ernst Ludwig, Samuel Basch, Markus Abeles, Ludwig Mauthner. 16. Februar 1887*

*Unten: Sigmund Exner (1846–1926). Lichtdruck von A. Eckstein's Verlag nach einer Photographie*

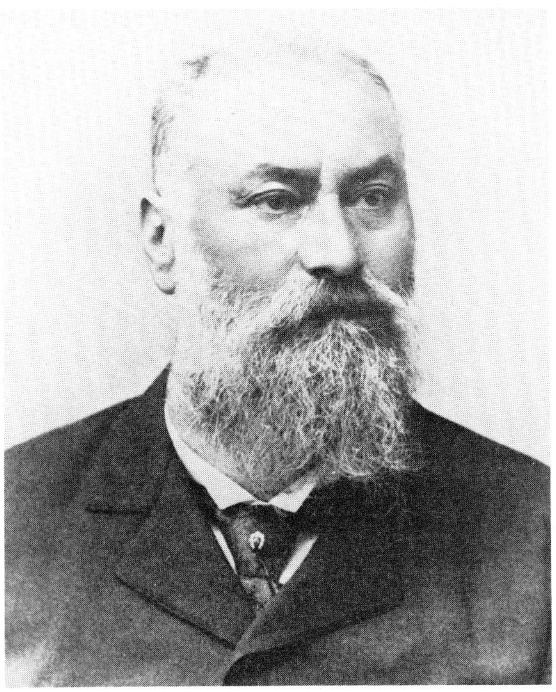

Typhuskulturen mit Cholera- und Typhusserum". Er führte unter anderem aus: „Über die Abstammung dieser Körper in den Filtraten, welche mit dem spezifischen Serum diese Niederschläge bilden, kann ich bisher nichts bestimmtes aussagen. Verschiedene Momente lassen mich annehmen, daß es sich wahrscheinlich um Substanzen handeln dürfte, welche den Bakterienkörpern direkt angehören." Damit war die Entdeckung der Präcipitine gegeben.

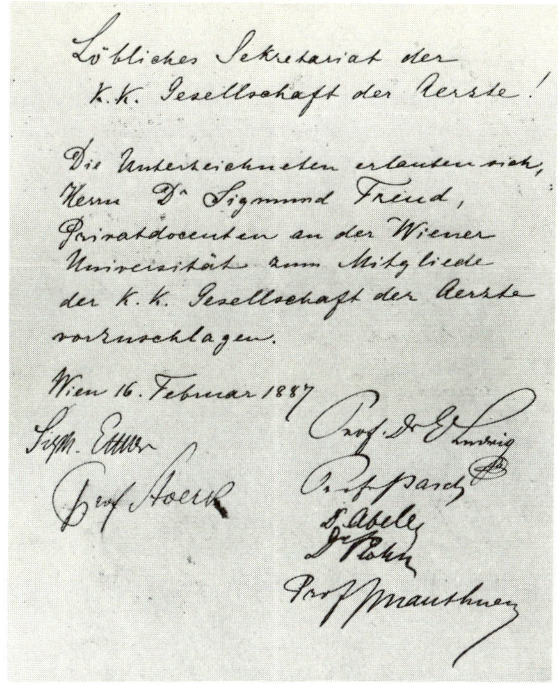
Löbliches Sekretariat der
k.k. Gesellschaft der Aerzte!

Die Unterzeichneten erlauben sich,
Herrn Dr Sigmund Freud,
Privatdocenten an der Wiener
Universität zum Mitgliede
der k.k. Gesellschaft der Aerzte
vorzuschlagen.

Wien 16. Februar 1887

Sigm. Exner
Prof. Dr. E. Ludwig
Prof Stoerk
Dr Abeles
Prof Mauthner

In eben diese Jahre fiel auch die Entdeckung der Röntgenstrahlen, Wilhelm Conrad Röntgen hatte sie gegen Jahresende 1895 entdeckt, durch eine Pressemeldung über Wien zu Jahresbeginn 1896 wurde die Welt mit dieser Neuigkeit konfrontiert. Schon am 10. Jänner berichtete Siegmund Exner vor der Gesellschaft der Ärzte über diese neue Entdekkung und stellte auch Photographien vor. „Für den Arzt von besonderem Interesse ist die relative Undurchgängigkeit der Knochen und Durchgängigkeit der Weichteile des menschlichen Körpers." Ziemlich genau ein Jahr später, am 15. Jänner 1897, hielt Leopold Freund jenen aufsehenerregenden Vortrag, den er „Demonstration eines mit Röntgenstrahlen behandelten Falles von naevus pilosus" nannte. Er betraf ein vierjähriges Kind, dessen gesamte Rückenfläche pigmentiert und dicht behaart war. Das Kind wurde im Röntgenlaboratorium der Lehr- und Versuchsanstalt für Photographie und Reproduktionsverfahren mit Röntgenstrahlen (damals X-Strahlen genannt) bestrahlt. Die Haare sind ausgefallen, und Freund berichtete, daß in den bisherigen sechs Wochen kein Nachwuchs stattgefunden habe. Dies war der erste Einsatz von Röntgenstrahlen für die Therapie. Allerdings war es in diesem Fall doch zu Röntgenschäden gekommen, da Freund, wie man es ausdrückte, zu „hart" und zu lange bestrahlt hatte. Um dieser Gefahr für späterhin zu entgehen, hatte der österreichische Pionier der Röntgenologie, Guido Holzknecht, vor der Gesellschaft der Ärzte am 24. Oktober 1902 eine neue einfache Dosierungsmethode in der Röntgentherapie angegeben. Leopold Freund, der in dieser Sitzung ebenfalls anwesend war, meinte, daß das Prinzip des Holzknechtschen Verfahrens, die Intensität der zur Wirkung gelangenden Strahlenmenge abzuschätzen, ihm rationell erscheine.

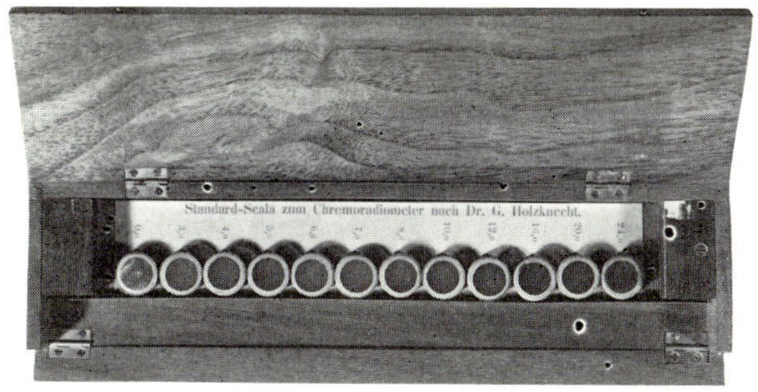

*Standardskala zum Chremoradiometer nach G. Holzknecht*

Am 16. Juni 1899 hatte Gustav Gärtner sein neues Blutdruckmeßgerät vor der Gesellschaft vorgestellt. Er knüpfte an das seinerzeitige Sphygmomanometer von Basch an und stellte sein Gerät mit folgenden Worten vor: „Wenn es mir gelingen wird, zu beweisen, daß man mittelst des einfachen, kleinen Apparates, den ich Tonometer nennen will, innerhalb weniger Sekunden den jeweiligen Stand des Blutdruckes an jedem Menschen exakt messen kann, dann hoffe ich bestimmt, Ihr und aller Interesse in Anspruch nehmen zu dürfen."

*Guido Holzknecht (1872–1931). Anonymer Lichtdruck*

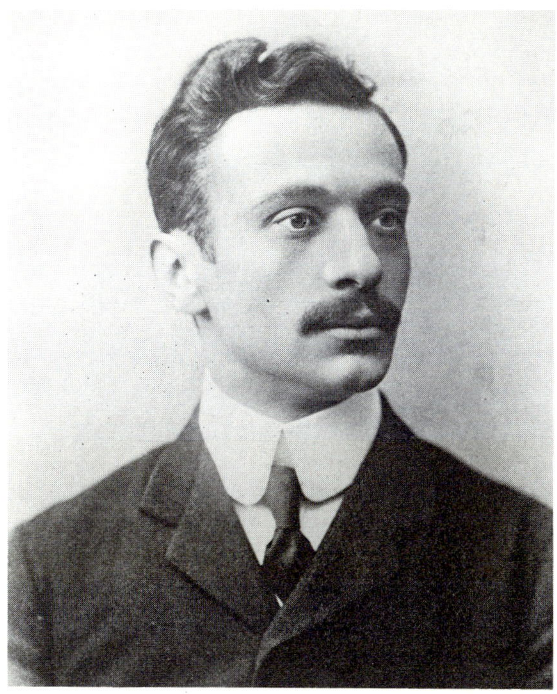

Im Jahr 1900 spielte sich, wenn man es so ausdrücken darf, ein „edler" Wettkampf zwischen zwei berühmten Wiener Gynäkologen ab. Man muß vorausschicken, daß trotz der rasanten Entwicklung der allgemeinen Chirurgie die gynäkologischen Operationen ein wenig ins Hintertreffen geraten waren. Außer kühnen Einzelversuchen, so meinte Friedrich Schauta am 26. Jänner 1900, habe es wenig erfolgversprechende Operationen gegeben. Hauptsächlich handelte es sich um Radikaloperationen des Gebärmutterhalskrebses. Hierbei gab es zwei Gruppen von Operateuren, solche, die der abdominalen, und solche, die der vaginalen Methode zusprachen. Wenn auch Schauta meinte, daß man nicht unbedingt von einer Gegnerschaft zwischen diesen beiden Methoden sprechen darf, so neigte er selber zur vaginalen Methode, bei der er die Bauchnaht mit allen ihren Komplikationen vermeiden konnte. Er gab eine Standardoperation vaginaler Art an, die für die

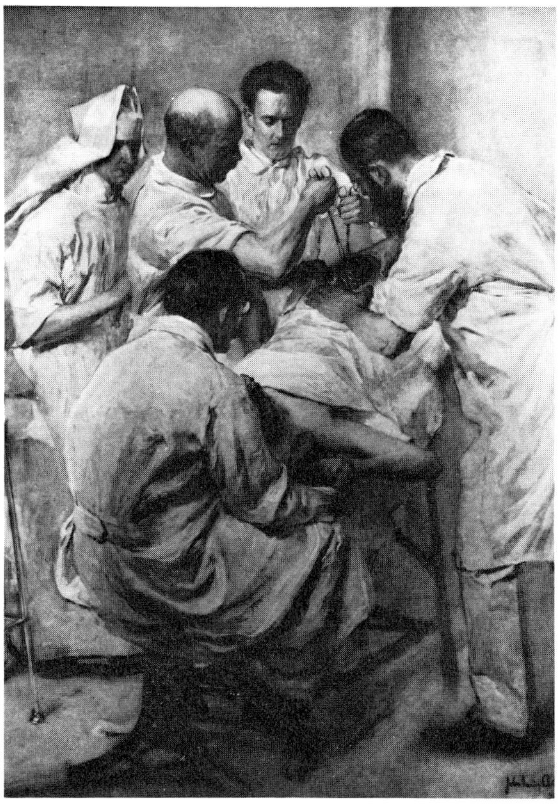

*Ernst Wertheim (1864–1920) bei einer Operation; sein Assistent (en face) Wilhelm Weibel (1876–1945). Gemälde von Qu. Adams, 1909*

*Karl Landsteiner (1868–1943). Photographie*

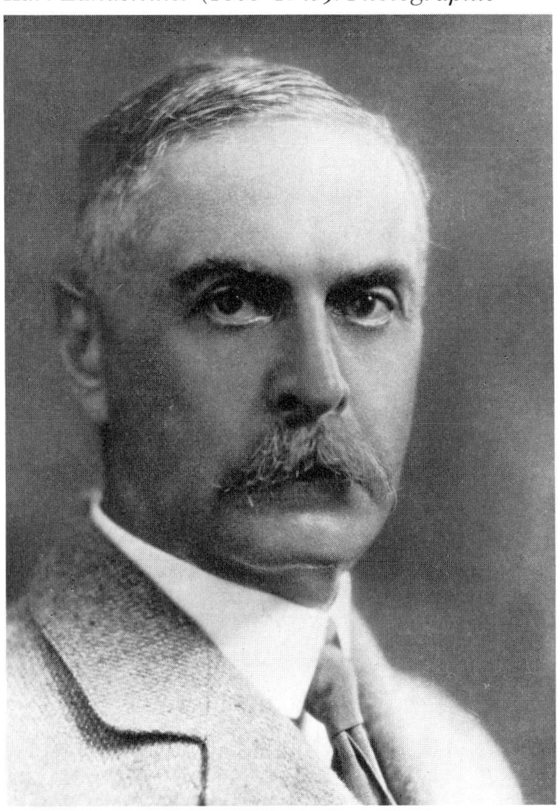

Zukunft Gültigkeit haben sollte. Am 16. November desselben Jahres hielt Ernst WERTHEIM einen Vortrag unter dem Titel: „Beitrag zur Frage der Radikaloperation beim Uteruskrebs" und gab seinerseits der abdominalen Genitalchirurgie den Vorzug. Er vermied ebenfalls das Wort „Gegnerschaft", führte aber doch an, daß bei solchen Uteruskrebsen, welche die Grenzen des Organes überschritten haben, die Dauererfolge „elende" sind und daß solche Fälle fast ausnahmslos recidivierten. Er selber hatte sich der abdominellen Methode verschrieben und mit der von ihm angegebenen Operation ebenfalls zukunftsweisend gewirkt.
Im Jahre 1905 gelang dem Primararzt in Olmütz, Eduard Konrad ZIRM, die erste Hornhautpfropfung, auch Keratoplastik genannt. Sein Patient war infolge einer schweren Kalkverätzung bis auf Lichtempfindlichkeit auf beiden Augen vollkommen erblindet. Das Pfropfmaterial entnahm er dem Auge eines elfjährigen Knaben; das Auge mußte nach einer Eisensplitterverletzung entfernt werden. ZIRM ließ etwa ein Jahr verstreichen, bevor er seine Erfolgsmeldung am 14. Dezember 1906 vor der Gesellschaft deponierte. Stolz berichtete er: „Der eingepfropfte Lappen markiert sich als eine schwarze Scheibe, wie ein Guckfenster, inmitten der weißgrauen, vollkommen undurchsichtigen Umgebung . . ."
Ein halbes Jahr später, am 14. Juni 1907, sprach der bekannte Wiener Professor für Kinderheilkunde Clemens von PIRQUET, der ein Jahr zuvor den Allergie-Begriff geprägt hatte. Vor der Gesellschaft berichtete er über seine berühmt gewordene Tuberkulin-Probe. Er stellte ein sechsmonatiges Kind vor, bei dem die Diagnose der Tuberkulose durch die Allergieprobe gestellt worden war. Eine positive Reaktion in diesem Lebensalter erwähnte PIRQUET als eine große Seltenheit. Die vorgeführten Allergieproben wurden an beiden Unterarmen des Kindes gemacht; die Kontrollstelle zeigte einen einfachen Kratzeffekt, während die Tuberkulin-Stellen zehn bis zwölf Millimeter durchmessende, eben tastbare Papeln darstellten.
Am 29. Jänner 1909 sprach Julius ROTHBERGER erstmalig über seine Erfahrungen mit dem Elektrokardiogramm. Dieses neue, von EINDTHOVEN entwickelte Gerät, das sich heute allgemeiner Beliebtheit erfreut, wurde von ROTHBERGER aber nicht nur vorgestellt, sondern es gelang ihm in den nächsten Monaten gemeinsam mit seinem Mitarbeiter Heinrich WINTERBERG nachzuweisen, daß das Vorhofflimmern am Herzen die Ursache des Pulsus irregularis perpetuus ist. Es zeigte sich abermals, daß die Wiener Mediziner imstande waren, moderne Entwicklungen aufzugreifen und selbständig in der Forschung weiterzuführen.
Es würde abermals zuweit gehen, alle wichtigen Vorträge vor der Gesellschaft hier zu referieren, doch sei erwähnt, daß selbstverständlich auch die drei Wiener Nobelpreisträger Karl LANDSTEINER, Julius WAGNER-JAUREGG und Robert BÁRÁNY vor der Gesellschaft Vorträge hielten; WAGNER-JAUREGG hatte auch in der Gesellschaft Funktionen übernommen gehabt.
Als 1914 der Erste Weltkrieg ausbrach, änderte sich natürlich auch der Aufgabenbereich der Gesellschaft der Ärzte, vor allem mit den fortschreitenden Kriegsjahren. Abgesehen davon, daß Themen wie Kriegsmedizin und Kriegsseuchen in den Vordergrund traten, muß auch erwähnt werden, daß die Gesellschaft schon im Winter 1914 Protest dagegen erhob, daß die in der Genfer Konvention enthaltenen Bestimmungen, daß Sanitätspersonen nicht als Kriegsgefangene behandelt und zurückbehalten werden dürften, nicht eingehalten wurden. Auf Anregung des Chirurgen Julius HOCHENEGG wurde zu Beginn 1915 eine

über mehrere Sitzungen sich erstreckende Diskussion über die Prothesen-Frage geführt, die Sorge für die Kriegsinvaliden sollte beizeiten in geordnete Bahnen gelenkt werden. Ganz besonderes Aufsehen erweckte der Anatom und Bevölkerungspolitiker, der spätere Wiener Wohlfahrts-Stadtrat, Julius Tandler am 24. März 1916 mit seinem Vortrag „Krieg und Bevölkerung“. Darin zeigte er alle medizinischen Folgen für den, wie man damals sagte, „Bevölkerungskörper“, die sich während des Krieges und vor allem nach dem Krieg einstellen würden. Krankheiten, Seuchen, Verletzungen, aber auch eine gewisse negative Auslese würden furchtbare Folgen für die Zukunft zeitigen, und er beschloß seinen Vortrag mit den Worten „Videant consules, ne quid res publica detrimenti capiat!“ und rief nicht nur Ärzte, sondern auch Politiker dazu auf, für die Zeit nach dem Krieg Vorsorge zu treffen. Letztlich legte er auch für seine eigene politische Laufbahn mit diesem Vortrag eines der Fundamente.

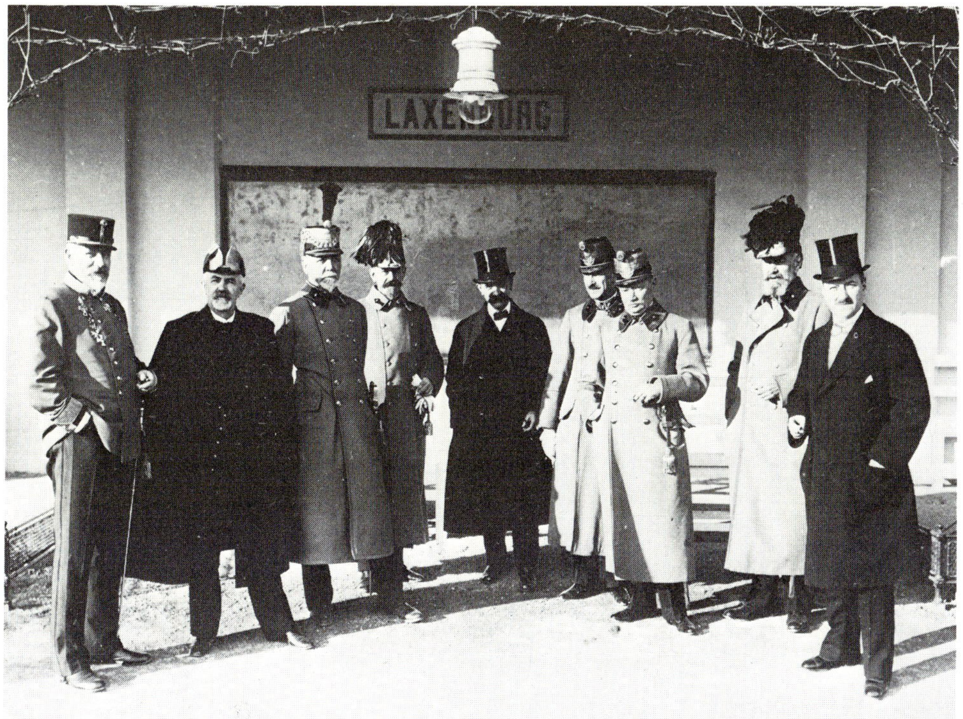

1918 wurde ein sogenannter „Seuchenausschuß“ eingesetzt, die Abbaufrage der Kriegsspitäler drängt sich vehement in den Vordergrund; ihre Lösung zog sich bis 1919 hin. Es war dies ein Thema, das zu einer Kontroverse des damaligen Unterstaatssekretärs für Volksgesundheit, Ignaz Kaup, und Julius Tandler führte; Tandler sollte Kaup als Unterstaatssekretär 1919 ablösen.

Die schwere Grippeepidemie des Jahres 1918 führte zu zahlreichen Mitteilungen vor der Gesellschaft der Ärzte. Wie die Stadt Wien und die neuerstandene Erste Republik in Österreich mit den Nachkriegsschwierigkeiten zu kämpfen hatte, so war auch das Leben in der Gesellschaft in diesen Jahren nicht leicht; allerdings besserte sich die wissenschaftliche gesellschaftsinterne Situation in den folgenden Jahren zusehends. Setzen wir unter dieses Kapitel einen Schlußpunkt damit, daß der Präsident Siegmund Exner am 21. März 1919 aus Gesundheitsgründen seine Wiederwahl ablehnte.

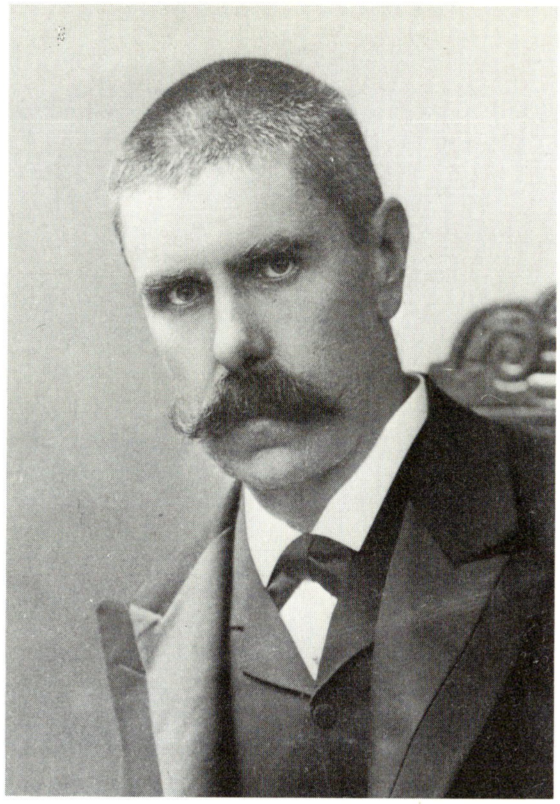

*Julius von Wagner-Jauregg (1857–1940). Photographie*

*Links: Mitglieder der medizinischen Fakultäten von Budapest und Wien erwarten Kaiser Karl I. am Bahnhof von Laxenburg. Photographie, 30. März 1917. Von links nach rechts: J. Hochenegg, A. Eiselsberg, J. Tandler*

*Robert Bárány (1876–1936). Photographie*

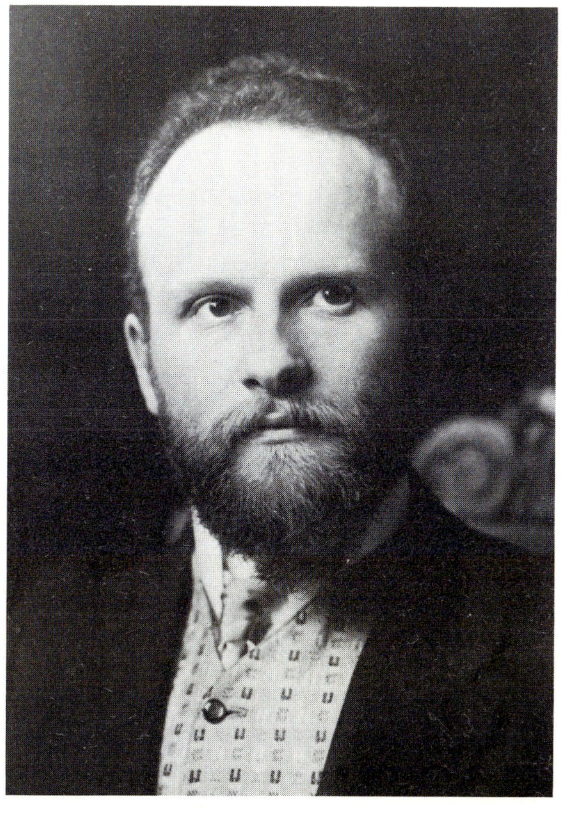

*Oben: Anton Freiherr von Eiselsberg (1860–1939). Lithographie von J. C. Clementschitsch*
*Unten: Karel Frederik Wenckebach (1864–1940) setzte sich vehement dafür ein, daß nach dem Ende des Ersten Weltkrieges Max Neuburger (1868–1955) und dem von ihm geleiteten medizinhistorischen Institut Räume im Josephinum zugewiesen wurden. Photographie*

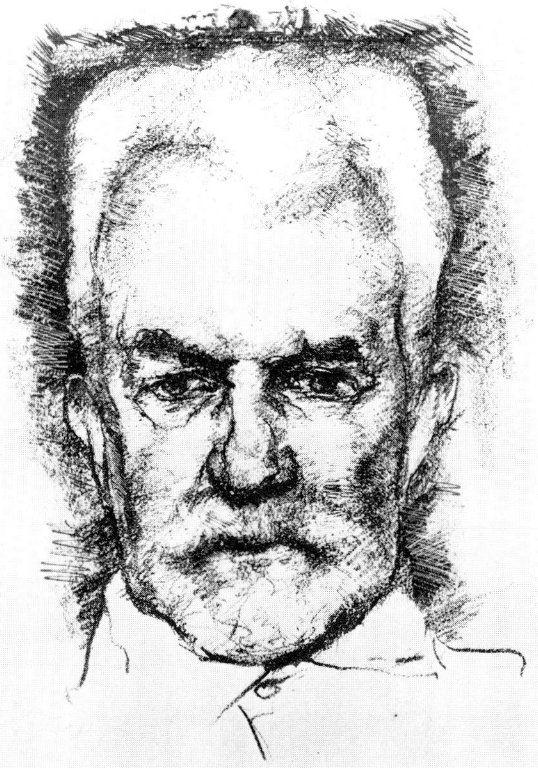

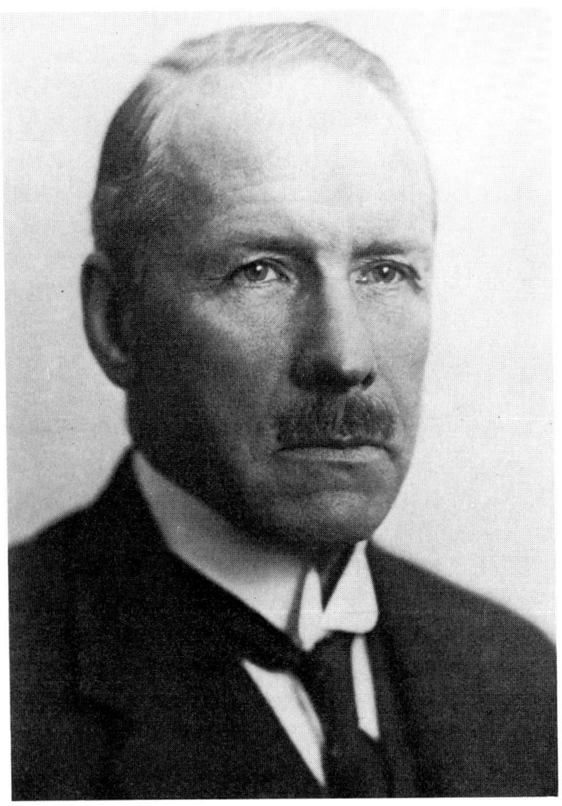

# IV. DIE GESELLSCHAFT DER ÄRZTE IN DER ERSTEN REPUBLIK (1919–1937)

Der Erste Weltkrieg war im Vergleich zum Zweiten für die Gesellschaft der Ärzte keine wirklich große Zäsur. Praktisch dieselben Personen wie vorher, natürlich mit Ausnahme der im Krieg gefallenen, bildeten den personellen Grundbestand der Gesellschaft, und auch organisatorisch hatte sich praktisch nichts geändert. Der berühmte Chirurg Anton EISELSBERG wurde im März 1919 zum Präsidenten gewählt und übte dieses Amt bis zum 18. März 1938 aus. Der Nobelpreisträger Julius WAGNER-JAUREGG war Vizepräsident bis 1932. In diesem Jahr legte er seine Stelle nieder und wurde zum ständigen Ehrenvorsitzenden der Gesellschaft gewählt. Mit diesen beiden bedeutenden Männern an der Spitze meisterte die Gesellschaft die Nachkriegsjahre, wenn auch gesagt werden muß, daß sie nach „außen" in vielem nicht mehr so richtungweisend wirkte wie in den Jahrzehnten vorher. Bedauerlich war, daß der Zustrom der Patienten geringer wurde, da aus den Nachfolgestaaten der Monarchie kaum mehr Kranke nach Wien kamen; will man es etwas nüchterner ausdrücken, so ist das „Krankengut" kleiner geworden, die bunte Vielfalt der Fälle ließ nach. Unmittelbar nach Ende des Ersten Weltkrieges geriet das Bild des Arztes ein wenig ins Wanken, worauf die Gesellschaft mit der Entfaltung einer großzügigen Aufklärungspropaganda über das Wesen der ärztlichen Tätigkeit und den Dienst für das Volk begann. Julius TANDLER mußte einen Antrag stellen, der die Aufrechterhaltung der Bestimmung forderte, daß jede öffentliche Heil- und Pflegeanstalt der Leitung eines Arztes unterstellt werde, welcher für den Gesamtbetrieb der Anstalt verantwortlich war und dieselbe nach außen vertrat.

Die Entwicklung des Instituts für Geschichte der Medizin der Universität Wien fand am 9. Jänner 1920 vor der Gesellschaft der Ärzte ihre Sternstunde. 1914 hatte Max NEUBURGER dieses Institut gegründet, doch wie der Internist Karel Frederick WENCKEBACH meinte, „das Institut wäre schon lange wieder obdachlos, der Gelehrte irrt vergeblich herum oder vielmehr, beide haben sich irgendwo verkrochen und schlafen einen gezwungenen Winterschlaf!" In seiner Rede „Ein österreichisches medico-historisches Museum im Josephinum" machte sich Wenckebach dafür stark, eben dieses Institut im Josephinum unterzubringen: „Ich weiß, daß ich in diesem Kreise nicht zu betonen brauche, wie unwürdig, wie schädlich, wie . . . blöd dieser Zustand ist. Wenn ich trotzdem mit der größten Unbescheidenheit für eine endgültige und jede Entwicklungsmöglichkeit bietende Unterbringung unseres Institutes eintrete, so ist es, weil Bescheidenheit zwar eine Zier ist, jedoch nie zum Ziele führen wird." Die weitere Entwicklung führte jedoch zum Ziele, und dank WENCKEBACH und der Gesellschaft der Ärzte konnte das Institut für Geschichte der Medizin im Josephinum untergebracht werden, wo es bis heute seinen Sitz hat.

Wissenschaftlich rücken in diesem Zeitabschnitt die rein theoretischen Fächer wie Anatomie, Histologie, Embryologie, die medizinische Chemie, aber auch die Pharmakologie, experimentelle Pathologie, pathologische Anatomie und Bakteriologie immer mehr in den Hintergrund, zumal für viele dieser Fächer neue Vereinigungen entstanden waren.

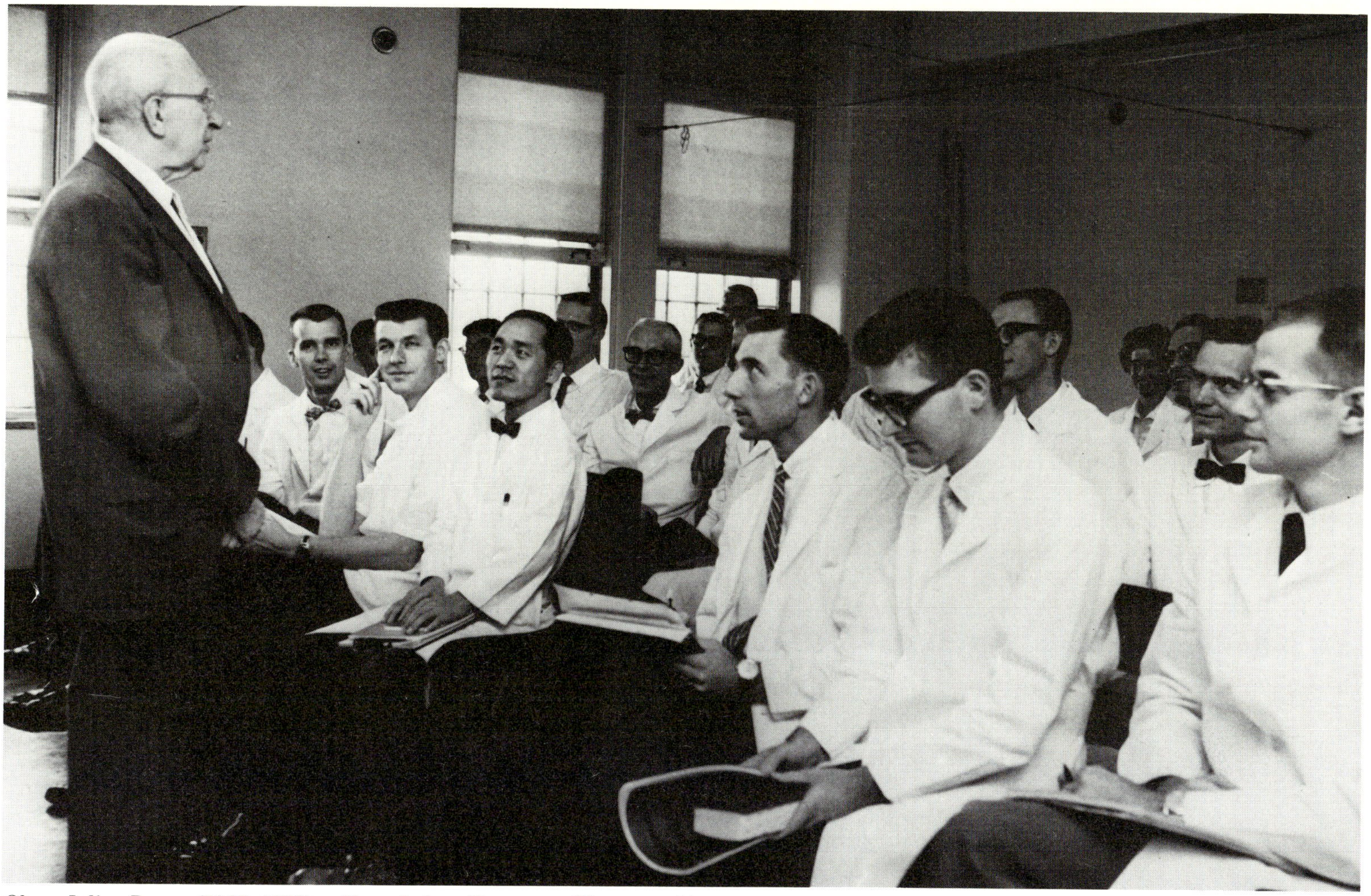

*Oben: Julius Bauer (1887–1979) während eines Vortrages. Photographie*

*Unten: Max Neuburger (1868–1955). Anonymes Gemälde*

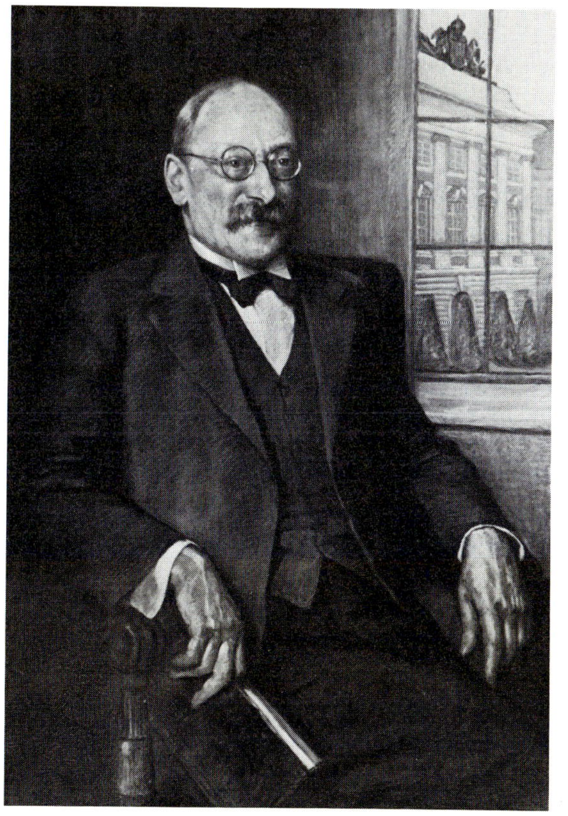

Reicheren Ertrag boten allgemeine Pathologie mit Themen wie Entzündung, Infektion und Intoxikation. Besonders Konstitutions- und Vererbungsfragen kamen häufig zur Sprache. Hier ist der Name von Julius Bauer zu nennen, der 1922, aber auch noch 1931 über „Krebs und Vererbung" sprach und in seinen Ausführungen von einer Möglichkeit der Vererbbarkeit des Krebses bzw. der Anlage zu Krebs ausging. Eine große Zahl von Vorträgen fällt in den Bereich der Endokrinologie und beschäftigt sich besonders mit der Chemie der Hormone. Hier ist abermals Julius Bauer zu nennen, aber auch der Vortrag von Adolf Butenandt über „Neuere Ergebnisse auf dem Gebiet der Sexualhormone" am 25. Mai 1934; fünf Jahre später, 1939, erhielt Butenandt den Nobelpreis „für seine Arbeiten über Sexualhormone". In diesem Zusammenhang sei auch erwähnt, daß der Grazer Hubert Knaus, der später durch die berühmt gewordene Knaus-Ogino-Methode Aufsehen erregt hat, am 14. Februar 1930 als Gast vor der Gesellschaft über die Funktion des Corpus luteum sprach.

Während die Vitamine stiefmütterlich behandelt wurden, war die Zahl der Mitteilungen und Vorträge über die Krebsforschung ganz bedeutend. Herausragend war das Jahr 1929, in dem man gemeinsam mit der Österreichischen Krebsgesellschaft eine Vortragsreihe über allgemeine und spezielle Fragen des Krebsproblemes veranstaltete. Die Aussprachen und Diskussionen zogen sich zu Jahresbeginn 1929 über viele Monate hin. Im Vordergrund der Krebsdiagnostik standen einerseits die Probeexcision, über die Rudolf Maresch referierte, andererseits die

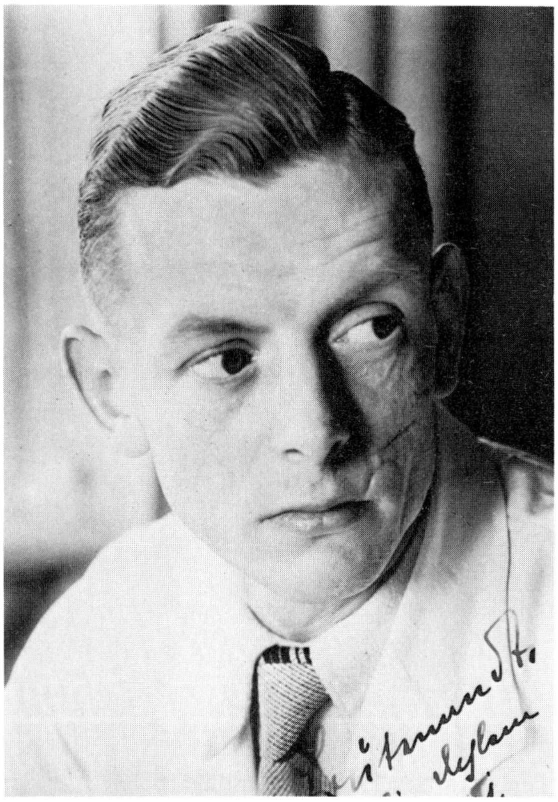

*Adolf Butenandt (geb. 1903). Photographie, 1941*

*Wilhelm Stekel (1868–1940). Photographie*

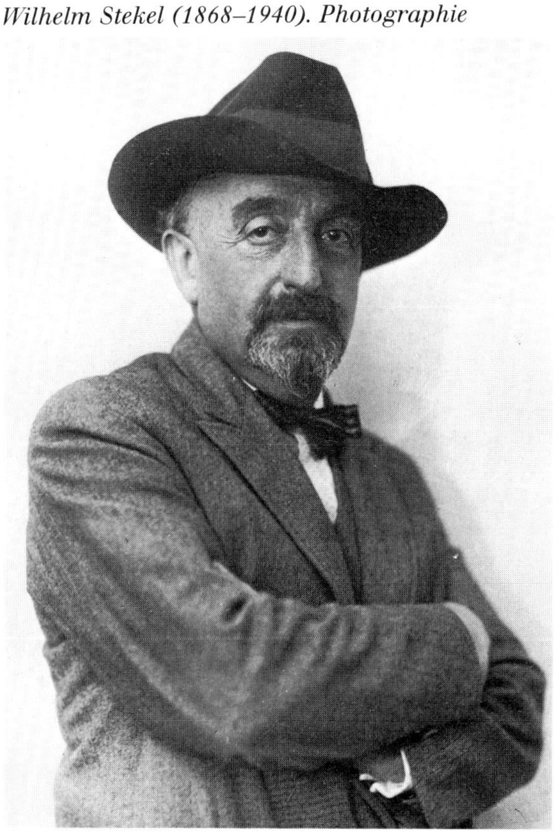

chemische Diagnostik, über die Ernst FREUND, Vorstand des chemischen Laboratoriums der Rudolfstiftung, sprach. Neben der herkömmlichen chirurgischen Therapie im Sinne von Operationen forcierte man die Radium-Therapie bei Malignomen. Nicht zuletzt diese Diskussion vor der Gesellschaft veranlaßte Julius TANDLER, der damals Stadtrat für das Gesundheitswesen in Wien war, die erste Radium-Therapie für Österreich im Krankenhaus Lainz einzuführen; Wien war damals neben Paris und Stockholm die dritte Stadt der Welt, die sich solch einer modernen Krebstherapie erfreuen konnte.

Reges Interesse fand auch die Immunitätsforschung; genannt seien hier die Diskussionen über Impfunfälle, Vorträge über Antivirus und über die Immunisierung mit BCG. Unter den Einzelgebieten der inneren Medizin widmete man sich ganz besonders der Bekämpfung der Tuberkulose. In diesen nicht ganz zwei Jahrzehnten errangen die Ärzte bedeutende Erfolge im Kampf gegen diese Krankheit. Weitere Themen im Rahmen der inneren Medizin waren die Hypertonie, Arteriosklerose, Angina pectoris, Elektrokardiographie und die Magen- und Darmkrankheiten. 1920 gab es als eine Spätfolge des Ersten Weltkrieges eine Häufung von Ruhrerkrankungen in Wien, deren verschiedene Formen man untersuchte. Was das Herz betraf, so ist hier natürlich des bedeutenden Internisten K. F. WENCKEBACH zu gedenken, der über das Beri-Beri-Herz berichtete, aber auch über seine Reisen nach Amerika und Niederländisch-Indien. Der Internist Emil KAUFMANN griff am 28. Oktober 1927 ein so modernes Thema wie die Bedeutung der Sportherzvergrößerung auf: „Nachdem die Existenz der Sportherzvergrößerung an einem großen Material von verschiedenen Autoren einwandfrei nachgewiesen worden ist, gelang die Frage nach der Bedeutung dieser Veränderung immer mehr in den Vordergrund des Interesses.“ KAUFMANN meinte, daß sich das Herz während des Trainings erweitern und in Ruhe wieder zurückbilden könne und daß die Vergrößerung auf eine Dilatation zurückzuführen wäre.

Seit 1921 Frederick Grant BANTING und Charles Herbert BEST das Insulin in die Therapie eingeführt hatten, wurden besonders viele Vorträge vor der Gesellschaft dem Diabetes und der Insulintherapie gewidmet.

Sehr abwechslungsreich waren die Vorträge, die sich mit neurologisch-psychiatrischen Themen befaßten: Hypnose, Psychotherapie, Encephalitis, Poliomyelitis, Paralyse, Liquorprobleme, Schizophrenie. Wenn wir bei dieser Krankheit anknüpfen dürfen, so hat Manfred SAKEL am 3. November 1933 von dieser Stelle aus den Insulinschock als erste Therapie dieser Art in die Schizophrenie-Behandlung eingeführt. Sein Vortrag lautete: „Neue Behandlungsart Schizophreniker und verwirrter Erregter.“ Wir lesen im Protokoll: „Vier Fälle, von denen zwei fast alle bis jetzt bekannten und gebräuchlichen Therapieversuche erfolglos durchgemacht haben, wurden durch die neue Behandlungsart so weit hergestellt, daß sie nun ein völlig normales und unauffälliges Bild bieten. Dabei wird hervorgehoben, daß diese Fälle von der Klinik als prognostisch ungünstig bezeichnet wurden.“

Wir haben im vorhergehenden Kapitel über das Verhältnis der Gesellschaft der Ärzte zu Sigmund FREUD gesprochen; wenn auch Vorträge psychoanalytischen Inhaltes vor der Gesellschaft eher selten waren, so gab man am 25. November 1921 dem Psychoanalytiker Wilhelm STEKEL, einem Freud-Schüler, die Gelegenheit, über die Psychoanalyse und besonders über FREUD zu sprechen: „Die Analyse ist eine neue Wissenschaft. Es wäre töricht, sich auf bestimmte Dogmen festzulegen. Die Zukunft gehört einer reformierten Analyse. Jedenfalls hat die Gegenwart alle Ursache, sich vor dem Genie FREUDS zu beugen, der unter die größten Wohltäter der Menschheit zu rechnen ist . . . Es sei Sache der Universitäten, die Schulung gewiegter Psychotherapeuten durchzuführen und das grandiose Werk FREUDS durch die akademische Anerkennung zu krönen.“

Einer der berühmtesten Gehirnforscher seiner Zeit, Constantin von ECONOMO, sprach vor der Gesellschaft der Ärzte nicht nur über „seine“ Encephalitis lethargica, sondern auch über das Problem des Schlafes und vor allem, und das am 20. März 1931, „Über progressive Cerebration und die Erforschung der organischen Grundlagen der Begabungen“. Er entwickelte darin den Gedanken, daß die progressive Cerebrationstendenz auch heute noch besteht, und damit die Möglichkeit weiterer Entwicklung des menschlichen Gehirns und somit der Erwerbung neuer Hirnorgane, also neuer Fähigkeiten.

Die Chirurgie war weniger mit Vorträgen, desto reichlicher aber mit Demonstrationen in den Sitzungen vertreten; besonderes Interesse galt der Gehirnchirurgie, dem Kropf, der Thorax- und Gefäßchirurgie. An Namen sind zu nennen: Anton EISELSBERG, Julius HOCHENEGG, Hans FINSTERER, Wolfgang DENK und Leopold SCHÖNBAUER. Den Frakturen und der Bein-Chirurgie war breiter Raum gewidmet; hierbei trat besonders der Pionier der Unfallchirurgie, Lorenz BÖHLER, in den Vordergrund, der sehr häufig über Probleme des Schenkelhalsbruches sprach. Ein Problem, das unsere Zeit besonders berührt, ist damals, z. B. am 11. Dezember 1936, schon angesprochen worden: die Verkehrsunfälle und der Alkohol. Der Referent, Fritz STARLINGER, sprach davon, daß rund ein Drittel aller Verletzten bei Verkehrsunfällen alkohol-positiv war, über 6 Prozent zeigten Werte auf, die mit größter Wahrscheinlichkeit schließen ließen, daß in diesen Fällen der vorhergegangene Alkoholgenuß an den Unfällen schuldtragend war. Drei Jahre vorher sprach der Wiener Arzt Lukas FLAMM vor der Gesellschaft über die Einführung des Evipans als neues Betäubungsmittel, besonders wurde hervorgehoben, daß die Anwendung einfach und ohne störende Begleiterscheinungen war: „Eine besondere Vorbereitung des Patienten für die Operation ist wegen des Fehlens des Erbrechens im Beginne und am Ende der Narkose nicht notwendig.“

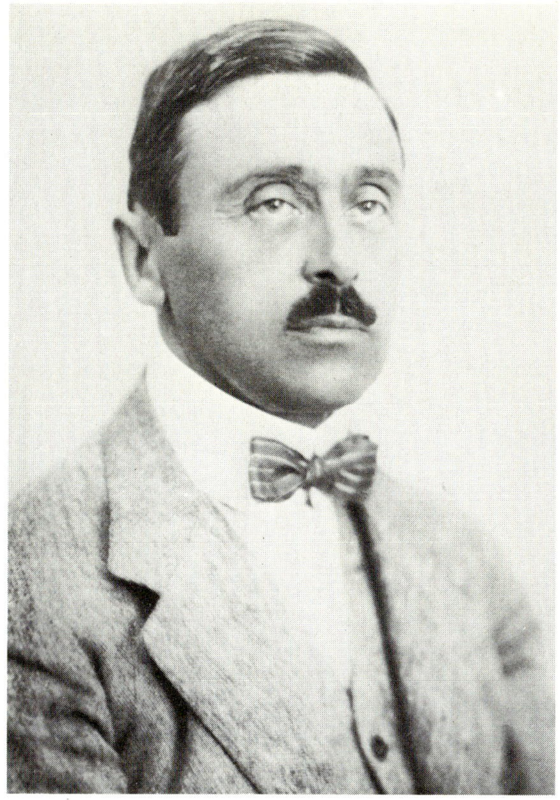

*Konstantin Economo Freiherr von San Serff (1876–1931). Photographie*

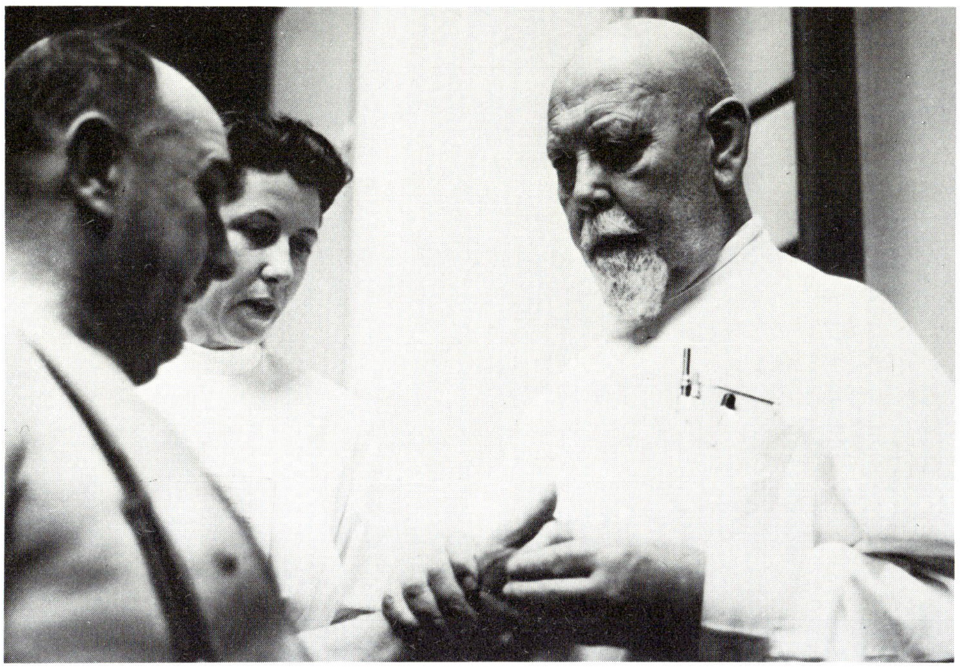

*Links: Lorenz Böhler (1885–1973) macht mit einem Patienten Übungen. Photographie, 1948*

*Stefan Jellinek (1871–1968). Photographie*

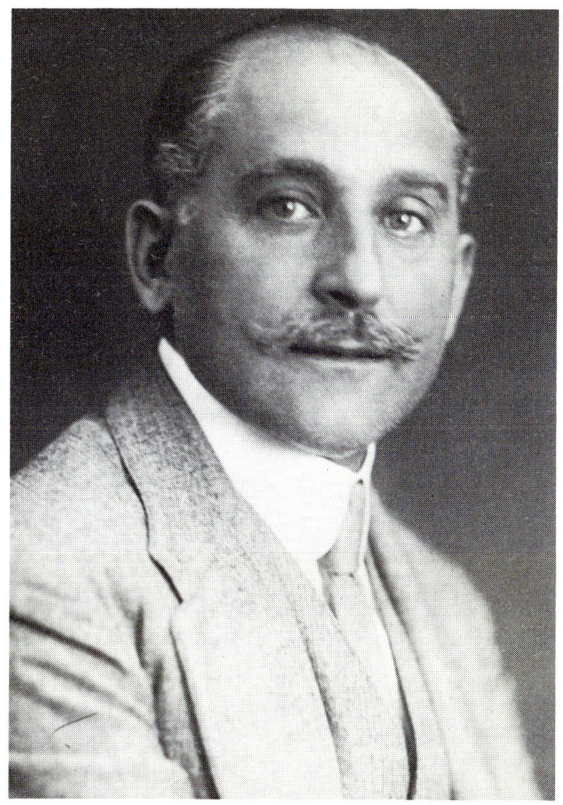

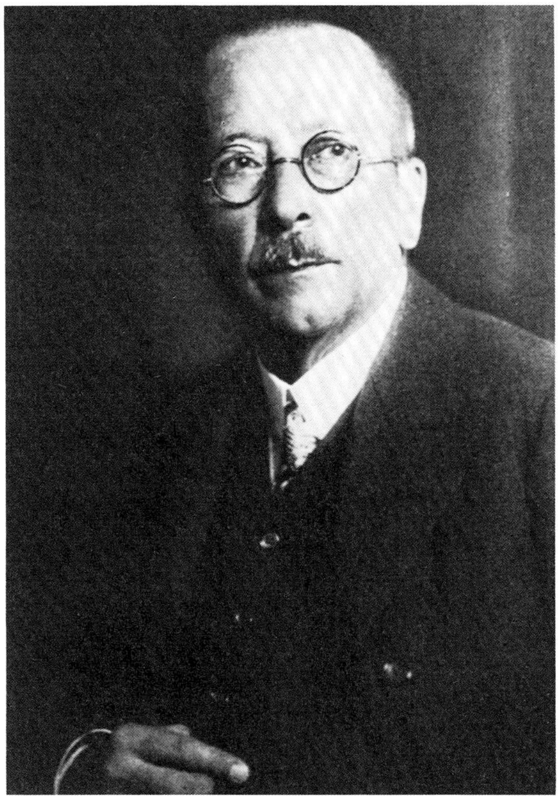

*Fritz Pregl (1869–1930). Photographie*

*Karl von Frisch (1886–1982). Photographie, 1973*

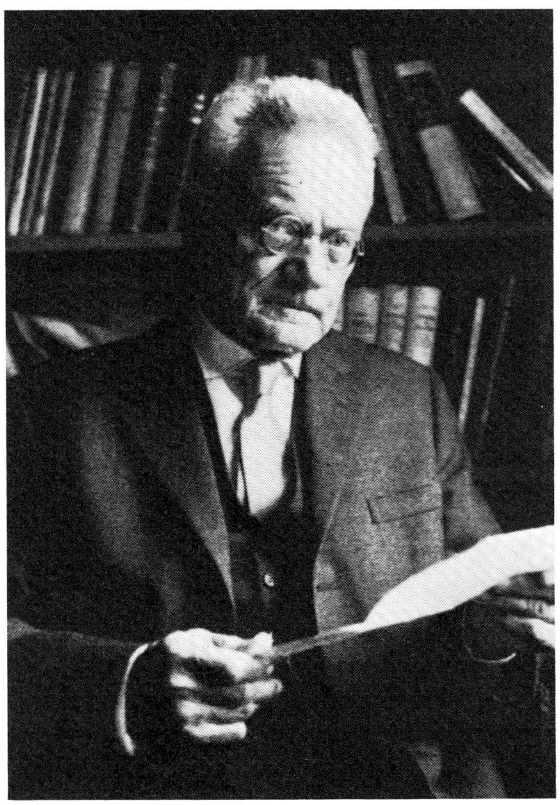

Die Urologie, die durch die Pyelographie bedeutend gefördert worden war, war mit zahlreichen Vorträgen vertreten, ganz im Gegensatz zur Geburtshilfe und Gynäkologie. Im Vergleich zu früheren Zeitabschnitten sind auch die Augenheilkunde, die Laryngo- und Otologie, aber auch die Zahnheilkunde fast ganz von der Tagesordnung verschwunden. Stark hingegen war nach wie vor das Fach der Haut- und Geschlechtskrankheiten vertreten, wobei die „alte Tradition der Wiener Schule" in dieser Periode durch Leopold ARZT, Wilhelm KERL und Gustav RIEHL fortgesetzt wurde.
Die elektropathologische Forschung fand eine besondere Pflege, ebenso wurde die neue Kurzwellenbehandlung eingehend gewürdigt. Stefan JELLINEK, der Pionier der Elektropathologie, war hier führend; kaum daß im Oktober 1924 der Rundfunk in Österreich eingeführt worden war, ergriff JELLINEK – um auch ein Kuriosum zu erwähnen – vor der Gesellschaft das Wort, um über die Gefahren der neu aufkommenden Rundfunkgeräte zu sprechen: „Vom Standpunkt der elektrischen Unfallspraxis stellen sie ... eine neue Form des Erdschlusses dar, indem bei Berührung von schlecht isolierten elektrischen Licht- und Kraftanlagen durch den Erdungsdraht der Antenne, welcher an Haus- oder Wasserleitungsrohre angeschlossen ist, Unfälle durch Erdschluß zustande kommen."
Breiten Raum nahm die Röntgenkunde ein; es wurde insbesondere die Diagnostik der Knochen-, Magen- und Darmkrankheiten und die therapeutische Anwendung der Röntgenstrahlen auf den verschiedensten Gebieten der Medizin besprochen; an Namen zu nennen sind wiederum Guido HOLZKNECHT, Leopold FREUND und Gottwald SCHWARZ, der sich mit zahlreichen Vorträgen ihnen zugesellte.
Neben den – wenn man so sagen darf – „hauseigenen" Nobelpreisträgern wie Julius WAGNER-JAUREGG und Karl LANDSTEINER, ergriff auch der Nobelpreisträger Fritz PREGL vor der Gesellschaft das Wort. Pregl wurde 1923 „für die von ihm entwickelte Mikroanalyse organischer Substanzen" der Nobelpreis verliehen, am 22. Mai 1925 sprach er vor der Gesellschaft „Über eine einfache Untersuchung der funktionellen Leistungen beider Nieren". PREGL war Gast aus Graz, Karl von FRISCH kam aus München, als er am 3. März 1933 über „Die Erforschung des Gehörssinnes bei Fischen" referierte; FRISCH erhielt 1973 gemeinsam mit Konrad LORENZ und Nikolaas TINBERGEN den Nobelpreis.
Die dreißiger Jahre stellten eine unruhige Zeit dar, in der schon viele Menschen den neuen, bevorstehenden Krieg ahnten. Adolf HITLER hatte 1933 in Deutschland die Macht ergriffen, und im Februar 1934 kam es in Österreich zu den bekannten bürgerkriegsartigen Ereignissen. Gerade um diese Zeit, am 19. Jänner 1934, hielten der Generalmajor KÜCHLER und der Generalarzt Karl MÜLLERN Vorträge über den zivilen Luft- und Gasschutz. KÜCHLER führte an, daß es im damaligen Europa an die 15.000 Kampfflugzeuge gab und es außer Frage stand, daß der Luftkrieg in einem zukünftigen Krieg eine besondere Rolle spielen würde. Er forderte daher vor der Gesellschaft zivilen Luftschutz als Selbstschutz. Generalarzt MÜLLERN verwies auf die lagernden Kampfgase, gegen die man sich zu schützen haben werde, er meinte aber auch, daß diese Kenntnisse in Friedenszeiten wertvoll wären, weil manche der im Kriege als Gaskampfstoffe in Verwendung gestandenen chemischen Elemente und Verbindungen in der Industrie und Technik, etwa zur Schädlingsbekämpfung, gebraucht würden. Die Kriegsahnungen sollten sich im Jahre 1939 leider erfüllen, doch zwei Jahre vorher, 1937, stand der Gesellschaft der Ärzte noch ein festliches Ereignis ins Haus.

# V.
# UNTERGANG UND WIEDERGEBURT
# (1938–1945)

Freudige Stimmung herrschte im Jahre 1937 vor: Die Gesellschaft der Ärzte in Wien feierte ihr 100jähriges Bestehen. Die Festlichkeiten fanden im Mai statt[1] und waren eingebettet in eine Art ärztlicher Festwochen, wobei besonders die große Zahl der Teilnehmer aus Deutschland herausstach, „ein nach den Erfahrungen der letzten Jahre ganz ungewohntes Ereignis". Die Höhepunkte der Feierlichkeiten waren bei beiden Festsitzungen am Freitag, dem 21. Mai 1937, und eine Woche später. In der ersten Festsitzung im Auditorium maximum der Wiener Universität – der Sitzungssaal im Billrothhaus hätte die Zuhörer nicht fassen können – hielt der Medizinhistoriker Max NEUBURGER (1868–1955) den Festvortrag über die Entwicklung des wissenschaftlichen Vereinswesens und die Bedeutung für den medizinischen Fortschritt. Am darauffolgenden Samstag fanden unter Anwesenheit des Bundespräsidenten Wilhelm MIKLAS (1872–1956), des Bundeskanzlers Kurt SCHUSCHNIGG (1897–1977), dreier Bundesminister und des Bürgermeisters der Stadt Wien, Richard SCHMITZ (1885–1954), im Festsaal der Universität die Ehrenpromotionen zum Doktor der Philosophie des amtierenden Präsidenten der Gesellschaft und Professors der Chirurgie in Wien, Anton EISELSBERG (1860–1939), Hans Horst MEYERS (1853–1939) und des Nobelpreisträgers Julius WAGNER-JAUREGG (1857–1940) statt. Bundespräsident MIKLAS sprach davon, daß die Gesellschaft der Ärzte „zu den ältesten und berühmtesten Vereinigungen dieser Art auf der ganzen Welt" zählt und wünschte für das zweite Jahrhundert des Bestehens „ruhmvolles Arbeiten".[2]

Bei der zweiten Festsitzung – ebenfalls im Auditorium maximum – konnte der deutsche Botschafter, Franz von PAPEN (1879–1969), begrüßt werden, der weltberühmte Chirurg Ferdinand SAUERBRUCH (1875–1951) hielt den Festvortrag über den Werdegang der Medizin im 19. und 20. Jahrhundert und den Stand der Medizin zu seiner Zeit. Danach sprach der Bibliothekar und Historiker der Gesellschaft der Ärzte, Isidor FISCHER (1869–1943), über die Geschichte der Gesellschaft, besonders die ersten Jahre ihres Bestehens. Der Polizeibericht über die Festlichkeiten[3] weiß keinen Zwischenfall zu vermelden, ca. 500 Leute waren beim akademischen Festakt anwesend, und Bundeskanzler SCHUSCHNIGG wurde beim Verlassen des Saales von Studenten mit Heilrufen begrüßt . . .

Isidor FISCHER[4] hatte auch eine kleine Ausstellung eingerichtet gehabt, vor allem aber war er seit Jahren mit der Niederschrift der Geschichte der Ärzte befaßt. Isidor FISCHER war Dozent für Geschichte und Medizin, und EISELSBERG hatte anläßlich der Hundertjahrfeier aus der „nahezu vollendeten" Arbeit die wichtigsten Daten für seine Eröffnungsansprache als Präsident mit dem Einverständnis des Autors entnommen.[5] Am 17. Jänner 1938 übersandte die Gesellschaft der Ärzte Isidor FISCHER einen Brief[6] mit dem Manuskript des Vorwortes für dessen Buch von EISELSBERG; darin wird FISCHER der Dank für die Arbeit ausgesprochen, ein Dank, bei dem dann im Vorwort des Buches die Namensnennung fehlt: Dazwischen lag der für Österreich verhängnisvolle März 1938. Das Buch war am 29. März 1938 fertig,[7] und auf der Buchankündigung in der Wiener Klinischen Wochenschrift vom 8. April 1938 fehlt über-

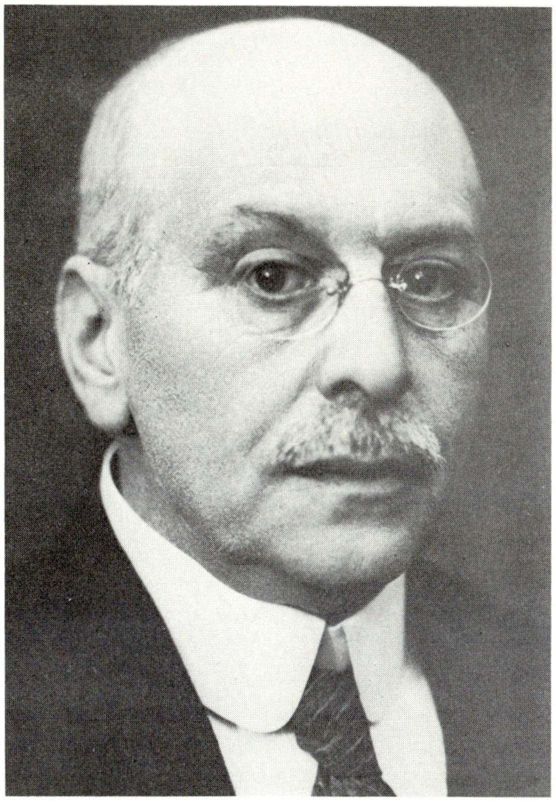

*Isidor Fischer (1868–1943). Photographie*

[1] Wien. Klin. Wschr. 50 (1937) 886 ff. Der ganze Festablauf, die Glückwunschadressen sowie die Festansprachen und wissenschaftlichen Artikel wurden in der Wien. Klin. Wschr., Heft Nr. 20 und 21 (= S. 651–858) veröffentlicht.

[2] Wien. Klin. Wschr. 50 (1937) 651.

[3] Bundespolizeidirektion Wien, V.A. X-37, vom 22. Mai 1937 (Gesellschaft der Ärzte).

[4] Castiglioni, Arturo: Dr. Isidor Fischer 1869–1943. Bulletin of the History of Medicine 14 (1943) 114 f. NDB, Bd. 5, S. 173 (Autor: Helmut Wyklicky).

[5] Wien. Klin. Wschr. 50 (1937) 663.

[6] Gesellschaft der Ärzte in Wien, Akten 1938 (hinkünftig: GÄ).

[7] Ebd., Brief des Verlages Springer an Adolf Irtl.

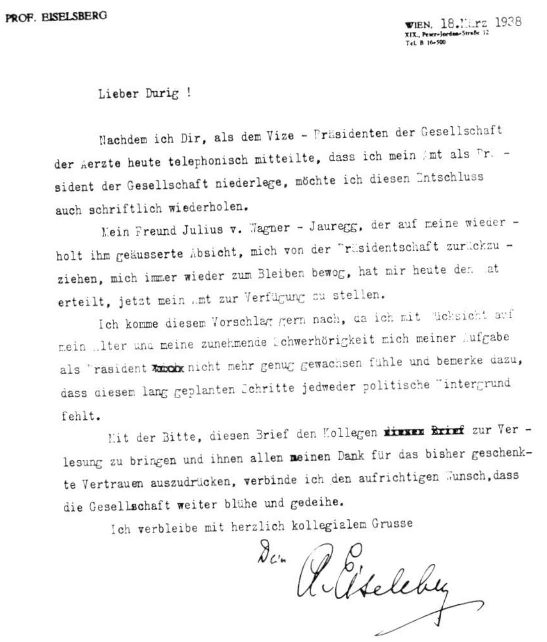

PROF. EISELSBERG

WIEN, 18. März 1938
XIX., Peter-Jordan-Straße 12
Tel. B 16-500

Lieber Durig !

Nachdem ich Dir, als dem Vize - Präsidenten der Gesellschaft der Aerzte heute telephonisch mitteilte, dass ich mein Amt als Präsident der Gesellschaft niederlege, möchte ich diesen Entschluss auch schriftlich wiederholen.

Mein Freund Julius v. Wagner - Jauregg, der auf meine wiederholt ihm geäusserte Absicht, mich von der Präsidentschaft zurückzuziehen, mich immer wieder zum Bleiben bewog, hat mir heute den Rat erteilt, jetzt mein Amt zur Verfügung zu stellen.

Ich komme diesem Vorschlag gern nach, da ich mit Rücksicht auf mein Alter und meine zunehmende Schwerhörigkeit mich meiner Aufgabe als Präsident nicht mehr genug gewachsen fühle und bemerke dazu, dass diesem lang geplanten Schritte jedweder politische Hintergrund fehlt.

Mit der Bitte, diesen Brief den Kollegen ~~diesen Brief~~ zur Verlesung zu bringen und ihnen allen meinen Dank für das bisher geschenkte Vertrauen auszudrücken, verbinde ich den aufrichtigen Wunsch, dass die Gesellschaft weiter blühe und gedeihe.

Ich verbleibe mit herzlich kollegialem Grusse

Dein A. Eiselsberg

*Schriftliche Rücktrittserklärung des Präsidenten der Gesellschaft der Ärzte, A. v. Eiselsberg, vom 18. März 1938*

haupt der Name des Autors; obwohl die nationalsozialistischen Rassengesetze für Österreich erst am 20. Mai 1938 Geltung hatten, wagte man es nicht mehr, den Namen FISCHER auf den Buchtitel zu setzen. Von Isidor FISCHER existiert eine Karte an die Gesellschaft der Ärzte, datiert vom 29. September 1938, auf der er mit zittriger Schrift die Worte vermerkte: „Ich melde meinen Austritt an."[8] FISCHER starb 1943 nach seiner Emigration in Bristol, England.

In der Jahresversammlung der Gesellschaft der Ärzte vom 17. März 1937[9] wurden für drei Jahre zum Präsidenten gewählt: Anton EISELSBERG, zu Vizepräsidenten der Physiologe Arnold DURIG (1872–1961) und Leopold ARZT (1883–1955), zum Vermögensverwalter Adolf IRTL (1867–1947) und zu Bibliothekaren Isidor FISCHER und Alfred LUGER (1886–1938). Diese Liste der Mitglieder des Verwaltungsrates wurde an die Polizeidirektion in Wien gemeldet; es sollte die letzte Meldung für fast ein Jahrzehnt sein.

## DER KAMPF UM DIE ERHALTUNG DER GESELLSCHAFT DER ÄRZTE

Am Freitag, dem 11. März 1938, fand um 19 Uhr die letzte Sitzung der Gesellschaft der Ärzte in alter Form statt,[10] praktisch am Abend vor der Nacht, in der die Besetzung Österreichs durch deutsche Truppen vollzogen werden sollte. Nun kam eine Zeit der Unsicherheit für die Gesellschaft der Ärzte, die Sitzung am 18. März wurde abgesagt. Am 14. März 1938 bereits hatte Eduard GAMPER (1887–1938) von der Deutschen Psychiatrischen Universitätsklinik in Prag an Egon RANZI geschrieben, er wolle einen geplanten Vortrag zu einem späteren Termin halten, weil er überzeugt wäre, „daß die Ereignisse der letzten Tage nicht ohne Rückwirkung auf die Vereinstätigkeit bliebe..."[11] Auch alle anderen Vorträge wurden abgesagt, nicht einmal die Bemerkung des kommissarischen Dekans, Eduard PERNKOPF (1888–1955), der Hygieniker Albert BESSEMANS (geb. 1888) aus Gent wäre „ohnehin deutschfreundlich", hatte irgendeine Wirkung.[12] Um es vorwegzunehmen: Bis zur Auflösung der Gesellschaft der Ärzte im Oktober 1938 kam es zu keiner regulären Sitzung mehr.

Am Freitag, dem 18. März 1938, teilte der Präsident EISELSBERG seinem Vizepräsidenten DURIG telephonisch die Niederlegung seines Präsidentenamtes mit, ein Entschluß, den er schriftlich wiederholte.[13] EISELSBERG fügte hinzu: „Mein Freund Julius WAGNER-JAUREGG, der auf meine wiederholt ihm geäußerte Absicht, mich von der Präsidentschaft zurückzuziehen, mich immer wieder zum Bleiben bewog, hat mir heute den Rat erteilt, jetzt mein Amt zur Verfügung zu stellen ... Ich komme diesem Vorschlag gerne nach, da ich mit Rücksicht auf mein Alter und meine zunehmende Schwerhörigkeit mich meiner Aufgabe als Präsident nicht mehr genug gewachsen fühle und bemerke dazu, daß diesem lang geplanten Schritte jedweder politische Hintergrund fehlt." Der Wunsch EISELSBERGS, daß die Gesellschaft „weiterblühe und gedeihe", sollte sich vorerst nicht erfüllen. Der Satz über den fehlenden politischen Hintergrund für seinen Rücktritt ist zeitbedingt und eine diplomatische Formulierung des Rückzuges. WAGNER-JAUREGG berief die Mitglieder des Verwaltungsausschusses ein, die EISELSBERGS Beschluß ehrten und zur Kenntnis nahmen, wegen der „besonders hohen derzeit gegebenen Anforderungen".[14]

Mit 22. März 1938 wurde Adolf IRTL, der Vermögensverwalter der Gesellschaft, durch den Gauobmann des NS-Ärztebundes (Gau Wien),

[8] GÄ, Akten 1938.
[9] Wien. Klin. Wschr. 50 (1937) 451–454.
[10] Ebd. 51 (1938) 347.
[11] GÄ, Akten 1938.
[12] Ebd., Brief von Adolf Irtl an den komm. Dekan Pernkopf vom 4. Mai 1938.
[13] Ebd., Brief von Eiselsberg an Durig.
[14] Ebd., Brief Durigs an Eiselsberg vom 20. März 1938.
[15] Ebd., Anordnung zur Sicherung der Vermögenswerte der Organisationen, Vereine und Verbände ..., verfügt von Gauleiter Josef Bürckel. Österreichisches Staatsarchiv, Allgemeines Verwaltungsarchiv (hinkünftig: AVA), Der Reichskommissar für die Wiedervereinigung 9AW/2/Mappe 1 (Gesellschaft der Ärzte).
[16] Wien. Klin. Wschr. 59 (1947) 551. United States Mission, Berlin Document Center, NSDAP Zentralkartei, Parteikorrespondenz, Reichsärztekammer (Adolf Irtl).
[17] S. Anm. 15, AVA, 7. September 1938.
[18] GÄ, Akten 1939.
[19] Gesetzblatt für das Land Österreich, Jg. 1938, 44. Stück, S. 403 f.

Otto Planner-Plann, zum kommissarischen Leiter ernannt.[15] Irtl[16] war zwar für die Nationalsozialisten der Mann der Stunde, nicht aber die „Idealbesetzung". Er war erst am 1. März 1938 der NSDAP beigetreten und konnte „keine ausreichende Betätigung für die Bewegung während der Verbotszeit nachweisen". Er führte im Personalfragebogen der NSDAP verschiedene Tätigkeiten für die Nationalsozialisten an, die in Richtung Propaganda ausgelegt werden sollten, und er bezeichnete sich als Siebenbürger Sachse (geb. 1867 in Hermannstadt), der als solcher „von Hause aus immer national, antisemitisch und für Volksgemeinschaft eingestellt" war, doch als es neben der kommissarischen Leitung der Gesellschaft der Ärzte zu neuen Schritten kommen sollte, nahmen ihm geeichtere Parteigenossen das Steuerruder aus der Hand. Irtl zahlte seine Parteibeiträge an den späteren Obmann der Wiener Medizinischen Gesellschaft, den Gynäkologen Otto Planner-Plann (1893–1975); er erwies sich als gebefreudiger Spender bei Sammlungen und wurde durch den Ortsgruppenleiter Theodor Bayer als „politisch und moralisch gut" eingestuft.

Irtl war 1938 allerdings schon in Pension; er war praktischer Arzt in Wien gewesen, Operntheaterarzt, hatte im Ersten Weltkrieg eine Kriegsverletzung erlitten, kam im Ministerium für soziale Verwaltung unter und wurde 1923 vorzeitig mit dem Titel Hofrat abgebaut. Einen Großteil seiner Kraft widmete er der Gesellschaft der Ärzte, im kurzen Nachruf ist 1947 zu lesen: „Er hat die Geschäfte der Gesellschaft in vorbildlicher Weise durch Jahrzehnte geführt." Es besteht kein Zweifel, daß ihm im März 1938 der Weiterbestand der Gesellschaft, bzw. deren Reaktivierung, am Herzen lag. Alle seine Bemühungen in den nächsten Monaten gingen in diese Richtung; die Bezahlung für seine Tätigkeit als kommissarischer Leiter betrug monatlich 100 Reichsmark.[17]

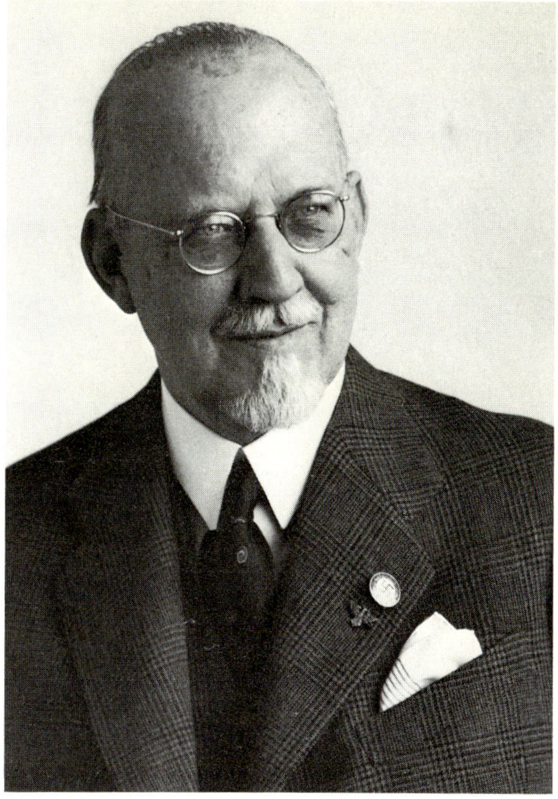

*Adolf Irtl (1867–1947). Photographie, um 1938*

Die Schwierigkeiten waren vielfältig, hingen allerdings mit dem „Umbruch" und den nationalsozialistischen Ambitionen zusammen. Es kam zu einer Austrittswelle von jüdischen Mitgliedern, oder solchen jüdischer Abstammung. Von Isidor Fischer haben wir schon gehört, schon am 15. März 1938 legte der bekannte Chirurg Julius Schnitzler (1865–1939) seine Stelle als Verwaltungsrat zurück, „mit Rücksicht auf die geänderten Verhältnisse".[18] Der Arzt Otto Frankfurter (geb. 1875) wollte, weil er die Gesellschaft der Ärzte für gut befand, bis zu seinem Lebensende Mitglied bleiben, unter der Voraussetzung „par inter pares und nicht ein Paria zu sein" – und trat am 6. Mai aus; Hunderte dachten und fühlten ähnlich. Ende September 1938 war es dem Professor der Dermatologie in Wien, Wilhelm Kerl (1880–1945), zuviel und er verkündete seinen Austritt mit den Worten: „Bitte meinen Austritt aus der Gesellschaft der Ärzte zur Kenntnis zu nehmen. Heil Hitler, Kerl."

*Wilhelm Kerl (1880–1945). Photographie*

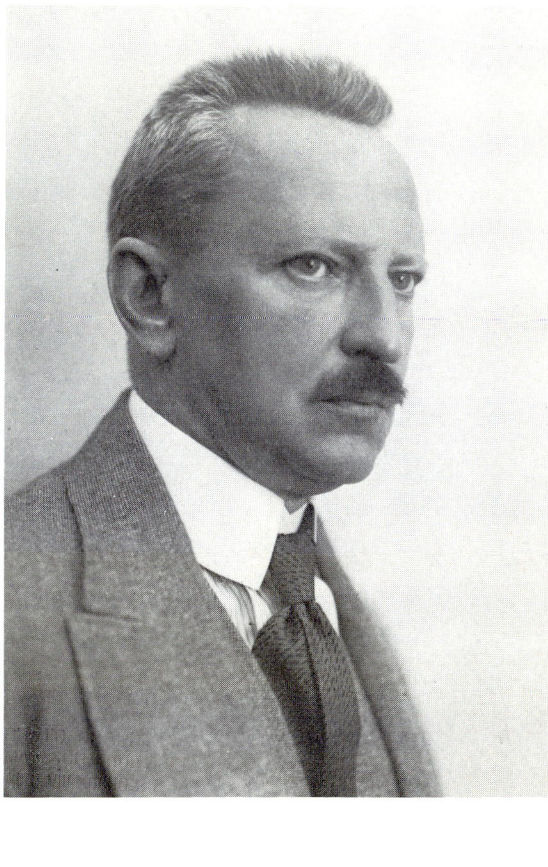

Wegen der finanziellen Schwierigkeiten der Gesellschaft – nicht zuletzt wegen der Austritte – war Adolf Irtl besonders im April und Mai 1938 damit beschäftigt, im Auftrag von Gauleiter Josef Bürckel (1895–1944) die ausstehenden Mitgliedsbeiträge „energisch" einzutreiben. Doch dann kam am 14. Mai 1938 der gewaltige Schicksalschlag, der letztlich zum Untergang der Gesellschaft der Ärzte führen sollte: das Gesetz über die Überleitung und Eingliederung von Vereinen, Organisationen und Verbänden und die entsprechende Verordnung des Reichsstatthalters in Österreich, Arthur Seyss-Inquart (1892–1946), zur Durchführung des Gesetzes.[19] Hier waren die Sätze zu lesen: „Auf Auftrag des Stillhaltekommissars können die zuständigen Behörden Vereine, Organisationen und Verbände auflösen. Der Auflösungsbescheid bedarf keiner weiteren Begründung und ist unanfechtbar", und: „Der Stillhaltekommissar hat dafür zu sorgen, daß alle Vereine, Organisationen und

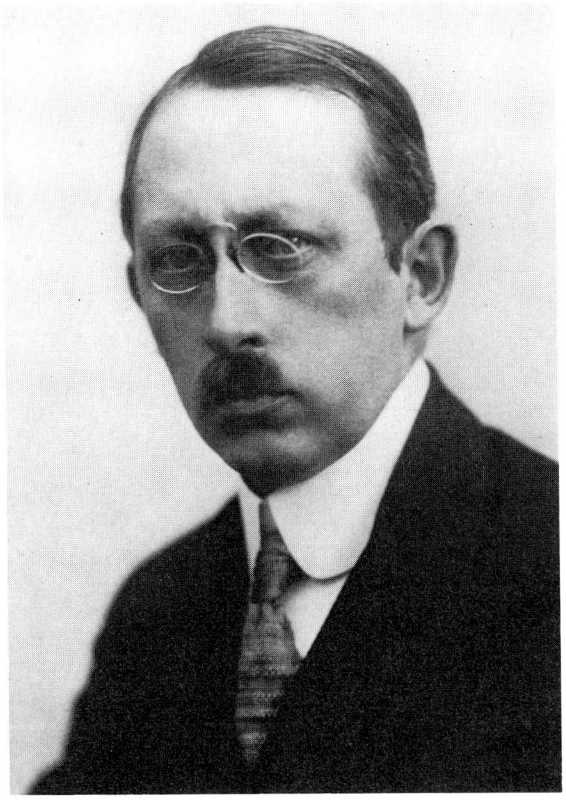

*Hans Eppinger (1879–1946). Photographie*

Verbände nationalsozialistisch ausgerichtet und geführt werden. Er hat das Führungsrecht der NSDAP auf dem Gebiet der Menschenführung sicherzustellen." Stillhaltekommissar wurde der aus Bremen stammende und mit Sonderauftrag nach Wien entsandte, erst 31jährige Albert Hoffmann (geb. 1907).

Adolf Irtl ruhte nicht in seinem Bestreben, die Gesellschaft wieder auf die Beine zu stellen, angesichts der neuen Machthaber und der neuen Gesetzeslage ein hoffnungsloses Unterfangen. Da es keinen Präsidenten, sondern nur Irtl als kommissarischen Leiter gab, lag alle Aktivität bei ihm. Am 7. Juni 1938[20] lud Irtl für Donnerstag, dem 9. Juni, zu einer Besprechung in das Haus der Gesellschaft der Ärzte folgende Personen und Institutionen ein: den Dekan der Medizinischen Fakultät, Eduard Pernkopf, verschiedene Professoren der Medizinischen Fakultät, den Stillhaltekommissar Albert Hoffmann, den Beauftragten des Reichsärzteführers, Dr. Rudolf Ramm (geb. 1887), den Landesärzteführer Dr. Friedrich Kauffmann (1893–1939), den Gauamtsleiter für Volksgesundheit Dr. Otto Planner-Plann und Vertreter der medizinischen Fachvereine und des Ministeriums für innere und kulturelle Angelegenheiten; vom alten Verwaltungsrat der Gesellschaft war niemand mehr eingeladen. Gegenstand der Beratung war: „Art und Weise der Fortführung der Gesellschaft und ihrer Bibliothek in wissenschaftlicher und materieller Hinsicht auf nationalsozialistischer Grundlage." Leider fehlen die Protokolle der Besprechung, doch die weitere Entwicklung läßt vermuten, daß man Irtl noch weiterarbeiten ließ: Am 8. Juli 1938 betraute Irtl den Internisten Hans Eppinger (1879–1946), der als zukünftiger Vorsitzenderstellvertreter der Gesellschaft vorgesehen war, mit der Aufgabe, mit den Fachvereinen in Verbindung zu treten, um den Anschluß dieser Vereine herbeizuführen;[21] Hilfestellungen leisten sollte auch der damalige Dozent für Innere Medizin, Erwin Risak (1899–1968), der mit dem Buch „Der klinische Blick" bekannt geworden war. Wörtlich hieß es bei Irtl: „Um die Höhe der wissenschaftlichen Leistung zu erhalten und eine lebhafte Tätigkeit der Gesellschaft zu gewährleisten, werden der Gesellschaft der Ärzte, gewissermaßen als Dachverein, die bestehenden Fachgesellschaften, wie Gesellschaft der Chirurgie Wiens, für innere Medizin, Dermatologie, Laryngologie etc. angeschlossen. Zu diesem Zweck treten die Mitglieder dieser Vereine der Gesellschaft der Ärzte als außerordentliche Mitglieder bei. Als solche haben sie das Recht des Besuches und Benützung der Bibliothek und der Sitzungen im gleichen Umfange wie die ordentlichen Mitglieder der Gesellschaft, haben aber, soweit sie nicht ordentliche Mitglieder sind, nur einen geringen Mitgliedsbeitrag zu zahlen." Der Sinn war offenbar der, die Mitgliederzahl, die von ca. 1000 (1937) auf ca. 350 gesunken war, wieder aufzustocken; auch die uralte Tradition der Sitzungsabende am Freitag wurde wieder ins Auge gefaßt.

Irtl war zäh; die weiteren Juli-Wochen verbrachte er mit Bittgängen und Vorstellungen seiner Ideen bei den maßgeblichen Stellen. Am 23. Juli 1938 sandte er an Otto Planner-Plann, Gauamtsleiter für die Volksgesundheit, die neuen Satzungen, die dieser dem Gauleiter Odilo Globocnik (1904–1945) vorlegen sollte. Dem Gauleiter und dem Wiener Bürgermeister, Dr. Hermann Neubacher (1893–1960), wollte Irtl selber die Verhältnisse schildern und beide um Unterstützungen bitten.[22] Dem Leiter der Gruppe 8 im Ministerium, Gesundheitswesen, sandte er einen Bericht mit der Bitte, „vielleicht läßt sich doch etwas machen ..."[23] Am 29. Juli 1938 hatte Irtl alles beisammen: In einem Brief an den Staatskommissar Prof. Dr. Friedrich Plattner (geb. 1896), Leiter des Landesministeriums für kulturelle Angelegenheiten, schrieb

[20] GÄ, Akten 1938.
[21] Ebd.
[22] Ebd.
[23] Ebd., 28. Juli 1938.

er: „Die Gesellschaft der Ärzte wird sich im Herbst auf Grund neuer Satzungen neu bilden"; der Vorstand sollte folgendes Aussehen haben: Franz HAMBURGER (1874–1954), Professor für Kinderheilkunde, sollte Obmann werden, Eduard PERNKOPF, Rudolf RAMM und Hans EPPINGER seine drei Stellvertreter, IRTL selber war als Geschäftsführer vorgesehen.[24] An den Stillhaltekommissar Albert HOFFMANN übersandte er die neu aufgestellten Satzungen zur Einsicht und Genehmigung, die von den in Aussicht genommenen Vorstandsmitgliedern schon gebilligt worden waren; IRTL wollte die Satzungen bei der Vereinsbehörde einreichen.[25] In den neugeplanten Satzungen war unter dem „Zweck der Gesellschaft" zu lesen: „a) Förderung und Vervollkommnung (später gestrichen, d. Autor) der Heilkunde und der Volksgesundheit, b) Befestigung und Erweiterung des kameradschaftlichen Verhältnisses unter den Ärzten"; natürlich konnten nur „Arier" Mitglieder werden.

## DAS SCHICKSAL DER BIBLIOTHEK DER GESELLSCHAFT DER ÄRZTE

IRTL wartete über die Urlaubszeit, bevor er mit weiteren Aktivitäten aufwarten wollte; doch in der Zwischenzeit hatte die Entwicklung eine andere Richtung genommen. Bevor wir diese weiterverfolgen können, muß noch eine Problematik erörtert werden: Die Bibliothek der Gesellschaft der Ärzte drohte von der Gesellschaft abgespaltet und unter andere Verwaltung gestellt zu werden. Sie war 1837 aus Spenden der Mitglieder entstanden und durch ein Jahrhundert zu respektablem Umfang angewachsen, besonders was die medizinischen Zeitschriften betraf. Isidor FISCHER[26] schreibt über die Bibliothek, „wenn sie sich auch mit manchen medizinischen Bibliotheken des Auslandes nicht vergleichen kann, wir (sie) doch unsere Schatzkammer nennen dürfen, die nicht der Besitz eines einzelnen Souveräns oder einer Behörde, sondern das Eigentum aller Mitglieder ist". Bei der Vermögenseinschätzung durch die Nationalsozialisten am 31. März 1938[27] wurde das Haus der Gesellschaft in Wien 9, Frankgasse 8, nach der Brandversicherung auf 90.000,– S geschätzt, die Bibliothek – von „unschätzbarem" Wert – war auf 250.000,– S versichert. Sie wurde als die größte deutsche medizinische Bibliothek, speziell was Zeitschriften betrifft, bezeichnet.
Adolf IRTL brachte in seiner Stellungnahme[28] das finanzielle Problem zur Sprache und beklagte die fehlenden Mitgliedsbeiträge, da ja „alle Juden ausgeschlossen" worden waren. So könnten, meinte er, die Gesellschaft und die Bibliothek in der alten Form nicht fortgeführt werden: gerade wegen der Bibliothek sollte die Gesellschaft erhalten bleiben. Er fügte dann den kuriosen Satz an: „Es würde einen recht traurigen Eindruck machen, wenn die Gesellschaft der Ärzte sich auflösen müßte und dadurch die wertvolle Bibliothek ruiniert würde, weil die Juden fehlen." Allerdings war der Satz auch für „nationalsozialistische" Ohren nicht sonderlich glücklich formuliert, lieferte er doch letztlich dem Beauftragten des Reichsärzteführers, Dr. Rudolf RAMM, den Vorwand, die Bibliothek der Reichsärztekammer zu unterstellen. Man liest in einem Brief an den Stillhaltekommissar Albert HOFFMANN vom 13. Oktober 1938:[29] „Die Gesellschaft kann nach Ausscheiden der vielen jüdischen Mitglieder diese Bibliothek aus Mangel an Mitteln nicht weiterbestreiten. Die Erhaltung und Weiterführung liegt aber im Interesse der gesamten Ärzteschaft der Ostmark. Es besteht nun die Absicht, im Rahmen der Reichsärztekammer eine Akademie für ärztliche Fortbildung zu gründen. Bei einer Sitzung, bei der diese Absicht

[24] Ebd.
[25] S. Anm. 15, AVA, Brief Irtls an Hoffmann vom 29. Juli 1938.
[26] Fischer, Isidor: Geschichte der Gesellschaft der Ärzte in Wien. Wien 1938 (hinkünftig: Fischer, Geschichte). S. 231.
[27] S. Anm. 15, AVA.
[28] S. Anm. 15, AVA, Abhandlung Irtls.
[29] S. Anm. 15, AVA.

*Links: Stampiglie der Bibliothek der Gesellschaft der Ärzte in Wien, bis zum Ende der Monarchie in Verwendung*
*Rechts: Stampiglie in der Ersten Republik*

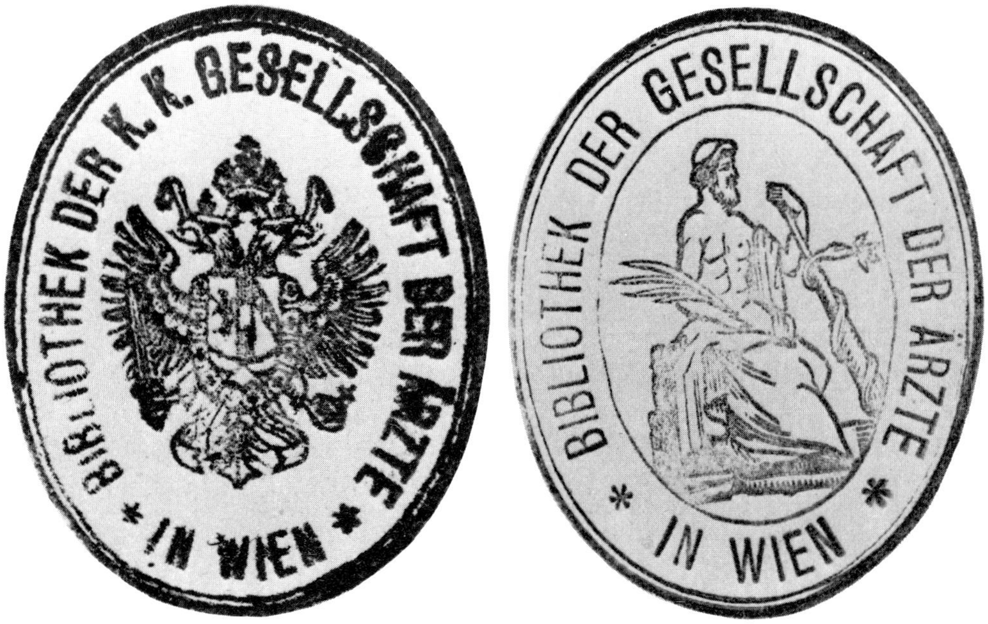


Gestalt gewinnen sollte, und bei der Vertreter der medizinischen Fakultät, der kommissarische Leiter der Gesellschaft der Ärzte Wiens und Dr. Blome und ich von der Reichsärztekammer anwesend waren, wurde der Plan gefaßt, das Haus und die darin befindliche Bibliothek auf die Reichsärztekammer zu übertragen, die die Kosten für diese Bibliothek für die Zukunft tragen soll. Die Gesellschaft der Ärzte Wiens soll als Verein zur Pflege der ärztlichen Wissenschaft bestehen bleiben und nur von der Finanzlast befreit werden, die die Bibliothek verursacht."

Diese „Akademie für ärztliche Fortbildung" wurde 1939 gegründet. Leiter war Erwin Risak.[30] Die Bibliothek wurde tatsächlich der Reichsärztekammer Berlin unterstellt und nannte sich „Wiener Medizinische Bibliothek, ‚Billrothhaus'", Vorstand war Adolf Irtl. Was die Gesellschaft der Ärzte betrifft, erscheint eigenartig, daß im oben genannten Brief von Rudolf Ramm an Albert Hoffmann – der am 17. Oktober 1938 beim Stillhaltekommissar eintraf – Ramm sich noch Sorge um die „Freigabe" der Gesellschaft der Ärzte im Sinne eines Weiterbestehens der Gesellschaft macht. Am 17. Oktober 1938 ist nämlich die Gesellschaft der Ärzte gelöscht worden . . .

Die Wiener Medizinische Bibliothek, ‚Billrothhaus', stand nicht nur der gesamten Ärzteschaft, sondern gegen geringe Gebühr allen zur Verfügung, sie war ein „gemeinnütziges" Werk geworden. Irtl wollte erreichen, daß die Bibliothek von allen in der Ostmark erschienenen Büchern ein Pflichtexemplar erhalten sollte,[31] eine Bitte, die die Gesellschaft schon 1853 einmal ohne Erfolg an die Oberste Polizeibehörde gerichtet hatte.[32]

Im August 1940 war auch daran gedacht, die Bibliothek des Josephinums in Wien vorläufig in Verwahrung zu nehmen.[33] Erst im November 1944 hören wir dann wieder von der Bibliothek: Dem Rektor der Universität Wien, Eduard Pernkopf, waren plötzlich die Besitzverhältnisse nicht klar: War nun die Reichsärztekammer in Berlin oder die Akademie für ärztliche Fortbildung Besitzer? Diese Frage stellte er an den Dekan der Medizinischen Fakultät, den Dermatologen Herbert Fuhs (1891–1960),[34] der auch als Senator der Akademie für ärztliche Fortbildung angehörte. Gleichzeitig meldete auch Pernkopf Interesse an dieser Bibliothek an, die er der Universität einzugliedern gedachte,

[30] Handbuch Reichsgau Wien, 65./66. amtl. redigierter Jg. 1944, S. 388.
[31] GÄ, Akten 1940, Nr. 70 vom 18. Oktober 1940 und Nr. 102 vom 28. Februar 1940.
[32] Fischer, Geschichte, S. 228.
[33] GÄ, Akten 1940, Nr. 78 vom 8. August 1940.
[34] Archiv der Universität Wien (hinkünftig: UA), Med. Fak. Nr. 150 ex 1944/45, Briefwechsel.

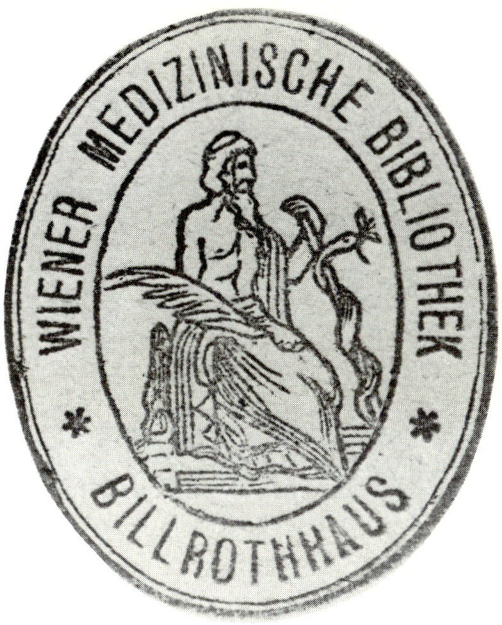

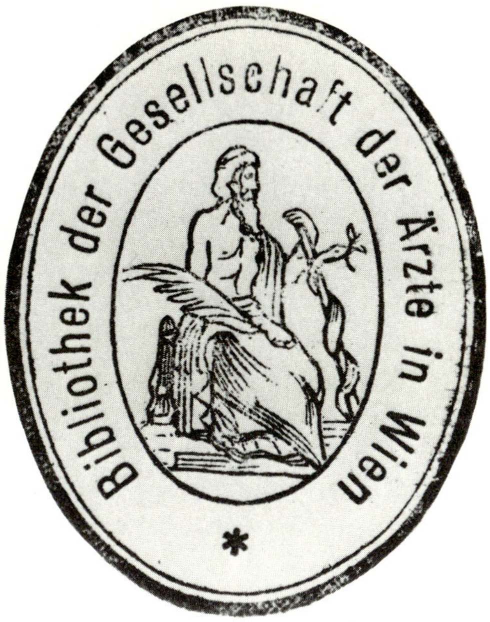


*Links: Stampiglie unter nationalsozialistischer Herrschaft*
*Rechts: Stampiglie in der Zweiten Republik*

zumindest aber wollte er, daß die Bibliothek der Wiener Medizinischen Gesellschaft – wir werden gleich von ihr hören –, die er fälschlich als „Rechtsnachfolgerin“ der Gesellschaft der Ärzte bezeichnete, wieder Eigentümerin werden sollte. Der Dekan Fuhs seinerseits leitete die Frage an die Reichsärztekammer, Ärztekammer Wien, weiter, die allerdings keine Auskunft geben konnte, da der zuständige stellvertretende Reichsärzteführer, Prof. Dr. Blome, im März 1945 in Berlin nicht mehr aufzufinden war. Die Kriegsereignisse des Frühjahrs 1945 haben die Problematik überrollt; mit der Neugründung der Gesellschaft der Ärzte nach dem Krieg waren auch die Besitzverhältnisse wieder klar.

## DAS ENDE DER GESELLSCHAFT DER ÄRZTE

Nach diesem Exkurs in die Geschichte der Bibliothek kehren wir zum Schicksal der Gesellschaft der Ärzte zurück. Wir haben von den erfolglosen Bemühungen von Adolf Irtl gehört. Die Entscheidung fiel durch den Stillhaltekommissar Albert Hoffmann, der seinem gesetzlichen Auftrag folgend die Gesellschaft löschen ließ. Allerdings war seine Entscheidung etwas komplizierter als die Löschung irgendeines anderen Vereines. Mit 14. Oktober 1938 wurde aufgrund des oben zitierten Gesetzes über die Überleitung und Eingliederung von Vereinen durch den Stillhaltekommissar – bzw. seinen Stellvertreter F. Schmidt – die Gesellschaft der Ärzte gelöscht. Das Vermögen wurde unter Ausschluß der Liquidation in das Wiener Medizinische Doktoren-Kollegium eingewiesen. Die Bekanntmachung erfolgte am 17. Oktober 1938.[35] Einen Tag später, am 15. Oktober 1938, wurde von derselben Stelle im Einverständnis mit dem Reichskommissar für die Wiedervereinigung Österreichs mit dem Deutschen Reich, dem Gauleiter Josef Bürckel, das Doktoren-Kollegium „unter Wahrung seiner Selbständigkeit freigestellt“.[36] Im Löschungsantrag bzw. Beschluß steht klar zu lesen, daß der Verein „Gesellschaft der Ärzte“ gelöscht ist, da „durch dessen Eingliederung unter Aufhebung seiner Rechtspersönlichkeit die Bedingungen seines rechtlichen Bestandes weggefallen sind“.[37] Das war das Ende der Gesellschaft der Ärzte.

[35] Der Reichskommissar . . ., Nachrichtenblatt, Nr. 16 vom 19. Oktober 1938, S. 328.
[36] Ebd., S. 338.
[37] Bundespolizeidirektion Wien, V.A. 4431/38 und Aktenzeichen IV AD/9AW (Gesellschaft der Ärzte).

# DAS ENDE DES WIENER MEDIZINISCHEN DOKTOREN-KOLLEGIUMS UND SEINER SUB-INSTITUTIONEN

Zu dieser Zeit, also ab Mitte Oktober 1938, existierte in Wien nur mehr das altehrwürdige Wiener Medizinische Doktoren-Kollegium. Dies war eine Institution, die, praktisch mit Beginn der Universität Wien entstanden, von den Nationalsozialisten „freigestelltt" worden war, oder wie der angewandte Gesetzestext der Anordnung durch den Reichskommissar lautete: Der Verein bleibt selbständig weiterbestehen.[38] Das Doktoren-Kollegium hatte vor dem „Umbruch", in den zwanziger Jahren, noch reges Leben entwickelt; sieht man dies unter dem Aspekt der historischen Entwicklung, kann man allerdings nur von einem letzten Aufflackern sprechen. Im Vorwort zu der dreibändigen Veröffentlichung des Wissenschaftlichen Ausschusses des Doktoren-Kollegiums, „Medizinisches Seminar",[39] lesen wir dazu: „Das Doktorenkollegium, dessen Geschichte innig mit der Geschichte der im Jahre 1365 gegründeten Wiener Universität und im besonderen der im Jahre 1389 entstandenen Wiener medizinischen Fakultät verknüpft ist, zumal als ja ursprünglich die Wiener medizinische Fakultät aus den Professoren und allen in Wien praktizierenden Ärzten bestanden hatte und erst nach einem halben Jahrtausend (1848) in ein Professoren- und ein Doktorenkollegium geschieden worden ist, hat sich von jeher neben den ethischen, sozialen, wirtschaftlichen und charitativen Aufgaben der Pflege der medizinischen Wissenschaft und der ärztlichen Fortbildung befleißigt und zu diesem Behufe seit Jahrzehnten einen eigenen wissenschaftlichen Ausschuß an seiner Seite. Dadurch aber, daß im Laufe der Jahre immer mehr wissenschaftliche Sondervereinigungen und Gesellschaften für fast alle medizinischen Fächer ins Leben traten und daß auch in den einzelnen ärztlichen Bezirksvereinen wissenschaftliche Vorträge abgehalten wurden, verloren die allwöchentlichen Vortragsabende des Kollegiums an Bedeutung und es war ein glücklicher Gedanke des Dr. Julius Flesch, im Doktorenkollegium an Stelle der etwas veralteten Vortragsabende bis dahin nicht gekannte Seminarabende anzuregen."

Schon wenige Tage nach dem „Umbruch" ahnte der damalige Vorsitzende, Chirurg und Regierungsrat Dr. Heinrich Reimann (1874–1939), daß die „neu geschaffenen Verhältnisse sich auch auf das Doktoren-Kollegium und seine Institute auswirken" werden.[40] Er sollte recht behalten: Zum kommissarischen Leiter wurde Dr. Robert Ebersbach (1876–1943)[41] ernannt, der am 11. Mai 1938[42] den Mitgliedern berichtete, daß er von der Gauleitung öfter zu Besprechungen eingeladen wurde, ob die dem Doktoren-Kollegium angegliederte Witwen- und Waisen-Sozietät und das Pensions-Institut zu den ärztlichen Angelegenheiten oder zu den Versicherungen gehört: „Die Verhandlungen waren insoferne schwierig, da eine allzustarke Betonung der Wohlfahrtskomponente die Veranlassung hätte geben können, die Institute der ärztlichen Wohlfahrt einzugliedern, andererseits ein zu starkes Hervorheben des Versicherungstechnischen die Übergabe der Institute an ein großes Versicherungs-Institut nach sich hätte ziehen können." Ebersbach betonte besonders, daß das Vermögen des Doktoren-Kollegiums „ausschließlich Ärzten gehört", und er hoffte damit, daß von einer Angliederung an eine andere Institution Abstand genommen werden würde. Ebersbachs Gesprächspartner bei der Gauleitung, Warsow, gab mit Ausnahme des Witwen- und Waisen-Unterstützungsvereines alle anderen

[38] Wiener Stadt- und Landesarchiv (hinkünftig: WStLA), Magistratsabteilung 119, gelöschte Vereine, Wiener Medizinisches Doktoren-Kollegium, Zl. 7820/1938.

[39] Medizinisches Seminar. Hrsg. v. Wissenschaftlichen Ausschuß des Wiener Medizinischen Doktoren-Kollegiums. Wien 1926. Bd. 1, S. III. Dazu: UA: Med. Doktoren-Koll., „Programm für das Kollegium" von Dr. M. Bauer.

[40] UA, Med. Doktoren-Kollegium, Protokolle 1929/39, 15. März 1938. Med. Doktoren-Kollegium, Akten 1932/58. Diese Akten gelten für den ganzen Verlauf der Geschichte des Doktoren-Kollegiums.

[41] S. Anm. 16, United States Mission ... (Robert Ebersbach).

[42] S. Anm. 40, 11. Mai 1938.

Auszahlungen frei. Da EBERSBACH als kommissarischer Leiter die Geschäfte allein hätte führen können, wollte er aber „späteren Anwürfen schon heute die Spitze abbrechen" und ernannte einen geschäftlichen Beirat und versprach, das Doktoren-Kollegium, „das seit Jahrhunderten viele Stürme überwunden hat, auch weiterhin der Ärzteschaft als kostbares Gut zu erhalten". Aber auch er, der erst am 1. Mai 1938 die Parteimitgliedschaft in der NSDAP angestrebt hatte, mußte an der Gleichmacherei der Nationalsozialisten scheitern.

Im Juni 1938 wollte EBERSBACH die Seminarabende so wie bisher weiterführen und im Saal der Gesellschaft der Ärzte abhalten.[43] Adolf IRTL sagte bis auf Widerruf zu, der erste Vortrag sollte den Titel „Erbbiologie" tragen ... Offensichtlich war es bei der Planung geblieben, da im September 1939[44] der Stillhaltekommissar großen Druck ausübte, die wirtschaftlichen Institutionen in eine Versicherungsgesellschaft einzuweisen. EBERSBACH wehrte sich mit dem Hinweis auf die solide Lage der Institutionen und ihren Wert für die Ärzteschaft, zumal die Ärzte dieses Vermögen zusammengetragen hätten. Die Gauleitung, so EBERSBACH, hingegen forderte, „daß so kleine Vereine weggehören"; außerdem teilte er seinen Mitarbeitern mit: „Ich muß sagen, meine Herren, daß diese Unterredung kein Vergnügen war. Ich mußte mich gewaltig zusammennehmen." Die Herren der Gauleitung aber wollten von EBERSBACH eine Radikallösung, man sagte zu ihm: „Machen Sie in ganz kurzer Frist, in acht Tagen, einen Vorschlag, wie Sie sich denken, sämtliche ärztliche Wohlfahrtsinstitute Österreichs unter einen Hut zu bringen. Dann können wir weiterreden." EBERSBACH fühlte sich überfordert, spürte den übermächtigen Druck des Stillhaltekommissars und wagte seinen Mitarbeitern mitzuteilen, daß im Nationalsozialistischen Staat die Partei über dem Staat stehe. Seine Mitarbeiter, voran der Otologe Carl BIEHL (1869–1945), wollten „jemanden in der Partei finden", der den Ärzten helfen sollte, andere wollten nach Berlin fahren, um „in der Führerkanzlei die Sache zum Vortrag zu bringen".

Dies geschah zwar nicht, wohl aber machte EBERSBACH bei Dr. BENKE, Referent beim Stillhaltekommissar, auf neuerliche Aufforderung, die ärztlichen Vereinigungen „unter einen Hut zu bringen", den Vorschlag, „das Doktoren-Kollegium, als älteste ärztliche Organisation, obenan zu stellen".[45] Das mag den Ausschlag dafür gegeben haben, die Gesellschaft der Ärzte im Oktober 1938 zu liquidieren und in das Doktoren-Kollegium einzubringen. EBERSBACH stellte nämlich eine Zweiteilung in „Wissenschaftliche Abteilung" und „Soziale Abteilung" vor, in erstere könnte die bisherige Gesellschaft der Ärzte einfließen, in letztere alle finanziellen Stiftungen und Sozietäten.

Dies war etwa Mitte September gewesen, und nun spitzten sich die Ereignisse zu: Anfang Oktober hat der Beauftragte des Reichsärzteführers für die Ostmark, Dr. Rudolf RAMM, zu einer Besprechung geladen, zu der Adolf IRTL und Robert EBERSBACH eingeladen waren.[46] RAMM wollte kurzen Prozeß machen und sowohl die Gesellschaft der Ärzte als auch das Doktoren-Kollegium der Reichsärztekammer eingliedern. Rudolf RAMM[47], 1887 in Dortmund geboren, war seit 1930 Mitglied der NSDAP, Oberbürgermeister der Stadt Pirmasens von 1934 bis 1937, Gauamtsleiter des Amtes für Volksgesundheit und später Leiter des Amtes für Schulung und Propaganda. Dieser Rudolf RAMM gestaltete nun maßgeblich die weiteren Geschicke. Da ohne seine Einwilligung Mitte Oktober die Gesellschaft der Ärzte in das Doktoren-Kollegium eingegliedert worden war, protestierte IRTL als Vertreter der Gesellschaft gegen diese Vorgangsweise: Dabei muß offenbar IRTL über Ebersbach abfällig gesprochen haben, etwa in dem Sinn, daß EBERSBACH den Anordnungen

[43] S. Anm. 40, 27. Juni 1938.
[44] S. Anm. 40, 10. September 1938.
[45] S. Anm. 40, 25. September 1938, mit hs. Skizze Ebersbachs für die Neueinteilung.
[46] S. Anm. 40, 2. Dezember 1938.
[47] S. Anm. 16, United States Mission ... (Rudolf Ramm).

RAMMS zuwider handelte, um das Doktoren-Kollegium zu retten. RAMM nutzte den Gegensatz IRTL–EBERSBACH aus, lud letzteren zu einer Vorsprache, die in einem „ziemlich scharfen Ton gehalten war“ und teilte EBERSBACH mit, daß er nunmehr auch das Doktoren-Kollegium aufzulösen gedenke.
Den Brief wegen der Einweisung der Gesellschaft der Ärzte in das Doktoren-Kollegium hatte RAMM vorerst zurückbehalten. Er wollte allerdings das Vermögen den Ärzten erhalten, auch wenn es einer Versicherungsgesellschaft übergeben werden sollte. Trotz allem wurden noch neue Statuten für das Doktoren-Kollegium ausgearbeitet, das Prinzip wäre nationalsozialistisch-simplifizierend gewesen: die „arischen“ Mitglieder sollten bleiben, allerdings keine neuen mehr aufgenommen werden, die „jüdischen“ Mitglieder sollten ausscheiden, aber „nach dem Gesetz der Deutschen Treue“ sollten ihre Versicherungsansprüche gewahrt bleiben. Im übrigen wartete man auf das Aussterben der Rentner . . .
Bei den Verhandlungen hat auch Dr. Hugo HÜBL (1870–1943) mitgewirkt; seine Tätigkeit kommt aus dem Archivmaterial nicht klar heraus. Von einer geheim geführten Sitzung am 2. Dezember 1938[46] existiert kein Protokoll; zu vermuten ist, daß es um die Liquidierung des Doktoren-Kollegiums ging. Hübl[48] wurde in Böhmen geboren, erhielt noch seine gynäkologisch-geburtshilfliche Ausbildung bei Gustav von BRAUN (1829–1911) und gründete die Privat-Heil- und Entbindungsanstalt „Sanatorium Hera“, die er durch 32 Jahre als Chefarzt und Direktor leitete. Im September 1939 wurde er mit der Leitung der Witwen- und Waisen-Sozietät und des Pensions-Instituts des Doktoren-Kollegiums beauftragt. Diese beiden „wirtschaftlichen“ Institute des Doktoren-Kollegiums sind nach dessen Auflösung noch erhalten geblieben.
Mit Verfügung des Stillhaltekommissars vom 16. Dezember 1938 wurde das Doktoren-Kollegium aufgelöst und das Vermögen unter Ausschluß der Liquidation der Reichsärztekammer in Berlin zur treuhändigen Verwaltung übergeben.[49] Es sollte zum Aufbau einer wissenschaftlichen Vereinigung der Ärzte in der Ostmark verwendet werden; der offizielle Auftrag lautete: „Die Reichsärztekammer ist angewiesen, aus den Vermögen des Wiener Medizinischen Doktoren-Kollegiums und der Gesellschaft der Ärzte eine wissenschaftliche Vereinigung der Ärzte in der Ostmark aufzubauen, in der die Tradition beider obiger Vereine würdig gewahrt wird.“ Damit waren innerhalb von zwei Monaten die beiden bedeutendsten österreichischen bzw. Wiener medizinischen Vereinigungen ausradiert worden; beim Doktoren-Kollegium hatte man – wenn man von wirtschaftlichen Unterorganisationen absieht, deren Geschichte noch weiter verfolgt werden soll – eine fast 530jährige Entwicklung jäh abgebrochen, für immer. Bei der Gesellschaft der Ärzte war es eine hundertjährige ruhmreiche Geschichte, doch sollte die Gesellschaft nach dem Zweiten Weltkrieg wieder entstehen. Ab dem 16. Dezember 1938 besaß Wien für etwa sechs Wochen keine wie immer geartete medizinisch-wissenschaftliche Vereinigung.
Robert EBERSBACH war von der Auflösung zutiefst enttäuscht: „Was ist hier am Werk?“ fragte er in der letzten Proforma-Sitzung des Doktoren-Kollegiums am 2. Februar 1939,[50] am Vorabend der Gründung eines neuen, nationalsozialistischen Ärztevereines. Carl REITTER (1876–1953) meinte, daß dem Kollegium „in der Jetztzeit der Inhalt fehlt“. Man wollte die Löschung hinnehmen, aber in die neuen Satzungen der „Sozietät“ und des „Pensions-Institutes“ das Doktoren-Kollegium „in irgend einer Weise hinein(..)nehmen um späteren Generationen das Doktoren-Kollegium wieder in Erinnerung zu bringen“.

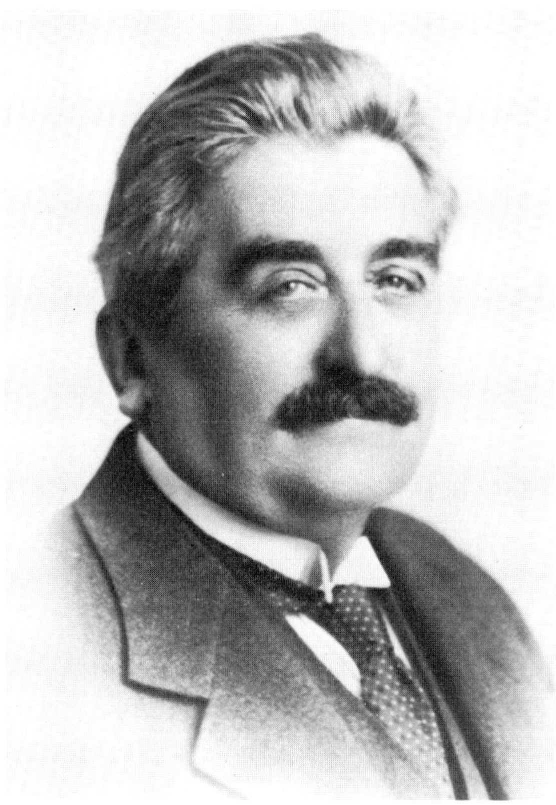

*Hugo Hübl (1870–1943). Photographie*

[48] Institut für Geschichte der Medizin der Universität Wien, HS 166/1–3.
[49] Bundespolizeidirektion Wien, Reichskommissar IV Ad An/GÜ, 9 A/W (16. Dezember 1938). WStLA, MAbt. 119, gelöschte Vereine, Wiener Med. Doktoren-Kollegium, Zl. 7820/1938 vom 16. Dezember 1938. AVA, Der Reichskommissar . . . 9AW/26/Mappe 2, Schlußbericht vom 16. Dezember 1938. S. Anm. 40, 2. Februar 1939.
[50] S. Anm. 40, 2. Februar 1939.

Nach und nach wurden die meisten wirtschaftlichen Institute des Wiener Medizinischen Doktoren-Kollegiums im Laufe der nächsten Jahre bis 1943 gelöscht.[51] Im November und Dezember 1939 wurde die Sammelstiftung des Wiener Medizinischen Doktoren-Kollegiums für Ärzte, deren Witwen und Waisen und für Studierende der Medizin unter Umänderung der Bezeichnung in „Allgemeine Unterstützungsstiftung für die Wiener Ärzteschaft und deren Hinterbliebene" freigestellt.[52] Zur Verwaltung wurde es der Reichsärztekammer Berlin übergeben (Führung der Geschäfte in der Wiener Dienststelle), die aber keine rechte Freude damit hatte. Mit der Bemerkung, daß die Reichsärztekammer eine eigene Fürsorgeeinrichtung besitzt, aus der in Not geratene Ärzte und deren Hinterbliebene Unterstützung erhalten, wünschte sie die Auflösung der Stiftung. Und eben nur die Reichsärztekammer sollte diese Aufgabe erfüllen; böse über die Sonderstellung Österreichs im Deutschen Reich schrieb man den Satz: „In der Ostmark würde durch das Bestehenbleiben der allgemeinen Unterstützungsstiftung als rechtsfähige Person dieser Grundsatz durchbrochen."

Beleuchten wir zuletzt die Geschichte der „Witwen- und Waisen-Sozietät des Wiener medizinischen Doktoren-Kollegiums" und des „Pensions-Institutes des Wiener medizinischen Doktoren-Kollegiums". Beide waren vorerst freigestellt. Die Witwen-Sozietät war ein seit 1758 bestehender Verein, das Pensions-Institut war 1877 gegründet worden. Beide ereilte 1943 das Schicksal: sie wurden als solche aufgelöst und „mit der Einschränkung freigestellt, daß die beiden Vereine in einen Verein zusammengelegt werden".[53] Der „Witwen- und Waisen-Unterstützungsverein" wurde gleichzeitig gelöscht. Der neue Verein trug den Namen: „Alters-Fürsorge-Verein des Wiener medizinischen Doktoren-Kollegiums." Dieser Verein überlebte den Weltkrieg, obwohl sein „offizielles" Dasein bisweilen geleugnet wurde,[54] so z. B. 1949 bei einer Anfrage der Finanzlandesdirektion für Wien an den Wiener Magistrat, der durch die Polizeidirektion Wien verlauten ließ, daß der „Alters-Fürsorge-Verein" als Verein nicht vorgemerkt wäre. Diese Tatsache läßt sich nur dadurch erklären, daß man die neue Vereinsgründung von 1943 wegen der nationalsozialistischen Umorganisation bei der Polizeidirektion Wien nicht vermerkt hatte.

Im Mai 1945 waren schon wieder Auszahlungen des Alters-Fürsorge-Vereines möglich, allerdings aus „postalischen Gründen" nicht in die Provinz.[55] Mit Erlaß des Staatsamtes für Finanzen vom 13. Oktober 1945 wurde der Sektionschef a. D., Dr. Theodor Likar, zum öffentlichen Verwalter bestellt; dieser Zustand dauerte bis zur Neuwahl des Vorstandes des Alters-Fürsorge-Vereines am 15. Dezember 1949.[56] Likar hatte kein leichtes Amt übernommen gehabt: Die Karteien mußten zur Jahreswende 1944/45 täglich, in Koffer verpackt, in den Luftschutzkeller getragen werden. „Bei den Kämpfen um die Augartenbrücke waren im Luftschutzkeller Polizei, SS-Truppen und schließlich die russischen Truppen."[57] So gingen große Teile des Materials verloren, die Buchhaltung für 1944 und 1945 mußte neu angelegt werden.

Am 15. Oktober 1951 wurde der Alters-Fürsorge-Verein in „Ärzte-Witwen- und Waisen-Sozietät des Wiener medizinischen Doktorenkollegiums" umbenannt.[58] Wenige Jahre danach tauchten Zweifel an der Lebensfähigkeit des Vereines auf.[59] Die Mitglieder waren überaltert: Da in der nationalsozialistischen Zeit die Mitgliederzahl nicht vermehrt wurde, waren 1958 von den 24 Mitgliedern zwei über 90, zwölf über 80, der jüngste war 68 Jahre. Am 25. April 1957 war es soweit, daß die Vorstandsmitglieder nicht mehr ersetzt werden konnten. Auf finanzielle Abenteuer wollte man sich auch nicht einlassen, so daß der

[51] Bundespolizeidirektion Wien, V.A., Karteikarten unter den diversen Namen mit dem Löschungsvermerk.

[52] AVA, Der Reichskommissar ... 9AW/26/Mappe 2, 50/600, Brief der Reichsärztekammer Berlin an den Reichskommissar für die Wiedervereinigung ... vom 30. Mai 1939 und Bekanntmachung des Stillhaltekommissars vom 10. Jänner 1939.

[53] Bundespolizeidirektion Wien, V.A., „Witwen- und Waisen-Sozietät ..." III/15, Zl. 1743/43 vom 29. Oktober 1943 und „Pensions-Institut ...", III/290, Zl. 10.346 vom 30. November 1939. Völkischer Beobachter Nr. 284 vom 11. Oktober 1943, S. 5. WStLA, MAbt. 119, gelöschte Vereine, „Witwen- und Waisen-Unterstützungsverein ...", 1737, 1943.

[54] Bundespolizeidirektion Wien, V.A., „Pensions-Institut ..." III/290, Schreiben der Finanzlandesdirektion für Wien vom 1. Juni 1949, Antwortschreiben der Polizeidirektion Wien vom 9. August 1949. Tatsächlich finden sich auch heute keine Unterlagen über diesen Verein.

[55] UA, Med. Doktoren-Kollegium, 1945.

[56] UA, Med. Doktoren-Kollegium, Bescheid des Bundesministeriums für Vermögenssicherung und Wirtschaftsplanung vom 24. Jänner 1950.

[57] UA, Med. Doktoren-Kollegium, Tätigkeitsbericht des öffentlichen Verwalters (Dr. Theodor Likar) vom 31. Jänner 1946.

[58] UA, Med. Doktoren-Kollegium, Bundesministerium für Finanzen, Zl. 644-19/52 vom 7. Jänner 1952.

[59] UA, Med. Doktoren-Kollegium, Auszug aus dem Protokoll über die Sitzung des Vorstandes der Ärzte-Witwen- und Waisen-Sozietät des Wiener Medizinischen Doktoren-Kollegiums vom 25. April 1957. Brief an die Mitglieder vom 12. März 1958.

praktische Arzt Dr. Wilhelm WOZELKA (1890–1958) in der Vorstandssitzung den Antrag stellte, den Verein in irgendeiner Form aufzulösen. Drei Wege boten sich an: bei einer Versicherungsgesellschaft eine Leibrentenversicherung zu beantragen, die Mitglieder abzufertigen oder das „Vermögen der Ärztekammer zu übergeben, die dann die Verpflichtung übernimmt, den Mitgliedern, dem Vermögen entsprechend hohe Renten auszuzahlen". Man entschied sich für letzteres, da man die Kammer für verständnisvoll, vor allem aber für finanziell potent hielt: „Selbst in Notzeiten hat die Kammer durch die Beiträge der aktiven Ärzte eine Einnahmequelle. Diese Quelle kann nie versiegen." Die Ärztekammer erklärte sich bereit, die Verpflichtungen zu übernehmen, zeigte sich sogar großzügig bei den Rentenauszahlungen, erhielt allerdings auch das Eigentumsrecht für sieben Häuser in Wien einverleibt.[60] Wegen der positiven Haltung der Ärztekammer wurde in der Vorstandssitzung vom 24. Februar 1958 einstimmig der Beschluß gefaßt, die Ärzte-Witwen- und Waisen-Sozietät des Wiener medizinischen Doktoren-Kollegiums aufzulösen. Der Beschluß wurde in der Mitgliederversammlung am 15. Dezember 1958 von allen Mitgliedern gefaßt und mit Jahresende 1958 die Auflösung des Vereines und die Überführung der Sozietät an die Ärztekammer für Wien beschlossen.[61] Eine negative Entwicklung, die für das Doktoren-Kollegium in nationalsozialistischer Zeit begonnen hatte, hat letztendlich zum Ende des Doktoren-Kollegiums und all seiner Sub-Institutionen geführt.

## DIE GRÜNDUNG DER WIENER MEDIZINISCHEN GESELLSCHAFT

Kehren wir zur Jahreswende 1938/39 zurück. Eine Millionenstadt ohne ärztliches Vereinswesen war undenkbar: Das wußten auch die Nationalsozialisten, die zudem ja die „würdige" Fortsetzung der medizinischen Vereinstradition ins Auge gefaßt hatten. In dieser Beziehung schob sich nun Dr. Otto PLANNER-PLANN in den Vordergrund.[62] Er war Grazer von Geburt, seit 1. Mai 1933 nationalsozialistisches Parteimitglied während der Verbotszeit, seit 1929 schon Facharzt für Gynäkologie und Geburtshilfe und war nach dem „Umbruch" Gauamtsleiter des Amtes für Volksgesundheit, Gauärzteführer für Wien und Obersturmführer der SS. Er wurde zur treibenden Kraft bei der Gründung eines neuen ärztlichen Vereines, der sich „Wiener Medizinische Gesellschaft" nennen sollte.[63] Nach Gründung eines engeren Vorstandes wurden die Satzungen und die Geschäftsordnung von PLANNER-PLANN, dem HNO-Arzt Erwin SUCHANEK (1885–1961) und Koloman HASLINGER (1889–1944) ausgearbeitet. PLANNER-PLANN meldete den Verein beim Vereinsbüro der Polizeidirektion Wien, Roßauerlände, und beim Magistrat der Stadt Wien an. Am 4. März 1939 erhob der Reichskommissar gegen die Satzungen keinen Einwand, am 12. April 1939 hatte auch die Stadt Wien die Vereinsbildung genehmigt. Die Satzungen wurden nur ein einziges Mal, am 4. Mai 1943, geändert, da man die Möglichkeit vergessen hatte, korrespondierende Mitglieder zu ernennen. Zu solchen konnten Personen ernannt werden, die sich um die medizinische Wissenschaft oder um die Wiener Medizinische Gesellschaft Verdienste erworben hatten.

Schon am 3. Februar 1939 fand die Gründungsversammlung im Auditorium maximum der Universität statt: man erinnere sich, dort ereigneten sich 1937 die 100-Jahr-Feierlichkeiten der Gesellschaft der Ärzte. Im Geleitwort von Philipp SCHNEIDER (geb. 1896), Direktor des Instituts

[60] UA, Med. Doktoren-Kollegium, Beschluß über die Eintragung ins Eigentumsblatt, Zl. 7710/59.

[61] UA, Med. Doktoren-Kollegium, Brief des Bundesministeriums für Finanzen an die Sozietät vom 3. Oktober 1958 und: „Wiener Zeitung", Nr. 129, vom 7. Juni 1959, S. 15.

[62] S. Anm. 16, United States Mission ... (Otto Planner-Plann).

[63] Bundespolizeidirektion Wien, V.B. X-142, Wiener Medizinische Gesellschaft. WStLA, MAbt. 119, gelöschte Vereine, Wiener Medizinische Gesellschaft, Zl. 2345/1939. Wien. Klin. Wschr. 52 (1939) 105–110, 53 (1940) 181. Kein Material fand sich im Bundesarchiv Koblenz (BRD) und im Bayerischen Hauptstaatsarchiv in München.

für gerichtliche Medizin und Obmannstellvertreter der Wiener Medizinischen Gesellschaft, ist der etwas zynisch anmutende Satz zu lesen, daß der Tag „für Wien und seine Ärzteschaft von großer und nachhaltiger Bedeutung (ist), weil mit ihm dem medizinischen Leben in Wissenschaft und Praxis erneute Gestaltungsmöglichkeit und Förderung gegeben wird". Otto PLANNER-PLANN, Obmann der Gesellschaft, gab in seiner Eröffnungsansprache[64] zu, daß er selber keinen Versuch unternommen habe, „die Auflösung der Gesellschaft der Ärzte rückgängig zu machen", vielmehr glaubte er, daß wegen des „semitischen" Einflusses, „wenngleich noch hervorragende Vertreter der arischen Professorenwelt die Präsidentenstelle innehatten", die arischen Ärzte wenig Interesse an der Gesellschaft gezeigt hätten – und sie deswegen als Institution fallen mußte. Vielfach waren allerdings die Vertreter der Wissenschaft nicht damit einverstanden, daß die neue Gesellschaft als „von politischer Seite" gegründet worden war und nicht von wissenschaftlicher. PLANNER-PLANN wischte diesen Einwurf vom Tisch und strich heraus, daß gerade in seiner Person als Leiter des Amtes für Volksgesundheit und den Verbindungsstellen zur Nationalsozialistischen Volkswohlfahrt (NSV), zum Tbc-Hilfswerk, zur Deutschen Arbeitsfront, der gesundheitlichen Führung diverser Wehrformationen, der Verbindung zu den Kreisärzteführern und damit zu den praktischen Ärzten, die „das Ohr am Herzen des Volkes haben", die beste Gewähr für das Funktionieren der neuen Gesellschaft gelegen wäre. Er wollte die Gesellschaft zu einem Treffpunkt von Wissenschaftlern und Praktikern machen; außerdem galten die Veränderungen auch dem Ziel, „dem Aufbau medizinischer Belange im Dritten Reich Rechnung (zu) tragen". Die Wissenschaftler, die mit der „politischen" Gründung nicht einverstanden waren, hatten offenbar vergessen, daß sie schon fast ein Jahr in einer Diktatur lebten. Sie hatten sich eben „zur Verfügung" zu halten, wenn es galt, Deutschlands Soldaten und Arbeiter „möglichst lange leistungsfähig (zu) erhalten". PLANNER-PLANN unterließ es auch nicht, auf die Weiterentwicklung der Erbwissenschaft hinzuweisen und auf die Neueinführung der „Wehrmedizin". Er ermahnte die Ärzte, in den Vorträgen und Demonstrationen besonders über Fehler in der Praxis zu berichten, um die Kollegenschaft zu warnen, zumal dadurch der Bevölkerung ein größerer Dienst erwiesen würde „als durch den Bericht von tausend gelungenen Magenoperationen". PLANNER-PLANN erging sich gegen Ende seiner Rede in den entlarvenden Ideen, daß bei Zweckentsprechung der neuen Gesellschaft in seinem Sinne die Wiener Medizinische Gesellschaft bald „ein Teil des Amtes für Volksgesundheit" sein könnte. Den Festvortrag bei der Gründung hielt Franz HAMBURGER unter dem Titel: „Nationalsozialismus und Medizin." Der Vortrag begann mit dem stolzen, aber unberechtigten Satz: „Der Nationalsozialismus führt zu einer Umwälzung auf allen Gebieten unserer Zivilisation und Kultur ..."[65]

Von dem Vermögen der ehemaligen Gesellschaft der Ärzte wurde auf die neue Gesellschaft nichts übertragen, allerdings erhielt die neue Gesellschaft von der Ärztekammer – auf die das Vermögen übertragen worden war – insgesamt 3000,– Reichsmark, also indirekt doch einen Teilbetrag vom alten Vermögen. Der Mitgliederstand von vorerst ca. 700 konnte in wenigen Jahren auf über 1000 gesteigert werden; der Mitgliedsbeitrag wurde bewußt niedrig gehalten, damit auch die praktischen Ärzte keine Zahlungsschwierigkeiten haben sollten. Sitzungsabend war wie bei der alten Gesellschaft der Freitag.[66]

Interessant ist ein Vergleich der Statuten bzw. Satzungen der Wiener Medizinischen Gesellschaft mit denen der „alten" Gesellschaft der

[64] Wien. Med. Wschr. 89 (1939) 137 und Wien. Klin. Wschr. 52 (1939) 129.
[65] Wien. Klin. Wschr. 52 (1939) 133.
[66] Wien. Klin. Wschr. 53 (1940) 181, Geschäftsordnung der Gesellschaft Wien. Klin. Wschr. 52 (1939) 109.

Ärzte, des Wiener medizinischen Doktoren-Kollegiums und dem Entwurf für eine neue Gesellschaft.[67] Die Gesellschaft der Ärzte hatte zum Zweck: „a) Förderung und Vervollkommnung der gesamten Heilkunde; b) Befestigung und Erweiterung des freundschaftlichen, kollegialen Verhältnisses unter den Ärzten im Interesse des wissenschaftlichen Fortschrittes." Das Wiener medizinische Doktoren-Kollegium gab als Zweck an: „a) Pflege und Fortbildung der Heilkunde in allen ihren Zweigen; b) Wahrung und Förderung der korporativen, wissenschaftlichen und wirtschaftlichen Interessen seiner Mitglieder und des ganzen ärztlichen Standes"; lassen wir die wirtschaftlichen Funktionen des Doktoren-Kollegiums für die weiteren Überlegungen beiseite: Irtl hatte für seine geplanten Satzungen folgende Formulierung gefunden: „a) Förderung und Vervollkommnung der Heilkunde und der Volksgesundheit, b) Befestigung und Erweiterung des kameradschaftlichen Verhältnisses unter den Ärzten." Irtl hatte also versucht, Elemente der beiden alten Organisationen mit nationalsozialistischen Gedanken bzw. Begriffen zu vereinigen. Das idealistische Ziel der „Vervollkommnung" der Heilkunde der Gesellschaft der Ärzte floß ein, ebenso wie die Bedeutung der Volksgesundheit der Nationalsozialisten. Diese „Vervollkommnung" wurde allerdings im Satzungsentwurf bei Irtl gestrichen, aus dem freundschaftlichen, kollegialen oder auch korporativen Verhältnis wurde ein „kameradschaftliches". Irtls Satzungen wurden letztlich verworfen, die Formulierung in den Satzungen der Wiener Medizinischen Gesellschaft lautete in dürren Worten, daß die Gesellschaft „zum Zwecke wissenschaftlicher Bestrebungen auf dem Gesamtgebiet der Heilkunde und Gesundheitspflege gegründet" wurde. Von kameradschaftlichen Bestrebungen war keine Rede mehr, wohl aber davon, daß ordentliche Mitglieder „den Anforderungen des Reichsbürgergesetzes entsprechen", also Arier sein mußten. Die undemokratische Organisation drückte sich in dem Satz aus: „Der Obmann wird vom Reichsärzteführer auf Vorschlag des Gauamtes für Volksgesundheit in Wien ernannt", dieser ernannte dann die übrigen Vorstandsmitglieder, den Obmannstellvertreter konnte die Wiener medizinische Fakultät dem Obmann vorschlagen; von demokratischen Wahlen wie ehedem in der Gesellschaft der Ärzte war nichts mehr zu finden.

Die Wiener Medizinische Gesellschaft gliederte sich in Fachgruppen; nach Planner-Plann sollten diese die Basis für die Gesellschaft sein, „von der aus alles Wissenswerte und dem Praktiker Wertvolle ausgesendet werden soll". Es gab folgende Fachgruppen: Anatomie, Augenheilkunde, Beamte, Biologie, Chirurgie, Dermatologie, Gerichtliche und soziale Medizin, Gynäkologie, Hygiene, Interne Medizin, Kinderheilkunde, Otolaryngologie, Orthopädie, Neurologie, Pathologie, Röntgen, Unfallchirurgie, Urologie, Vererbungslehre, Wehrmedizin, Zahnheilkunde.[68]

Otto Planner-Plann war Obmann der Gesellschaft bis zum Kriegsende, der von der Fakultät vorgeschlagene Stellvertreter war Prof. Philipp Schneider, Direktor des Institutes für gerichtliche Medizin. Geschäftsführer waren die Dozenten Franz Kazda (1888–1978), Chirurg, und Erwin Risak. Als Schriftführer fungierten der langjährige Vertraute von Planner-Plann, Koloman Haslinger, der Chefarzt der Urologie an der Poliklinik war und am 9. März 1944 gestorben ist. Planner-Plann nannte ihn die „Seele der Gesellschaft";[69] zweiter Schriftführer und dann Nachfolger von Haslinger war Doz. Alfred Auersperg (1899–1969), Neurologe, dritter Primarius Erwin Suchanek, der noch binnen Jahresfrist durch Frank Unger ersetzt wurde. Vertreter des Dozentenbundes in der Gesellschaft war der praktische Arzt und Anatom Alexander Pichler

67 Wien. Klin. Wschr. 52 (1939) 107 f. Statuten der Gesellschaft der Ärzte in Wien (letztmalig angenommen am 8. März 1929). Statuten des Wiener medizinischen Doktoren-Kollegiums (letztmalig angenommen am 17. Mai 1910). AVA, Der Reichskommissar ... 9AW/2/Mappe 1 (Gesellschaft der Ärzte).
68 Wien. Klin. Wschr. 52 (1939) 110.
69 Wien. Klin. Wschr. 57 (1944) 179.

(1906–1962), Schatzmeister der Internist Primarius Otto Tögel (1887–1945). Adolf Irtl war mit keiner Funktion betraut worden, allerdings war er ja Verwalter des „Billrothhauses" und Rechnungsprüfer. Am 28. Jänner 1941[70] wurden in einer Vorstandssitzung drei weitere Mitglieder der Wiener medizinischen Fakultät in den Vorstand aufgenommen: grundsätzlich der Dekan, im konkreten Fall Eduard Pernkopf, und die Professoren Hans Eppinger und Leopold Schönbauer (1888–1963). Man wollte mit dieser Maßnahme das wissenschaftliche Leben der Gesellschaft weiter ausgestalten und sie „der Höchstleistung heran(..)bringen"; eine diesbezügliche Satzungsänderung wollte man „nach Beendigung des Krieges" durchführen. Besonders der Chirurg Leopold Schönbauer sollte eine bedeutende Rolle bei der Gesellschaft spielen. Als 1943 Pernkopf zum Rektor der Universität Wien ernannt wurde, verblieb er im Vorstand, der neue Dekan, Prof. Herbert Fuhs, wurde am 24. Juni 1943 zusätzlich aufgenommen.[71]
Die konkrete Tätigkeit der Wiener Medizinischen Gesellschaft war der „alten" Gesellschaft der Ärzte nicht unähnlich.[72] In der ersten Zeit waren die Vorträge mehr der Wehrmedizin gewidmet, allerdings wurde auf die Ärzte „in der Heimat" nicht vergesssen. Ein Jahr später, 1941, wurde bereits berichtet, daß „wieder das allgemein-medizinische Forschen in den Vordergrund" getreten war, um Einseitigkeit in den Vorträgen zu vermeiden. Hinderlich in vielfacher Weise waren die indirekten Kriegseinwirkungen, die Einrückungen vieler Ärzte zum Wehrdienst, die Verdunklung der Arbeitsräume etc. Ein eigenartiges Problem glaubte die Wiener Medizinische Gesellschaft gelöst zu haben: Die medizinische Fachpresse gab die Protokolle der Sitzungen ausführlich weiter, aber „der seinerzeit sehr unangenehm empfundene Mißbrauch der wissenschaftlichen Themen zu Reklamezwecken durch die Tagespresse wurde hintangehalten". Das Problem schien den Nationalsozialisten so gravierend, daß sie im § 5 der Satzungen der Gesellschaft verlauten ließen: „Insbesondere ist es den Mitgliedern verboten, Veröffentlichungen in der Tagespresse erscheinen zu lassen . . ." Mit der Wiener Akademie für ärztliche Fortbildung wurden enge Kontakte geknüpft und ausgebaut. Auf die Bedeutung der wissenschaftlichen Vorträge ist in diesem Zusammenhang nicht einzugehen.

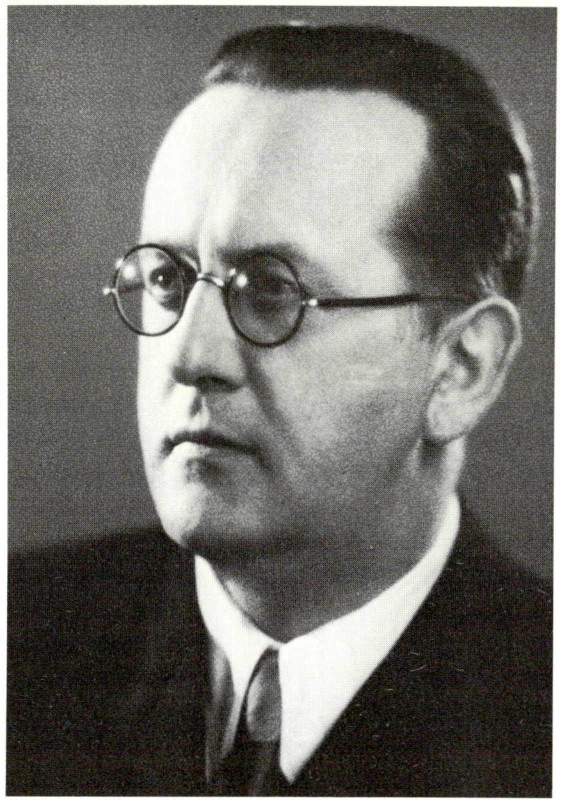

*Eduard Pernkopf (1888–1955). Photographie, 1938*

## DIE WIEDERGEBURT DER GESELLSCHAFT DER ÄRZTE

Die letzte nachweisbare Sitzung der Wiener Medizinischen Gesellschaft ist für den 20. Oktober 1944[73] angekündigt worden. Danach verlieren sich alle Spuren der Gesellschaft bis zum Ende des Zweiten Weltkrieges. Im Frühjahr 1945 fanden sich 163 Mitglieder der alten Gesellschaft der Ärzte wieder zusammen,[74] doch der Anstoß zu einer Neugründung ging weder von einem Gesetz aus, noch von Mitgliedern der alten Gesellschaft, sondern ist der Initiative des damaligen Kulturstadtrates von Wien, Viktor Matejka (geb. 1901), zu verdanken.[75] Matejka, der das kulturelle Leben der Stadt wieder ankurbeln wollte, forderte die früheren Exponenten der Gesellschaft der Ärzte, besonders den Dekan der medizinischen Fakultät, Leopold Arzt, und seinen früheren antifaschistischen Mitstreiter, den Dermatologen Albert Wiedmann (1901–1970), zur Neugründung auf. Wiedmann war 1943/44 Mitglied der Widerstandsgruppe „Schmitz"[76] und 1944 zum Tode verurteilt gewesen. Im Zuge seiner Widerstandsarbeit hatte er sich bei den offiziellen Stellen, deren Berichte nach Berlin weitergingen, als natio-

[70] Wien. Klin. Wschr. 54 (1941) 192.
[71] Wien. Klin. Wschr. 57 (1944) 179.
[72] Jahresberichte in der Wien. Klin. Wschr. 53 (1940) 181, 54 (1941) 191, 55 (1942) 197, 56 (1943) 238, 57 (1944) 179.
[73] Wien. Klin. Wschr. 57 (1944) 494.
[74] GÄ, Akten 1945, Liste.
[75] WStLA, MAbt. 62/8142, Schreiben von A. Wiedmann an den Wiener Magistrat vom 14. Jänner 1946. Mitteilungen von Viktor Matejka an den Autor.
[76] Dokumentationsarchiv des Österreichischen Widerstandes, Aktennummer 16.618. An dieser Stelle sei Herrn Dr. W. Neugebauer für seine Hilfe herzlich gedankt. UA, Med. Fak., Nr. 119 ex 1945/46, Brief von Wiedmann vom 13. Juni 1945.

nalsozialistischer Parteigenosse ausgegeben, um seine Tätigkeit besser decken zu können. Er wurde verhaftet, der Einmarsch der russischen Truppen bewahrte ihn vor der Todesstrafe. Im Mai und Juni 1945 mußte er dann mit dem Vorwurf der „nationalsozialistischen Parteimitgliedschaft" fertig werden, was ihm jedoch leicht gelang. Leopold ARZT und Albert WIEDMANN waren die Männer der ersten Stunde bei der Neugründung der Gesellschaft der Ärzte; die Initialzündung aber war von Viktor MATEJKA ausgegangen.

Schon am 20. Juni 1945[77] fand unter dem Vorsitz von ARZT und WIEDMANN eine administrative Sitzung der Gesellschaft der Ärzte statt. Sozusagen „ohne" gesetzliche Grundlage wurde die Gesellschaft wieder provisorisch auf die Beine gestellt. Das Gesetz, das die offizielle Basis bot, kam erst am 31. Juli 1945[78] zustande. Es wurde „Vereins-Reorganisationsgesetz" genannt, und die Behörden konnten auf Antrag mit Bescheid die seinerzeit vom Stillhaltekommissar aufgelösten bzw. anderswo eingegliederten Vereine wieder reaktivieren, d. h. juridisch wurde eine solche Auflösung außer Kraft gesetzt. In der ersten Sitzung forderte ARZT „eine besondere feierliche Trauersitzung für die seit 1938 verstorbenen Mitglieder"; die nächste Sorge galt allerdings schon der Bibliothek, die im „nördlichen Niederösterreich verlagert" war. Wegen Bauschäden am „Billrothhaus" wurde mit der Gemeinde Wien verhandelt. Ein entscheidendes politisches Problem wurde besprochen: die Fortführung der Mitgliedschaft der ehemaligen Anwärter oder Mitglieder der NSDAP. Man beschloß, daß der um einige Personen erweiterte Verwaltungsrat die politische Überprüfung vorzunehmen hätte. Bis zum 12. Oktober 1945 suchten 43 einschlägig Betroffene um Fortsetzung der Mitgliedschaft an, nur zwei wurden abgelehnt.

In einer administrativen Sitzung am 19. Oktober 1945, abermals unter Vorsitz von ARZT und WIEDMANN, erstattete ARZT einen Wahlvorschlag für ein Präsidium, der mit überwältigender Stimmenmehrheit angenommen wurde: der Chirurg Wolfgang DENK (1882–1970) wurde zum ersten Präsidenten der wiedererstandenen Gesellschaft gewählt, der Pathologe Hermann CHIARI (1897–1969) zum Vizepräsidenten. Albert WIEDMANN übernahm das Amt des ersten, der Chirurg Robert OPPOLZER (1899–1972) das des zweiten Sekretärs. Vermögensverwalter wurde Paul ODELGA (1882–1952), die Bibliothek wurde von dem Pionier der Arbeitsmedizin, Ernst BREZINA (1874–1961), und Emil SONNENFELD (1873–1948) geführt; besonders letzterer kümmerte sich um die Rückführung der Bibliothek nach Wien. Verwaltungsräte waren Leopold ARZT und der Dermatologe Ferdinand FREUND (1893–1963). Am 24. Oktober 1945[79] teilte die Gesellschaft der Ärzte dem Staatsamt für Inneres mit, daß der vom Wiener Kulturamt mit der provisorischen Leitung der Gesellschaft der Ärzte in Wien, unter Vorsitz des Dekans Leopold ARZT, bestellte Verwaltungsrat die Vorarbeiten beendet und ein neues Präsidium gewählt hätte. Am 2. November 1945 wurde die erste Sitzung nach der Wiedererrichtung abgehalten, der Gerichtsmediziner Fritz REUTER (1875–1959) hielt die schon im Juni geforderte Trauerrede, zu der ein Quartett der Wiener Philharmoniker „einen langsamen Satz von Haydn zum Vortrag" brachte.

Doch der „Papierkrieg" war noch lange nicht beendet: Am 8. November 1945 wollte die Polizeidirektion nicht nur die Wohnanschriften der neuen Vorstandsmitglieder haben, sondern es wurde die Gesellschaft aufgefordert, dem neuen Gesetz entsprechend, überhaupt erst einen Antrag „um Wiederaufnahme der Vereinstätigkeit" zu stellen.[79] Dies geschah erst am 14. Jänner 1946 durch Leopold ARZT mit den Worten: „Als letzter Sekretär der Gesellschaft der Ärzte in Wien bis zum März

[77] Wien. Klin. Wschr. 58 (1946) 14 f. (gilt auch für die weiteren Sitzungen).

[78] Staatsgesetzblatt für die Republik Österreich, Jg. 1945, 25. Stück, Nr. 102: Verfassungsgesetz vom 31. Juli 1945 über vereinsrechtliche Maßnahmen (Vereins-Reorganisationsgesetz).

[79] Bundespolizeidirektion Wien, V.A. X-37 (Gesellschaft der Ärzte).

1938 beantrage ich die Wiedererrichtung des Vereines ‚Gesellschaft der Ärzte in Wien' nach § 2 des Vereinsreorganisationsgesetzes." Dies deswegen, weil etwa ein Monat vorher, am 15. Dezember 1945, Albert WIEDMANN in den Wirren und der Arbeitsüberhäufung der Nachkriegszeit vergessen hatte mitzuteilen, zu welchem Zwecke er Unterlagen an das Polizeikommissariat Alsergrund geschickt hätte. Dort konnte man nämlich mit den übersandten Statuten und Bescheidabschriften nichts anfangen. WIEDMANN verteidigte sich, daß im Oktober 1945 ohnehin sowohl das Kulturamt der Stadt Wien als auch das Staatsamt für Inneres von der Wiedererrichtung verständigt worden wären ...

Doch nach dem Schreiben von ARZT war alles klar, und am 24. Jänner 1946 wurde der Bescheid vom Wiener Magistrat „im staatlichen Wirkungsbereiche" ausgestellt, womit „die mit der Aufhebung der Rechtspersönlichkeit verbundene Eingliederung der Gesellschaft der Ärzte, Wien, in das Wiener medizinische Doktorenkollegium" außer Kraft gesetzt wurde. Der Bescheid wurde am 27. Februar 1946 im Amtsblatt der Stadt Wien veröffentlicht und ist am 17. April 1946 in Rechtskraft erwachsen.[80] Die Mitgliederrechte der alten Vereinsmitglieder blieben gewahrt. Innerhalb von drei Monaten mußte nun der statutengemäße Vereinsvorstand die Tätigkeit aufnehmen: Es war dies am 13. Juni 1946. So kurios es klingen mag, noch Jahre nach dem Zweiten Weltkrieg war eigentlich die nationalsozialistische „Wiener Medizinische Gesellschaft" juridisch noch immer in Funktion. Blättert man die offizielle „Wiener Zeitung" durch, findet man gleich ab 1945 Hunderte Löschungen von nationalsozialistischen Vereinen. Doch vorerst dachte niemand daran, die „Wiener Medizinische Gesellschaft" zu löschen. Offiziell wäre Leopold SCHÖNBAUER die Pflicht zur Löschung zugefallen, da er als ranghöchster Funktionär dieser Gesellschaft auch nach dem April 1945 in seinen Ämtern eingesetzt war. Wegen dessen nationalsozialistischer Vergangenheit hatte Leopold ARZT an den damaligen Bundeskanzler Leopold FIGL (1902–1965) am 25. Februar 1946 geschrieben:[81] „Prof. SCHÖNBAUER hat es niemals geleugnet, bei der Partei gewesen zu sein; andererseits sind seine Verdienste um Österreich so groß, daß er sowohl in der Sonderkommission als auch in der Sitzung des Ministerkomitees pardoniert wurde." Man hatte damit die inzwischen zur Legende gewordene Rettung des Allgemeinen Krankenhauses in Wien durch Leopold SCHÖNBAUER gemeint.

Die in den Satzungen der Wiener Medizinischen Gesellschaft vorgesehene Auflösungsmodalität (§ 15) konnte aus verständlichen Gründen nicht mehr zur Anwendung gelangen – und so geschah durch Jahre nichts. Erst vom 12. August 1948[82] findet sich ein Brief von Leopold SCHÖNBAUER an das Polizeikommissariat Währing, Abteilung Vereinsreferat, mit folgendem Inhalt: „Ich erlaube mir mitzuteilen, daß die Wiener Medizinische Gesellschaft, Wien IX, Frankgasse 8, mit Wirkung vom April 1945 aufgelöst wurde. Die Auflösung habe ich der ‚Wiener Zeitung' zur Veröffentlichung mitgeteilt und gebeten, ein Belegexemplar an das Polizeikommissariat Währing, Abteilung Vereinsreferat, zu senden." Dieser Weg war allerdings nicht nur unüblich, sondern sogar juridisch und verwaltungstechnisch falsch. Die Anzeige: „Wiener Medizinische Gesellschaft, Wien, Frankgasse 8, wurde mit Wirkung vom April 1945 aufgelöst. Der Vorstand" erschien in der „Wiener Zeitung" vom 17. August 1948. Abgesehen davon, daß es nicht nachweisbar ist, daß die Gesellschaft wirklich im April 1945 aufgelöst worden ist, war diese offizielle Löschung für niemanden mehr sonderlich schwerwiegend. Die Löschung der Wiener Medizinischen Gesellschaft erfolgte durch die Sicherheitsdirektion Wien am 25. August 1948.[83]

[80] WStLA, MAbt. 62/8142 vom 24. Jänner 1946. Bundespolizeidirektion Wien, V.A. X-37 (Gesellschaft der Ärzte).

[81] UA, Med. Fak., Nr. 352 ex 1945/46.

[82] WStLA, MAbt. 119, gelöschte Vereine, Wiener Medizinische Gesellschaft, Zl. 2345/1939.

[83] Ebd. und: Bundespolizeidirektion Wien, V.B. X-142, Wiener Medizinische Gesellschaft, gelöscht 1948, S.D. 16.753/48 vom 25. August 1948.

# VI. DAS ERSTE LUSTRUM IM NEUERSTANDENEN ÖSTERREICH (1945–1950)

Die fünf Vereinsjahre nach dem Jahre 1945 zusammenzufassen, berechtigt uns die enorme Spannkraft, die damals trotz oder vielleicht gerade wegen Entbehrung und Not von der Gesellschaft der Ärzte ausging. Sie gibt ferner auch die Einsicht in die wahrhaft kollegiale Hilfsbereitschaft, die seitens der ärztlichen Vertreter der Besatzungsmächte damals dieser Gesellschaft geboten wurde.

Eine große Anzahl der Ärzte, die nach dem Ende des Zweiten Weltkrieges das wissenschaftliche Leben wieder erweckten, ist unter uns, und mancher der damals jugendlichen Wiederaufbauer wird sich an eigene Erlebnisse erinnern, die dem Chronisten, der auf das vorhandene „Material" zurückblicken muß, entgehen. Eine Auswahl der Vorträge, Demonstrationen und Mitteilungen ist schwer, eine Wertung unmöglich. Jedes Ergebnis einer exakten Untersuchung kann später einmal, wenn sie auch den Zeitgenossen unmittelbar unwesentlich erschien, eine wesentliche Bedeutung erlangen, wenn andere mit neuen Methoden auf sie aufbauten. Daß aber nur exakte Arbeiten in dieser Gesellschaft vorgestellt wurden, darüber wachten schon jeweils wieder die alten Herren. Dadurch gewann ja gerade diese Gesellschaft ihre Bedeutung in der Weltmedizin, daß sie das theoretische und praktische Wissen nicht nur örtlich in ihrem Kreise, sondern auch zeitlich weitergab. Das eben ist die Tradition dieser Gesellschaft.

Manchmal wuchs aus den Diskussionen und den Debatten, also aus den gegenseitigen Anstößen, ja Streitgesprächen, das bessere Wissen hervor. Dies war ja auch die Absicht der Gründer TÜRKHEIM, WIRER, MALFATTI und ihrer damaligen Wiener Kollegen, und diese wirkt fort bis auf den heutigen Tag.

Der Chronist dieser jüngsten Jahre der Gesellschaft versagt sich aus gutem Grunde jede „Auswahl" von Publikationen in diesem Kreise. Es wird daher zurückgegriffen auf die Berichte des Sekretärs, die alljährlich erfolgten, der, jeweils der Gunst oder der Ungunst der Zeit Folge leistend, eine gewisse Anzahl von Arbeiten in seiner Darstellung eigens erwähnte. Das freilich war wieder keine Wertung, sondern ist für die Gegenwart nur ein Spiegel, der die Situation dieser Zeit wiedergibt. Hier muß besonders Albert WIEDMANNS gedacht werden, des während des Krieges abgeurteilten Widerstandskämpfers, der das schwere Amt des ersten Sekretärs in der ersten Nachkriegszeit übernommen hat. Seine Zusammenfassungen sind der rote Faden, dem diese Schilderung der ersten fünf Jahre folgt. Eine Aufnahme aller Vorträge, geschweige denn der Mitteilungen und Demonstrationen, würde den Plan der Jubiläumsschrift sprengen, und eine Auswahl vorzunehmen, verbietet sich dem Chronisten von vornherein. Hie und da wurde dem Bericht des Sekretärs nur ein sein Thema ergänzendes Faktum hinzugefügt. Umso mehr soll die vorliegende Festschrift einen Anstoß dazu geben, jene Seiten der letzten Jahrzehnte der Wiener klinischen Wochenschrift durchzublättern, um Aufschluß darüber zu bekommen, welch gewaltige Nachhol- und Aufbauarbeit in der Zeit nach dem Zweiten Weltkrieg im Billroth-Haus geleistet worden ist.

*Albert Wiedmann (1901–1970). Photographie*

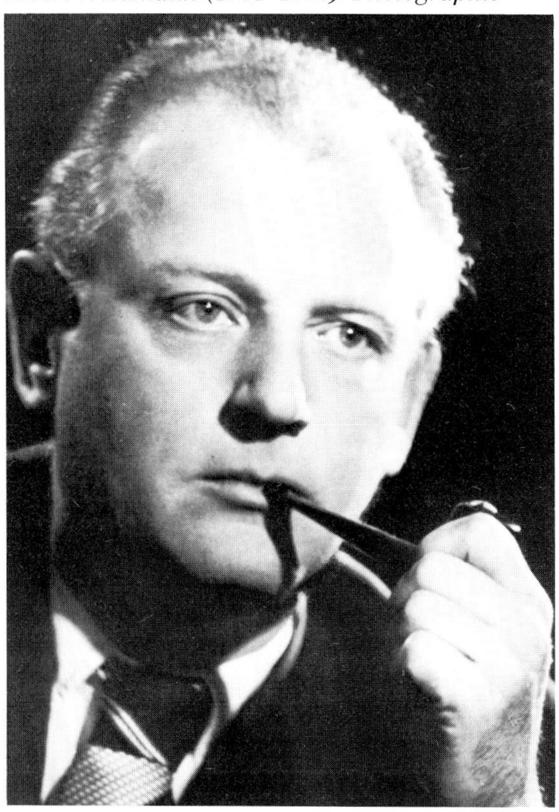

## 1945/46

Die vielfach gebrauchte Bezeichnung vom Jahre Null für 1945 findet geradezu ihr literarisches Korrelat im Organ der Gesellschaft der Ärzte, der „Wiener klinischen Wochenschrift". 1944 erschien ihr 57. Jahrgang, 1946 ihr 58. Einen Jahrgang 1945 gibt es bei ihr nicht. Dafür aber gibt das Jahr 1946 ausführlich Kunde von der Wiedergeburt der 1938 untergegangenen Gesellschaft. Bezeichnend ist auch, daß die erste wissenschaftliche Sitzung nach dem Zweiten Weltkrieg, der freilich bereits mehrere administrative vorausgegangen waren, am Allerseelentag 1945 stattfand. Nachdem die bereits im vorhergegangenen Aufsatz von K. SABLIK dargestellte Wahl des Präsidenten, der Sekretäre, des Bibliothekars, des Vermögensverwalters und des provisorischen Verwaltungsrates vorgenommen worden war, hat Karl KUNDRATITZ unmißverständlich festgestellt, daß es im wesentlichen Leopold ARZT wäre, dem tatsächlich „die Wiedererrichtung der Gesellschaft der Ärzte zu danken ist".

Fritz REUTER hat an diesem Allerseelentag in seiner Trauerrede in erster Linie den Ehrenpräsidenten Julius WAGNER-JAUREGG und den langjährigen Präsidenten Anton von EISELSBERG gewürdigt, die 1940 bzw. 1939 verstorben waren, und persönliche Erinnerungen an beide zur Sprache gebracht. Eine kurze Liste von damals bereits bekannten Namen der in dieser Zeit verstorbenen Vereinsmitglieder fügte REUTER noch an, war sich allerdings der großen Lückenhaftigkeit bewußt, die wieder dadurch gerechtfertigt wurde, daß der Abstand zu der alles verwirrenden Kriegszeit noch zu gering war und die Verbindung mit dem Ausland erst langsam wieder aufgenommen werden konnte.

Leopold ARZT holte bei der Jahresversammlung am 22. März 1946 die Totenehrung für Heinrich von NEUMANN nach, dessen Name REUTER bei der ersten wissenschaftlichen Sitzung nicht einmal genannt hatte. An diesem Tag übergab Arzt die Kriegerehrentafel im Foyer mit einer ergänzten Inschrift auch für die Opfer von 1938 bis 1945 neuerlich dem Hause. Die Blumen, mit denen Wolfgang DENK, der neugewählte Präsident, die Ehrentafel schmückte, waren bei der Ansprache, die ARZT seinem Freunde NEUMANN widmete, über jenen Sessel im Bereiche der ersten Reihen der rechten Saalhälfte gelegt, der in der Regel Heinrich NEUMANNS Platz gewesen war.

Als neue Ehrenmitglieder wurden bei dieser Jahresversammlung u. a. Leopold ARZT, Burghard BREITNER und Ernst Peter PICK aufgenommen. Den Festvortrag hielt in der ersten Jahresversammlung nach 1945 Ernst SPÄTH, wobei er über „Das Virusproblem" sprach.

Aus der nur wenige Monate dauernden Arbeitszeit des ersten Vereinsjahres nach Kriegsschluß hob damals der erste Sekretär der Gesellschaft A. WIEDMANN hervor: SALZERS Demonstration „Zur Therapie des Megacolon" vom 18. Jänner 1946, HUTTERS Vortrag über die medizinische Statistik vom 8. März 1946 und STARLINGERS Vortrag über die korrelative Diagnostik und Therapie mittels Depotanästhesie vom 1. März 1946. Eine eigene Festsitzung am 15. März 1946 war der Entdeckung der Röntgenstrahlen gewidmet, in der SCHÖNBAUER, R. PAPE und E. ZDANSKY referierten.

*Leopold Arzt (1883–1955). Lithographie von J. C. Clementschitsch*

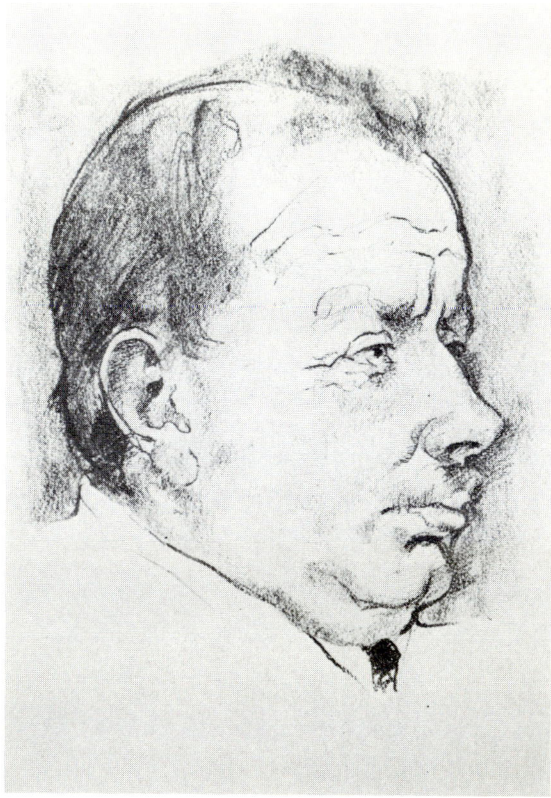

## 1946/47

Charakteristisch für die Folgezeit waren wertvollste Beiträge ausländischer Kollegen und heimgekehrter Emigranten. Ronald V. CHRISTIE, der

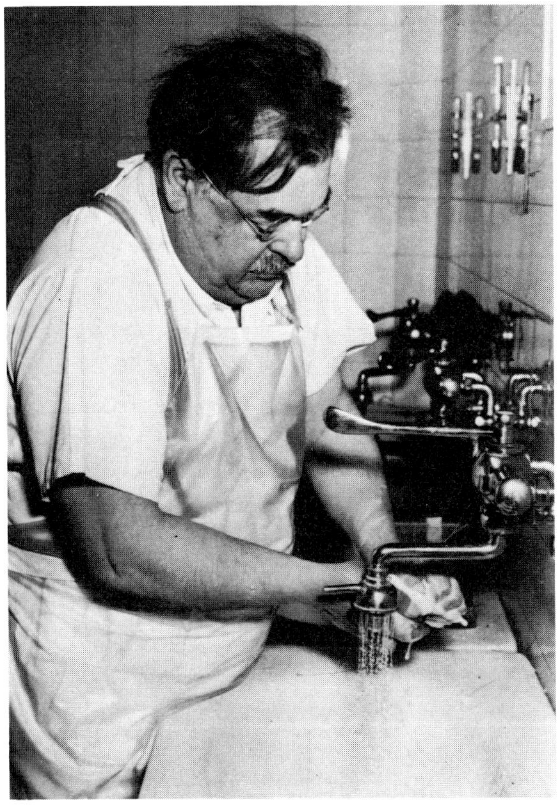

*Leopold Schönbauer (1888–1963) beim Händewaschen. Photographie, 1951*

Vorstand des Bartholomäus-Spitals in London, sprach am 18. Mai 1946 über „Geschichte, Chemie und Pharmakologie des Penicillins". Am 7. Juni 1946 berichtete Max Schacherl über „Die Medizin in England", wobei er den sozialärztlichen Problemen breitesten Raum gab. Am 19. Juni 1946 sprach, auch aus England kommend, Hardy Eagles in einer Sondersitzung über Gasgangrän. Der für den 28. Juni 1946 eingeladene Gast, Gunnar Holmgren aus Stockholm, einst engster Mitarbeiter Robert Báránys, bekam freilich damals keine Erlaubnis, Österreich zu besuchen. Am 11. Oktober 1946 sprach W. Choroschko aus Moskau nach 40jähriger eigener klinischer Erfahrung „Über Neurotherapie als besondere Richtung in der Klinik der Krankheiten des Nervensystems". Am 25. Oktober 1946 hörte man A. Ravina aus Paris neuerlich über die für diese Zeit revolutionierende neue Behandlungsmethode berichten; er sprach über „Eine neue Therapie der Endocarditis lenta mit modernen Medikamenten". Er sprach natürlich über das Penicillin. Erschütternd aber klang Ernst Laudas Diskussionsbeitrag zu diesem Thema: „Wer, wie wir alle, seine Fälle von Endocarditis lenta ausnahmslos verloren hat, wer bisher diese Erkrankung für eine absolut tödliche halten mußte, steht mit Bewunderung vor der neuen therapeutischen Leistung . . ." Aber dann kam der bittere Nachsatz: „. . . Zur Penicillinbehandlung muß ich als Verteiler desselben für interne Fälle in Wien folgendes hervorheben: Nach den Ausführungen des Vortragenden braucht man zur Behandlung dieser Fälle täglich 1,000.000 E, und zwar durch sechs bis acht Wochen, manchmal auch das Zwei- bis Dreifache dieser Dosis. Professor Christie hat uns seinerzeit nicht erlaubt, daß wir die von ihm angegebene Mindestmenge zur Behandlung von insgesamt 7,000.000 E für Endocarditis-lenta-Fälle verwenden; so große Mengen stünden uns nicht zur Verfügung. Wenn wir heute wissen, daß diese Mindestmenge zumeist unvergleichlich höher liegt, so kann ich künftighin einer Endocarditis lenta Penicillin unter keinen Umständen zur Verfügung stellen." So stand es noch Ende 1946 in Wien.

Am 31. Jänner 1947 aber konnte Hans Jesserer über einen Kranken, der sich selbst das Medikament zu beschaffen imstande war, erstmals berichten: „Ein mit Penicillin erfolgreich behandelter Fall von Endocarditis lenta."

In der Jahressitzung nach dem ersten vollen Vereinsjahre nach Kriegsschluß am 31. März 1947 hob A. Wiedmann, nachdem er u. a. der in dieser Zeit verstorbenen Ehrenmitglieder Karl Koller und Karl Landsteiner, beide New York, gedacht hatte, folgende Vorträge hervor: Wolfgang Denk sprach am 22. November 1946 „Über das Bronchuskarzinom", Paul Huber am 24. Jänner 1947 „Über zeitgemäße Erwägungen über die Indikationsstellung zur Kropfoperation". Ferner hob er Leopold Arzts wiederholte Demonstration der extragenitalen Sklerosen hervor, über die dieser am 10. Jänner 1947 neuerlich sprach. Es war dies freilich damals ein besonders aktuelles Thema. Wiedmann erwähnte auch Hans Finsterer, der auch in diesem Vereinsjahr wiederholt über Probleme der Magen-Darm-Chirurgie gesprochen hatte (5. April, 10. Mai, 31. Mai, 18. Oktober 1946).

Den Festvortrag dieser Jahressitzung mußte auch noch A. Wiedmann als Erster Sekretär verlesen, da der Autor damals noch immer verhindert war, selbst nach Wien zu kommen. Es war Max Neuburgers medizinhistorischer Rückblick „100 Jahre Äther". Hans Schacherl wieder folgte einer Anregung von Leopold Arzt und sprach „In memoriam", indem er des Opfertodes von Vereinsmitgliedern gedachte.

Schließlich wurde in dieser Jahressitzung jene Auszeichnung geschaffen, die den Namen eines der bekanntesten und edelsten Mitglieder der

Gesellschaft trägt, die Billroth-Medaille. Sie sollte an Mitglieder und Nichtmitglieder für hervorragende Verdienste um die theoretische oder praktische Medizin, die Naturwissenschaften oder auch um die Wiener Gesellschaft der Ärzte verliehen werden. Sie stand rangmäßig noch über der Ehrenmitgliedschaft, und es wurde beschlossen, daß sie nur höchstens einmal im Jahr und womöglich in der Jahreshauptversammlung feierlich verliehen werden sollte.

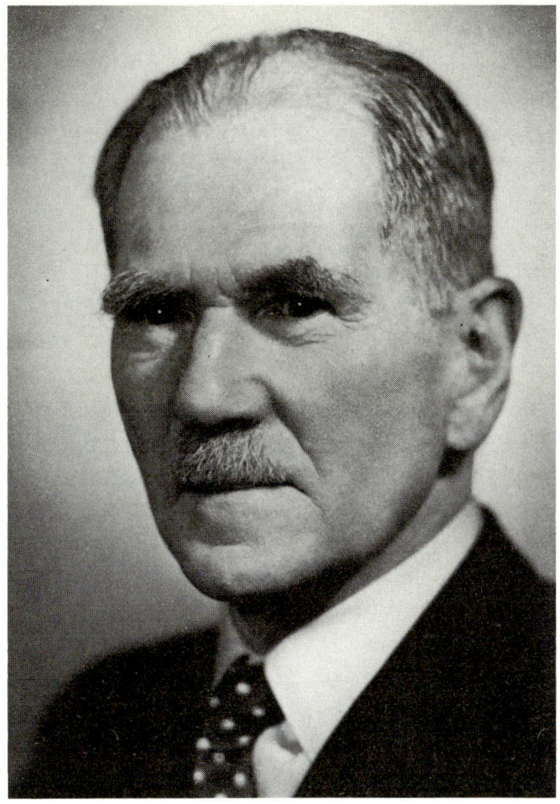
*Wolfgang Denk (1882–1970). Photographie, 1957*

## 1947/48

Am 25. März 1947 sprach René Leriche aus Paris über die „Resektion der Aorta bei Thrombose der Endzweige der Aorta". Er wurde von Präsident W. Denk, wie dies schon wiederholt bei ausländischen Gästen geübt wurde, mit einem Bild des Wiener Allgemeinen Krankenhauses beschenkt. Der 21. April d. J. aber zählte zu den größten Festtagen der Gesellschaft seit ihrem Wiederentstehen: Sir Alexander Fleming berichtete persönlich über „Die Geschichte des Penicillins". Dieser Vortrag wurde ausnahmsweise im Auditorium maximum der Universität gehalten. Am darauffolgenden Tag aber sprach Fleming noch einmal, jetzt aber, um Billroth zu zitieren, „im eigenen Hause". Hier referierte er über „Die Anwendung des Penicillins". Nach diesem Vortrage wurde der Nobelpreisträger als Ehrenmitglied in die Gesellschaft aufgenommen, wieder überreichte ihr Präsident ein Bild des Allgemeinen Krankenhauses, und Leopold Arzt verehrte ihm mit feierlichen Worten im Namen der Fakultät die Hebra-Medaille.
Wiedmann gedachte ferner im Jahresbericht des Vortrages von H. Rohracher, der am 25. April 1947 „Über eine ständig vorhandene Mikroschwingung des menschlichen Körpers" berichtete, und des Referates von F. Brücke vom 2. Mai 1947 über „Fortschritte auf dem Gebiete der Physiologie und Pharmakologie der Schilddrüse".
Ein Gast aus Straßburg, L. M. Pautrier, sprach am 9. Mai 1947 über „Die Besnier-Boeck-Schaumannsche Erkrankung in ihren Manifestationen an der Haut, den Lungen, den Knochen, den Drüsen, den inneren Organen und Nerven".
Der 23. und 30. Mai 1947 wurde den Ernährungskrankheiten gewidmet. Da zu dieser Zeit das Thema natürlich von den Mangelerscheinungen beherrscht war, kam dieser Diskussion in der Gesellschaft eine große praktische Bedeutung zu. Ein Schweizer Gast, A. Fleisch, hielt das erste Referat, dem die Ausführungen von C. Schwarz-Wendl, E. Lauda, F. Zaribnicky, J. Blöch, L. Arzt, E. Stransky, K. Fellinger, R. O. Stein, A. Reuss, K. Kundratitz, H. Schur, F. Puntigam und H. Husslein folgten. Diese wirklich zeitgemäße, also der Notzeit gemäße, Problematik löste nicht nur neue Denkanstöße aus, sondern hatte auch noch den praktischen Erfolg, daß staatliche Stellen und öffentliche Körperschaften Sonderdrucke verlangten und schließlich die von der Regierung festgelegten neuen Kaloriensätze den Vorschlägen dieser Enquete entsprachen. Zweifellos darf man bei dieser Debatte an die historische Bedeutung der Gesellschaft denken, die vor rund 70 Jahren schon, als es um die Wasserversorgung Wiens ging, der immer größer werdenden Stadt einen bedeutenden Dienst geleistet hat.
L. Schönbauer und H. Heidler gedachten am 9. Juni 1947 jener Zeit, als vor 100 Jahren I. P. Semmelweis in Wien seine folgenschwere Entdekkung der Ursache des Kindbettfiebers gemacht hatte, deren Promulgierung vielfach auch von der Gesellschaft der Ärzte ausging. Am 20. Juni 1947 sprach P. Vonwiller aus Rheinau bei Zürich über „Die Auflicht-

mikroskopie, ihre Entwicklung, Anwendung, Ergebnisse und Zukunftsaussichten in der Biologie und Medizin". WIEDMANN erwähnte ferner den Vortrag von L. SCHÖNBAUER am 10. Oktober 1947, der über seine Meinung vom Zustand der „Chirurgie von Jahrzehnt zu Jahrzehnt" referierte.
Am 31. Oktober 1947 kam N. HOWARD-JONES aus London mit seinem Vortrag „Über die Entwicklung der medizinischen Forschungen in England" zu Worte, danach überreichte ihm DENK wieder einen Stich vom Allgemeinen Krankenhaus. Am 7. November 1947 sprach F. H. KESSEL aus Manchester über „Ischias als chirurgisches Problem" und in der gleichen Sitzung P. ROHMER aus Straßburg über „Mangel an Vitamin C und Skorbut". Nachdem der erste Redner wieder ein Bild vom Allgemeinen Krankenhaus bekam, wurde der zweite mit einem Stich vom Josephinum beschenkt. E. LAUDA sprach am 21. November 1947 über „Wenig bekannte, nicht bekannte und nicht allgemein anerkannte Krankheitsbilder". Der 19. Dezember d. J. war wieder ein Festtag für die Gesellschaft: C. F. CORI, ein gebürtiger Altösterreicher, der wenige Tage davor in Stockholm mit dem Nobelpreis ausgezeichnet worden war, erschien in Begleitung seines Vaters im Billroth-Haus und referierte über „Die enzymatische Synthese des Glykogens".
Am 16. Jänner 1948 sprach R. FONTAINE aus Straßburg über „Die moderne Behandlung der Phlebitis".
Auch die Mitteilung von P. HUBER: „Die Fragen der Berechtigung zur Resektion bei unsicherem Ulkus-Befund" am 23. Jänner 1948 erwähnte WIEDMANN eigens, und schließlich das Referat vom 20. Februar 1948 über „Die Frühdiagnose des Karzinoms der oberen Atmungs- und Verdauungswege", das F. LEMAITRE aus Paris gehalten hat.
Für die am Anfang immer noch zaghaften Wortmeldungen jüngerer Kollegen aber sprach die Mahnung WIEDMANNS, nicht nur die Mitgliedschaft der Gesellschaft der Ärzte anzustreben, sondern auch häufiger den Mut zu Wortmeldungen aufzubringen. Die nach dem Kriege stark gesunkene Mitgliederzahl war nämlich im Vereinsjahre 1947/48 von 292 auf 419 gestiegen.
Den Hauptvortrag am 19. März 1948, also in der Jahressitzung, hielt ein Gast aus Stockholm, Prof. Hilding BERGLUND, über „Die akute Herzinsuffizienz, ihre Dynamik und ihre Behandlung".

## 1948/49

Im Bericht über dieses Vereinsjahr am 25. März 1949 hob WIEDMANN vor allem wieder die ausländischen und nicht in Wien ansässigen oder nicht der Wiener Fakultät angehörenden Besucher und Referenten hervor. E. A. CARMICHAEL aus London, der am 9. April 1948 über „Ermüdung und Schädigung der muskulären Funktion beim Menschen" sprach, erwähnte er zuerst. H. HELLER aus Bristol folgte im Bericht, der unter der Devise „Neuere Fortschritte der pharmakologischen Forschung" vor allem über BAL, Curare und Antihistamine sprach, nicht ohne vorher dankbar seiner Wiener Studienzeit gedacht zu haben, in der er im Institut H. H. MEYERS und E. P. PICKS „vielleicht die anregendsten Jahre" seines Lebens verbracht hätte.
Am 30. April 1948 sprach H. THIRRING über ein in der Zwischenzeit sehr aktuell gewordenes Thema mit geradezu prophetischen Worten, nämlich über „Das mögliche Ausmaß radioaktiver Verseuchung durch die Spaltprodukte des Urans". Die Wiener klinische Wochenschrift referierte darüber vor nunmehr 38 Jahren:

„Redner bespricht ausführlich die Möglichkeit und belegt mit Zahlen die Intensität der radioaktiven Verseuchung durch die bei der Verwertung der Atomenergie als Nebenprodukt gewonnenen radioaktiven Stoffe. Schon zu Ende des Zweiten Weltkrieges im Sommer 1945 sind Uranbatterien mit einer Leistung in der Größenordnung von einer Million Kilowatt in Betrieb gestanden. Diese Leistung dürfte sich seit dieser Zeit noch erhöht haben, und wenn die Großstaaten in den nächsten Jahrzehnten darangehen werden, auch nur einen Teil ihres gesamten Energiebedarfes aus Atomkraftwerken zu decken, würden die Anlagen eine solche Größe erreichen, daß die in ihnen als Nebenprodukte anfallenden radioaktiven Stoffe insgesamt eine Aktivität hätten, die der von einigen Millionen Kilogramm Radium entspricht.
Die Gefahr, die in dieser unkontrollierten, unbeschränkten Herstellung radioaktiver Substanzen liegt, ist ohneweiters einleuchtend. Berechnungen ergaben, daß Großstaaten nach einem Ausbau von Atomkraftwerken, die etwa ein Fünftel des gesamten Energiebedarfes des betreffenden Staates decken, genug radioaktive Stoffe aufspeichern könnten, um mehrere tausend Quadratkilometer mit radioaktiven Stoffen zu verseuchen und das Leben in diesen Gebieten zu bedrohen. Vor allem ist in dieser Beziehung die Bevölkerung in den Großstädten gefährdet. Hingegen ist die Idee, daß man ein großes Land durch einen für Fahrzeuge und Eisenbahnen gänzlich unpassierbaren ‚Todesgürtel' in zwei Teile zerschneiden könnte, in das Gebiet der Fabel zu verweisen."
Am 28. Mai 1948 sprach F. Seelich aus Graz über „Die physikalisch-chemischen Vorgänge bei der Antigen-Antikörperreaktion und deren Beziehung zu den anaphylaktischen Erscheinungen", dem eine Aussprache mit F. Brücke folgte. Am 11. Juni 1948 setzte sich G. Jeffersen aus Manchester mit dem „Frontallappen des Gehirns" auseinander und wies auf die Zusammenarbeit von Neurologen, Neurochirurgen, Psychologen und Psychiatern hin. O. Kauders erinnerte in der darauffolgenden Aussprache an Parallelen in den Arbeiten von Th. Meynert und C. von Economo. L. Schönbauer berichtete über gemeinsame, noch nicht abgeschlossene Studien mit dem Anatomen K. Allmer und dankte dem Vortragenden vor allem für die Darstellung eines großen Krankengutes, mit dem sich die Wiener Erfahrungen nicht messen könnten. Am 25. Juni 1948 äußerte sich R. Stöhr aus Innsbruck „Zur Frage der Glyconeogenie im Organismus", der eine lange Aussprache von H. Schur folgte.
Am 19. November 1948 wurde des 50. Jahrestages des Heldentodes H. F. Müllers gedacht, der 1898 bei der Laboratoriumspest als Assistent H. Nothnagels den erkrankten Laboratoriumsdiener Barisch behandelt und nach dessen Tod das Krankenzimmer eigenhändig desinfiziert hatte.
Am 9. Dezember 1948 sprach F. Mordasini aus Davos über die von ihm gemachten „Zweijährigen Erfahrungen mit Streptomycin bei Tuberkulose"; daran schloß sich eine Diskussion von A. Kundratitz und K. Fellinger. Am 28. Jänner 1949 gab F. Pendl, jetzt in Graz, früher Chirurg in Troppau, eine epikritische Schilderung über „Ischias und praesakrale Infiltration". Am 4. Februar 1949 sprach P. Hauduroy aus Lausanne „Über die BCG-Impfung in der Schweiz", worauf F. Puntigam über die Regierungsvorlage eines österreichischen Gesetzes referierte, das die Schutzimpfung gegen Tuberkulose betraf. Am 25. Februar 1949 kam R. E. Mark mit seinen Meinungen über „Die Lungenentzündung im Lichte vergleichender Therapie" zu Worte und behandelte das Weltschrifttum mit 220.000 Kranken und neunzig eigene Fälle, an Hand derer er die Wirkung verschiedener Heilverfahren besprach.

Den Festvortrag in dieser Jahressitzung hielt der Pathologe E. UEHLINGER aus St. Gallen über die „Beziehungen zwischen Nieren, Kalziumstoffwechsel und Skelett“. Viktor FRANKL hielt in dieser Sitzung einen besonders ergreifenden Vortrag über die Opfer aus Ärztekreisen zwischen 1938 und 1945. Am Schluß seiner „In memoriam“-Rede sagte er die versöhnlichen Worte:
„Und so wollen wir denn nicht nur gedenken, der Toten, sondern auch verzeihen, den Lebenden. So wie wir den Toten die Hand reichen, hinweg über alle Gräber, so wollen wir sie auch den Lebenden entgegenstrecken – hinweg über allen Haß. Und wenn wir sprechen: Ehre sei den Toten – so wollen wir auch hinzusetzen: – und Friede allen Lebenden, die guten Willens sind.“
Am Schluß des Vereinsjahres 1948/49 betrug die Zahl der ordentlichen Mitglieder 413.

## 1949/50

In der Jahressitzung am 24. März 1950 mußte unter den Verstorbenen neben vielen anderen bedeutenden Mitgliedern (u. a. G. FELSENREICH und J. SORGO) auch zweier aktiver Fakultätsmitglieder, der Professoren C. WIETHE (geb. 1889) und O. KAUDERS (geb. 1893) gedacht werden. Den Festvortrag hielt an diesem Tage A. DURIG. Er sprach „Über Automatie“. Der Sekretär erwähnte wieder ausdrücklich die ausländischen Vortragenden. Th. GORDONOFF aus Genf sprach am 10. Juni 1949 über „Das Expectorationsproblem“ und A. LEMAIRE aus Paris am 11. November 1949 über „Neue Erkenntnisse auf dem Gebiete der Arterienentzündungen der Extremitäten“, M. LAMY aus Paris am 20. Jänner 1950 über „Die Embryopathien“, P. MOLLARET aus Paris am 17. März 1950 „Über Nutzen und Gefahren des Chloramphenicols (Chloromycetin) bei der Behandlung des Typhus und Paratyphus“.
Ganz besonders aber hob der Sekretär die Feier der Gesellschaft im Dezember 1949 hervor, anläßlich der 100. Wiederkehr der Ernennung Ferdinand von HEBRAS (1816–1880) zum a. o. Prof. und damit auch der Gründung der dermatologischen Klinik. L. ARZT hielt am 16. Dezember die Festrede. Er schilderte aber auch die Bedeutung HEBRAS für die Gesellschaft der Ärzte, deren fünfter Präsident er als unmittelbarer Nachfolger ROKITANSKYS geworden ist. Mit dieser Rede spannte ARZT, stets mit Bemerkungen die Gegenwart streifend, die am Ende des ersten Lustrums nach dem Zweiten Weltkrieg noch keine rosige war, den Bogen zurück zu den ersten richtungweisenden Jahren der Gesellschaft, als unter dem Dreigestirn ROKITANSKY, SKODA und HEBRA die Wiener Medizinische Schule des 19. Jahrhunderts weltweit führend geworden ist. ROKITANSKY und HEBRA waren Präsidenten der Gesellschaft. ARZT selbst aber hat sich, wie einst SKODA, um Bestand und Leitung der Gesellschaft größte Verdienste erworben.

# VII.
# ZU NEUEN HÖHEN
# DIE ZEIT VON 1950–1963

Der Aderlaß, den das medizinische Wien durch die Ereignisse von 1938 bis 1945 hinnehmen mußte, war gewaltig. Durch Krieg, Verfolgung und Vertreibung waren tiefe Lücken in die Reihen der Ärzteschaft geschlagen worden. Auch die Stätten der Heilkunde lagen darnieder; Spitäler waren zerstört, an der medizinischen Fakultät fehlte es an Raum und Material, und moderne, wichtige Arzneimittel waren nur auf Schleichwegen zu ergattern. Ähnlich wie bei den zahllosen Bombenruinen, mußte auch hier erst mühsam der Schutt zur Seite geräumt werden, um Platz für den neuen Aufbau zu schaffen. Ab 1950 war es dann im wesentlichen soweit; am Anfang zögernd, später immer rascher fortschreitend, wurde nicht nur wieder der Anschluß an die internationale Medizin hergestellt, sondern es wurde, zumindestens in Teilbereichen, der Wiener Schule auch wieder eine gewisse Weltgeltung verschafft.

Es waren nicht mehr die großen, dominanten Persönlichkeiten alleine, die der Zeit ihren Stempel aufdrückten, sondern die vielen, jungen Ärzte, die in emsiger Arbeit, in Krankenzimmern und Operationssälen, in Laboratorien und Bibliotheken unzählige Daten und Ergebnisse sammelten; es waren die jungen Wissenschaftler, die jahrelang ins Ausland zogen, um den neuesten Stand der Medizin kennenzulernen und in die Heimat zurückzubringen. Wie ein Mosaik fügten sich diese Leistungen zu einem großen Ganzen. Der Wert dieser wissenschaftlichen Arbeit darf nicht nur am damaligen internationalen Standard gemessen werden, hierzu war der Aufholbedarf noch zu groß, sondern sie war die notwendige Grundlage für das weitere medizinische Handeln der Wiener Ärzte. Sie sorgte für das neue Selbstverständnis einer durch Krieg, Not und Besatzung gekennzeichneten jungen Medizinergeneration.

Der bedeutungsvolle Wandel, der in dieser Zeit vollzogen wurde, möge hier nur an einigen Beispielen demonstriert werden; etwa der zaghafte und nur auf große Zentren beschränkte Einsatz von ACTH und Cortison zur allgemein üblichen Steroidtherapie, die Etablierung der Antibiotikabehandlung, die Erforschung der Grundlagen der Chemotherapie maligner Tumoren, die Einführung der kurzwirkenden Muskelrelaxantien in Anästhesie und Intensivmedizin, die Entwicklung praktikabler Geräte zur Häemodialyse oder die Vorarbeiten zur Rhesusprophylaxe in der Geburtshilfe.

In den Programmen der wissenschaftlichen Sitzungen der Gesellschaft der Ärzte spiegelt sich der Werdegang dieser Neuerungen wider. Aber auch über die Geisteshaltung der damaligen Ärzteschaft, in die diese neuen Erkenntnisse eingebettet waren, geben sie Auskunft.

Jahr für Jahr soll hier nun das unserer Meinung nach Wichtigste hervorgehoben werden. Gelegentlich finden auch Irrwege Erwähnung, denn diese sind niemals als Schande zu deuten, sondern im Gegenteil, als wertvolle Beiträge beim Suchen nach neuem Wissen. Auch hier aus Platzmangel nicht berücksichtigte Arbeiten wurden von uns nicht als unwichtig zur Seite geschoben. Sie sind nur unserem subjektiven Ausleseverfahren zum Opfer gefallen, zu dem wir genötigt wurden.

Eines der großen Themen der hier abzuhandelnden Ära war die Etablierung der ACTH-Cortisonbehandlung. Mit seinem Vortrag „Erfahrungen über die Hypophysentherapie des Rheumatismus" leistete K. FELLINGER am 21. 4. 1950 einen wichtigen Beitrag zu dieser Entwicklung. Er berichtete vor allem über die Erfolge von Hypophysenimplantationen auf dieses Krankheitsbild. Ebenfalls über ein grundlegend neues Arzneimittel referierten am 30. 6. 1950 W. GAST und E. F. HUEBER in ihrem Beitrag „Über die Behandlung der Hypertension mit Hydergin". Den Wirkungsmechanismus dieses Gemisches hydrierter Mutterkornalkaloide auf den erhöhten Blutdruck, den man bis heute therapeutisch schätzt, konnte man sich, wie F. BRÜCKE in der Aussprache feststellte, damals nicht zufriedenstellend erklären. Trotz intensiver Forschung, ist auch in den seither vergangenen 35 Jahren keine pharmakologische Abklärung dieses hochdruckwirksamen Phänomens möglich gewesen.
Eine interessante Methode der Ulkusbehandlung stellte am 16. 6. 1950 V. KLARE vor. In seinem Vortrag „Physikalische Lokalbehandlung von Erkrankungen des Verdauungstraktes" berichtete er über die Therapie von Magen- und Darmgeschwüren mit Kurzwellenbestrahlung bei 188 Patienten. Die mittels einer Duodenalsonde durchgeführte Behandlung beseitigte in 70% der Fälle die Beschwerden. Die therapeutischen Möglichkeiten von Röntgenstrahlen wiederum waren Thema eines Referates von R. PAPE am 10. 11. 1950. Er untersuchte die experimentellen Grundlagen der Röntgenbehandlung in kleinsten Dosen. Bei einer Bestrahlung in der Stärke von 1–20 r beobachtete er eine Mitoseanregung, eine Resistenzsteigerung der Zellen und eine Erhöhung der Widerstandskraft gegen Infektionen. In der Diskussion stellte E. MAIER fest, daß die Röntgentherapie in kleinsten Dosen auch in der Karzinombehandlung erfreuliche Resultate liefern soll.
Lebhaft aufgenommen und diskutiert wurde der Erfolgsbericht von O. STEINHARDT über die erstmalig in Österreich durchgeführten Operationen an sogenannten „Blauen Kindern" mit angeborenen Angiokardiopathien am 12. 1. 1951; von den insgesamt 39 Operierten verstarben, trotz der Schwere der Eingriffe, nur 3 postoperativ.
Mit seinem Vortrag „Über psychische Hygiene" behandelte E. STRANSKY am 16. 2. 1951 ein zu dieser Zeit sehr heikles Thema. Er unterstrich zwei Aufgabengebiete dieser Fachrichtung, und zwar erstens die Obsorge um seelisch Gefährdete und zweitens den Schutz der seelisch Gesunden. Insbesondere galt seine Aufmerksamkeit den Gefahren der Großstadt, zu denen er die schlechten Wohnverhältnisse, den Lärm, Rast- und Ruhelosigkeit, Fehlen vernünftiger Erholungsmöglichkeiten, gesteigerte Verführung zum Mißbrauch von Genußgiften sowie physische und seelische Ansteckung durch „Ungesunde" zählte. Als besonders anfällig erschienen ihm die in die Stadt eingewanderte Landbevölkerung und die Hausdienstboten. Auch die modernen Arbeitsweisen, die statt Werkfreudigkeit, und damit Lustmomente, Unlust hervorrufen, schienen ihm geeignet, die seelische Gesundheit zu beeinträchtigen. Problematisch wurde dann seine Propagierung von eubiotischen und eugenischen Prinzipien, die, ungeachtet seiner Forderung, daß diese „natürlich gründlich von den entsetzlichen Schlacken der früheren Ära gereinigt gehören", als außerst bedenklich eingestuft werden müssen.
Mit welch großen Problemen die Gesellschaft in diesen Jahren zu kämpfen hatte, ersieht man aus dem Bericht des Bibliothekars. 1950/51 standen zur Erhaltung dieser wichtigen Institution überhaupt keine

finanziellen Mittel zur Verfügung. Es konnte keine einzige zusätzliche Zeitschrift oder Monographie bestellt werden, und auch die Verlängerung bestehender Abonnements war in Frage gestellt. Doch der flammende Appell der Bibliothekarin I. Weis an Mitglieder und Öffentlichkeit hatte Erfolg; in den kommenden Jahren konnte jeweils soviel Geld aufgetrieben werden, daß der Bestand und der notwendige Zuwachs gesichert waren.

## 1951/52

Einer der wenigen Männer, die noch sämtliche Zweige der Chirurgie ihrer Zeit beherrschten und auf allen Gebieten Spitzenleistungen vollbrachten, Professor K. H. Bauer aus Heidelberg, hielt im Anschluß an die Jahreshauptversammlung 1950/51 den Festvortrag zu dem Thema „Über den heutigen Stand des Krebsproblems". Diesem großen Krebsforscher war es auch zu verdanken, daß die österreichische Gesellschaft für Erforschung und Bekämpfung der Krebskrankheiten von der Deutschen Stiftung für Krebs- und Scharlachforschung eine erhebliche finanzielle Beihilfe erhielt, die ganz wesentlich zum wissenschaftlichen Aufbau der Wiener Tumorforschung beigetragen hat.
Von besonderer Bedeutung im wissenschaftlichen Programm des Vereinsjahres war das Problem der Toxoplasmose. 5 Jahre nach der erstmaligen in vivo Entdeckung des Parasiten in Europa, nachdem bereits insgesamt 550 wissenschaftliche Arbeiten zu diesem Thema erschienen waren, faßte am 5. 10. 1951 der Schweizer Gast F. Bamatter die neuen Gesichtspunkte zu dieser Krankheit zusammen. In seinem „Bericht über ein Jahr Toxoplasmoseforschung" unterbreitete O. Thalhammer die Ergebnisse der von ihm in dieser Zeit in Wien durchgeführten 1289 serologischen Untersuchungen (13. 4. 1951). Der hierbei verwendete Stamm RH wurde von Sabin selbst zur Verfügung gestellt. Thalhammer hat sich auch weiterhin intensiv mit dieser Parasitose beschäftigt, mit dem Erfolg, daß die Toxoplasmoseuntersuchung 1975 in die Schwangerenvorsorge gesetzlich aufgenommen wurde. Die pathologische Wichtigkeit dieser Krankheit wird uns gerade heute, in Zusammenhang mit dem AIDS-Problem, eindringlich vor Augen geführt. In der Aussprache zu obigem Vortrag dokumentierte die Bemerkung von A. Pillat, daß es aus Geldmangel nicht möglich sei, die zum Toxoplasmennachweis notwendigen Tierversuche durchzuführen, die damals noch höchst triste Situation in der medizinischen Forschung. Am selben Abend berichtete Pillat auch noch über mögliche ophthalmologische Komplikationen bei dieser Krankheit.
Anläßlich der Diskussion des Beitrages von F. Brücke „Über Curare und neuere Curareersatzpräparate" (14. 12. 1951) stellte O. Mayrhofer das von ihm in heroischen Selbstversuchen erprobte und von der Chemie Linz hergestellte Lysthenon vor. Dieses kurzwirkende Muskelrelaxanz ist aus der modernen Anästhesie nicht mehr wegzudenken.
Die großen Fortschritte in der Antibiotikatherapie führen nun auch dazu, daß früher häufig tödlich verlaufende Infektionskrankheiten ihren Schrecken verlieren. In dem Vortrag „Ein Beitrag zur Anwendung des Chloromycetins und des Aureomycetins bei den durch den Ebertschen Bazillus hervorgerufenen Erkrankungsprozessen" präsentiert G. Holler am 30. 4. 1951 die praktisch bis heute gültige, höchst effektive Therapie des Typhus abdominalis mit 3 g Chloramphenicol täglich. Aber die mit diesen neuen Arzneimitteln auftretenden Komplikationen beginnen die anfängliche Euphorie nun auch zu dämpfen. Mit ihrem Bericht „Allergische Zustandsbilder bei Penicillinanwendung" zeigten

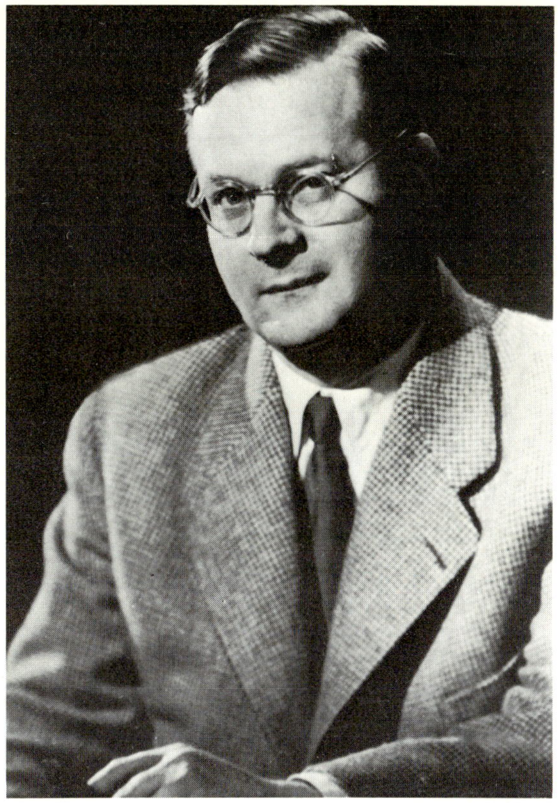
*Franz Theodor Brücke (1908–1970). Photographie*

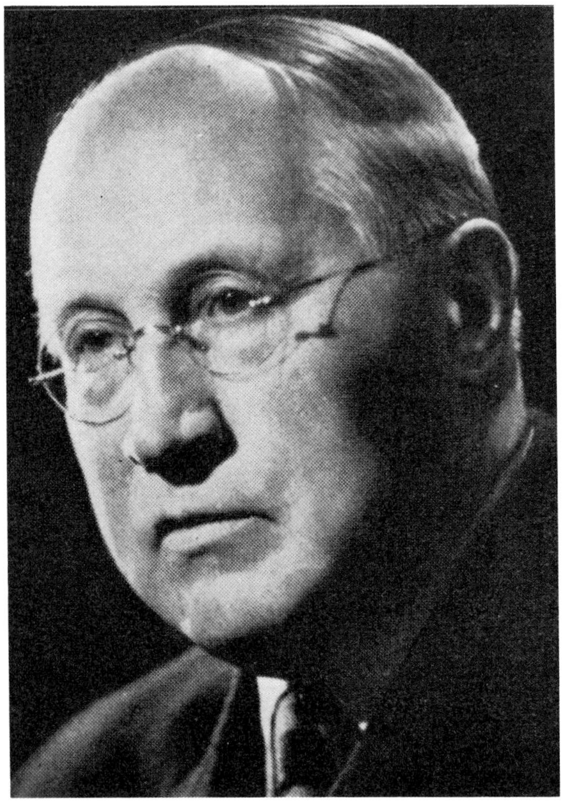

*Karl Kundratitz (1889–1975). Photographie, um 1958*

G. Holler, L. Kumer, G. Kollert und O. Köpf am 8. 6. 1951 die Gefahren dieses Antibiotikums auf. Sie regten an, von der damals hochaktuellen, aber auch höchst sensibilisierenden Anwendung des Penicillins in Aerosolform abzugehen. Sie stellten auch fest, daß unter Umständen bereits eine Pilzkrankheit in der Anamnese genüge, um schon bei der ersten Penicillinverabreichung eine gefährliche allergische Reaktion auszulösen.

V. Lachnit beklagt am 15. 2. 1952 in seinem Vortrag „Neues aus der Klinik der Berufskrankheiten" die schlechten therapeutischen Möglichkeiten bei den gewerblichen Vergiftungen und fordert verstärkte Anstrengungen auf diesem Gebiet. Zufrieden äußerte er sich über die diesbezüglichen prophylaktischen und diagnostischen Fortschritte. Ein für die kommenden Jahre wichtiges Kapitel behandelten am 16. 11. 1951 P. Speiser und H. Kölbl in ihrem Referat „Theorie und Klinik des Rhesusfaktors".

Aus heutiger Sicht ungewöhnlich waren die Ausführungen von A. Solé am 27. 4. 1951 über die „Parenterale Muttermilchtherapie und -prophylaxe". Seine Versuche, auf diese Art Blutungsneigungen sowie die Chorea minor zu behandeln und prophylaktisch Masernepidemien zu bekämpfen, reichten bis in das Jahr 1931 zurück. Die erfolgreiche Behandlung der Chorea minor durch tägliche i. m. Injektion von 15 ccm Muttermilch durch 15 Tage bestätigte auch K. Kundratitz in der lebhaft geführten Diskussion.

Als einen bedeutenden Beitrag für die Chirurgie würdigte W. Denk den Vortrag von H. Hajek „Zur Anatomie der menschlichen Lunge unter besonderer Berücksichtigung der Funktion" (7. 12. 1951), in dem eindrucksvoll bewiesen wurde, daß die Anatomie nach wie vor in der Lage ist, für die Chirurgie praktisch bedeutsames Wissen beizusteuern.

Aus seiner 10jährigen Tätigkeit als Leiter der Hautklinik in Ankara berichtete A. Marchionini (München) am 11. 5. 1951 und unterstrich dabei die Bedeutung von Klimatologie, geographischer Pathologie und Ethnographie als Hilfswissenschaften der Dermatologie. Anläßlich des 100. Geburtstages von E. Fuchs würdigte am 20. 6. 1951 A. Pillat die Verdienste der Wiener Schule um die Augenheilkunde. Einen weiteren glänzenden historischen Beitrag lieferte am 8. 2. 1952 N. Jagić mit seinem Vortrag: „Entwicklung der Diagnostik", in dem er, von der Entdeckung Auenbruggers ausgehend, unter anderem über die Errungenschaften von Skoda, Nothnagel, Noorden, Chvostek bis Landsteiner berichtete.

Die damalige politische Situation spiegelte die gemeinsame, außerordentliche Sitzung mit der „Gesellschaft zur Pflege der kulturellen und wirtschaftlichen Beziehung zur Sowjetunion" anläßlich der österreichisch-sowjetischen Freundschaftswoche wider. Bei dieser Veranstaltung wurden auch zwei Filme gezeigt: einer über die Hornhauttransplantation nach Filatow und einer über die Pellagra.

*Nikolaus Jagić (1875–1956) mit Geige – bei einem Musikabend in Tulbing im Hause Dr. Grüllemeyer; links vorne seine Frau. Photographie, um 1950*

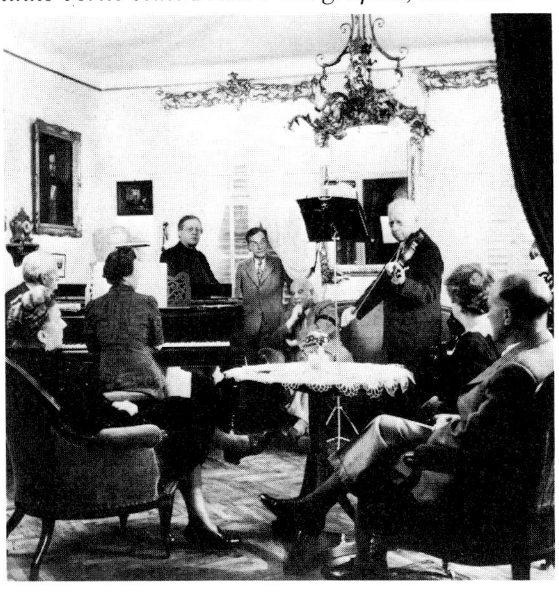

## 1952/53

Auch in diesem Vereinsjahr wurde eine gemeinsame Sitzung mit der „Gesellschaft zur Pflege der kulturellen und wirtschaftlichen Beziehungen zur Sowjetunion" abgehalten, bei der ein interessanter Film über eine Apparatur zur Gefäßnaht gezeigt wurde. Den Abschluß bildete eine Würdigung des großen russischen Chirurgen Pirogow durch L. Schönbauer.

Der Höhepunkt der Jahreshauptversammlung 1952/53 vom 27. 3. 1953 war die feierliche Überreichung der Billroth-Medaille an W. Denk und H. Finsterer. In seinem Elogium beschrieb L. Schönbauer die Lebenswege der beiden und würdigte ihr Werk mit den Worten: „Wenn Wien heute in der Anästhesie, der Thoraxchirurgie ebenbürtig anderen Zentren der Medizin ist, wenn es in der Abdominalchirurgie immer führend blieb, wenn es anfängt, wieder das blaue Band zu erringen und ein Mekka der Medizin zu werden, so haben Finsterer und Denk überragendes Verdienst daran."

Den Festvortrag hielt R. Bieling zum Thema „Systematische und ätiologische Untersuchungen auf dem Virusgebiet". Er berichtete dabei unter anderem über die Arbeiten des Hygiene-Institutes der Universität Wien auf dem Gebiet der Meningoencephalitis erregenden Viren, die 1965 mit dem virusbedingten Tod von H. Moritsch ein vielversprechendes Forscherleben jäh beendeten.

Der Chirurgie waren mehrere Abende gewidmet, an denen sich auch die beiden neuen Billroth-Medaillen-Träger persönlich zu Wort meldeten. Am 4. 4. 1952 sprachen W. Denk und R. Kühlmayer zum Thema „30 Jahre chirurgische Behandlung der Lungentuberkulose", ein damals noch großes Aufgabengebiet der Thoraxchirurgie, das heute praktisch bedeutungslos geworden ist, und am 14. 11. 1952 H. Finsterer und E. E. Reimer über „Klinische Beobachtungen nach totaler Entfernung des Magens", ein Eingriff, der durch die Folsäure- und B-12-Substitution von einer Notoperation mit 57%iger Mortalität zu einer durchaus akzeptablen Therapie hochsitzender Karzinome wurde.

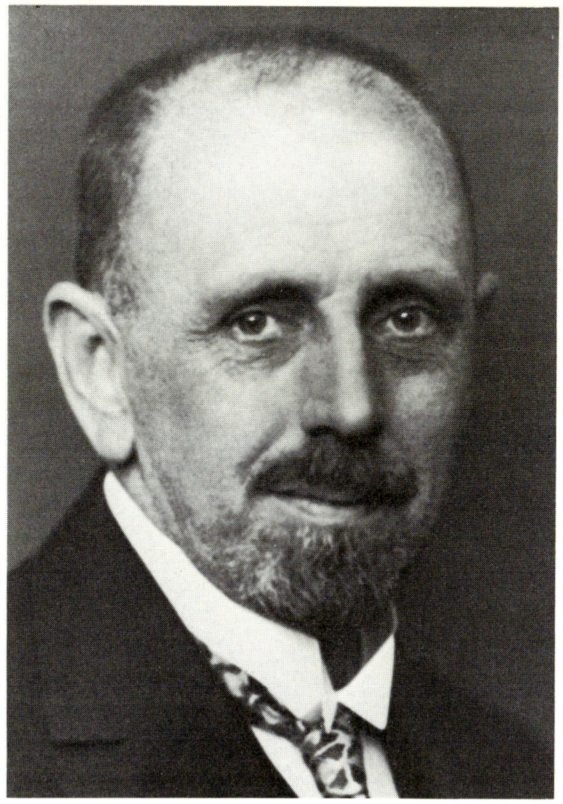

*Hans Finsterer (1877–1955). Photographie*

O. Novotny schlägt am 12. 12. 1952 in seinem Vortrag „Histologisches und Technisches zur Epiglottisexstirpation wegen Karzinom" eine möglichste Schonung der Stimmbänder vor, um Depressionen durch den Verlust der normalen Sprache vorzubeugen. Ein solches Vorgehen sei seiner Meinung nach durchaus gerechtfertigt, da diese Krebse keine Ausbreitungstendenz gegen die Stimmbänder hin zeigen. Ein weiteres wichtiges Kapitel im Kampf gegen den Krebs behandelte H. Zacherl am 20. 2. 1953. Mit seinen Ausführungen „Die Bedeutung der Zytologie in der Frauenheilkunde" empfahl er dem Auditorium die Färbung nach Papanicolaou als unentbehrlich für die Vorsorge des Gebärmutterhalskrebses.

Mit einer Fragebogenaktion und Stammbaum-Erhebungen versuchte L. Schönbauer, wie er in seinem Vortrag „Zur Biologie des Karzinoms" am 5. 12. 1952 darlegte, familiäre Häufungen bei den Krebskrankheiten festzustellen. Es ergab sich eine signifikante Belastung bei den Nachkommen von Patienten mit Frühkarzinomen, nicht jedoch bei solchen mit „Alterskrebsen". Da die Transfusionstherapie als wichtigste Behandlungsmaßnahme bestand, stellte Schönbauer die Frage zur Diskussion, ob nicht Spenderblut aus vorbelasteten Familien durch einen möglicherweise vorhandenen Stimulus gegen Krebskrankheiten günstiger wäre, als Blut aus gesunden Familien.

*Hans Moritsch (1924–1965) hinter dem Rednerpult während seiner Antrittsvorlesung am 29. Mai 1962. Photographie*

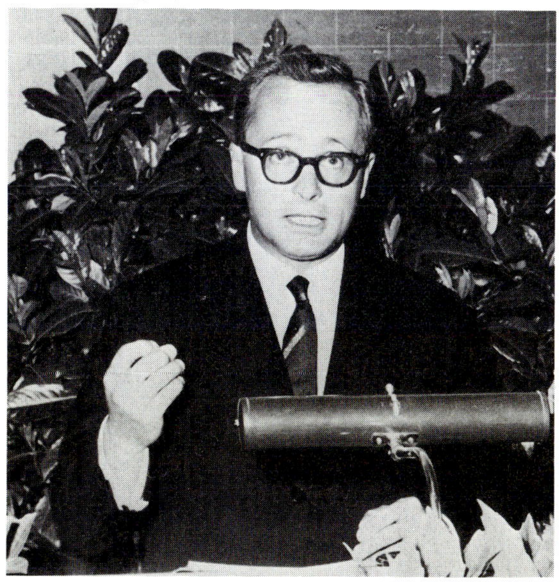

R. Chwalla mußte sich am 18. 3. 1952 anläßlich seines Referates „Zur klinischen Pathologie der Nebennieren. Die hypercorticoadrenalen Erkrankungen" die herbe Kritik Laudas gefallen lassen. Dieser bemängelte in scharfen Worten, daß Chwalla nur mit subjektiven Eindrücken argumentiert hätte, ohne die neuen Ergebnisse der Hochdruckforschung zu berücksichtigen. Er schloß seine Kritik mit den Worten, solche Ergebnisse könnten „in unserer Gesellschaft als wissenschaftliche Beweisstücke nicht gelten".

In dem von K. Fellinger im Namen des Auditoriums hochgelobten Vortrag von H. Selye „Die Adaptionskrankheiten – Forschungsergebnisse und Probleme" vom 20. 6. 1952 berichtete der Autor über krank-

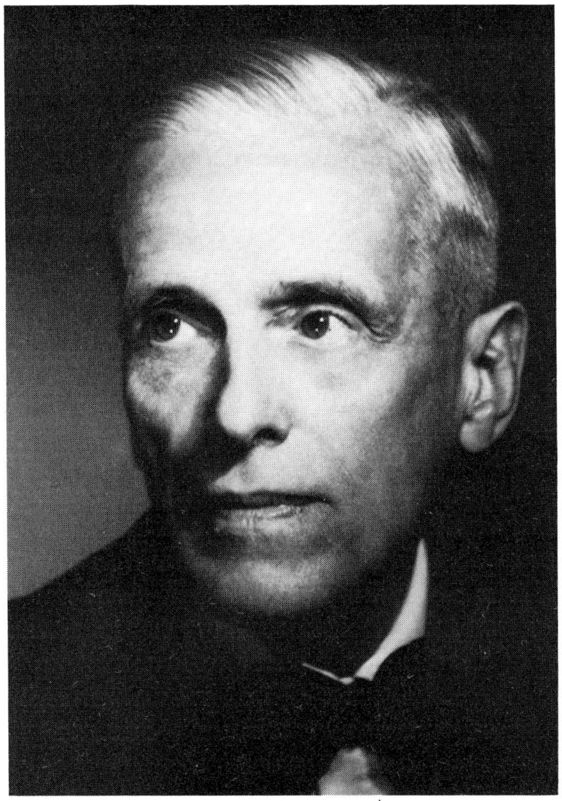

*Hans Zacherl (1889–1968). Photographie*

hafte Streß-Reaktionen des Organismus und warnt vor einer einseitigen, auf Organbetrachtung beschränkten Beurteilung dieser pathologischen Phänomene. Es sollte sich vielmehr jeder Arzt bemühen, die allgemein „pathogenetische" Situation zu erfassen und zu behandeln. J. AIGINGER stellte am 10. 10. 1952 seine neue „Biologische psychotherapeutische Technik" vor, mit der er vor allem bei den Organneurosen gute Erfolge erzielte.

## 1953/54

Der Festvortrag wurde in diesem Jahr wohl von dem prominentesten Wissenschaftler gehalten, der während des Berichtszeitraumes vor der Gesellschaft gesprochen hat: Nobelpreisträger Sir Henry DALE. Den berühmten Pharmakologen und Physiologen verband mit Österreich vor allem seine Freundschaft und seine enge Zusammenarbeit mit dem Nobelpreisträger Otto LOEWI, der 1938 unter unglaublichen Demütigungen seine Wirkstätte an der Grazer Universität verlassen mußte. DALES Thema „Reizübertragungen durch chemische Mittel im ganzen Nervensystem" stellte sozusagen ein Resümee seiner wissenschaftlichen Lebensarbeit dar.
Ebenfalls ein ausländischer Gast, A. JORES aus Hamburg, streifte mit seinen Ausführungen „Hormone und Psyche" am 20. 11. 1953 diese neuen Konzepte der Physiologie, die mit ihren Transmitter- und Mediatorenstoffen eine Anlehnung an die alte Säftelehre erkennen lassen. Eindrucksvoll wie immer beleuchtete V. E. FRANKL am 26. 6. 1953 in seinem Vortrag „Angst und Zwang" neurotische Angstzustände. Besonders seine Formulierung von der Erwartungsangst vor der Angst zeigte, unter welchem Druck diese Kranken leben müssen.
Die von ihm entwickelte intraarterielle Dauerinfusion bei Durchblutungsstörungen stellte F. KAINDL am 9. 10. 1953 in seinem Referat „Zur Diagnose und Therapie von Gefäßerkrankungen" dem Auditorium vor. Hiermit wurde der praktische Wert der von DALE und LOEWI entdeckten Neurotransmitter überzeugend bewiesen.
„Klinische Erfahrungen mit Cortison und ACTH in der Dermatologie" demonstrierte am 9. 4. 1954 S. TAPPEINER. Wegen der enorm hohen Kosten dieser Hormonpräparate in der damaligen Zeit konnten seit dem Beginn des Cortisoneinsatzes an der Hautklinik im November 1951 insgesamt nur 37 Fälle damit behandelt werden. Neben der großartigen Bedeutung bei lebensbedrohlichen Zuständen unterstrich TAPPEINER die belastenden Nebenwirkungen der Steroide und warnte berechtigt vor einer kritiklosen Anwendung dieser potenten Substanzen.
Den Versuch einer neuartigen spezifischen Behandlung der Poliomyelitis mit Antikörpern, die aus Ganglienzellen und grauer Rückenmarksubstanz gewonnen wurde, besprach H. KOCH am 22. 5. 1953. Da nur von insgesamt 5 damit durchgeführten Behandlungen berichtet wurde und auch nur unzureichendes experimentelles Material vorlag, reagierte das Auditorium, allen voran R. BIELING, skeptisch und forderte berechtigt weitere Untersuchungen, bevor dieses Verfahren tatsächlich am Menschen angewendet werden dürfe.
Am 16. 11. 1953 wurde, wie schon in den vergangenen Jahren, eine außerordentliche Sitzung gemeinsam mit der österreichisch-sowjetischen Gesellschaft anläßlich der österreichisch-sowjetischen Freundschaftswochen abgehalten. Bei dieser Gelegenheit sprach A. PALLADIN, Präsident der ukrainischen Akademie der Wissenschaften, über „Neue Ergebnisse auf dem Gebiet der Biochemie des Gehirns".

Zur Feier des 150. Geburtstages von C. von Rokitansky am 19. 2. 1954 veranstaltete die Gesellschaft gemeinsam mit der Akademie der Wissenschaften eine Gedenksitzung. L. Schönbauer würdigte zu diesem Anlaß die Bedeutung Rokitanskys für die Zweite Wiener Schule und H. Chiari den Einfluß der Untersuchungen dieses großen Pathologen auf die moderne Medizin.

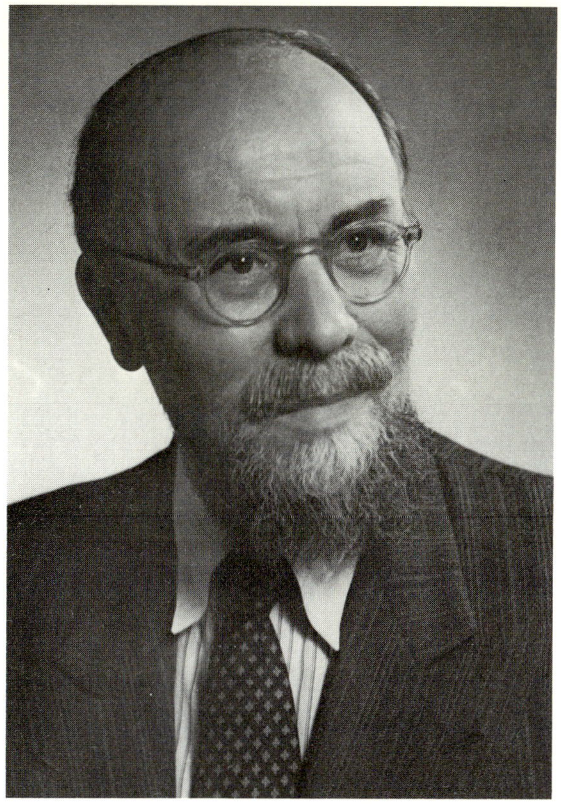

*Richard Bieling (1888–1967). Photographie*

## 1954/55

Bei der Jahreshauptversammlung wurde mit O. Novotny ein neuer Erster Sekretär gewählt. Er folgte A. Wiedmann nach, der 10 Jahre lang, seit dem Wiederbeginn 1945, der Gesellschaft in dieser Funktion gedient hatte. In seinem letzten Bericht über das abgelaufene Vereinsjahr hat Wiedmann mit der bisherigen Praxis, der mehr oder weniger kommentarlosen Wiedergabe der Namen aller Vortragenden, gebrochen und ausgewählte Beiträge besonders gewürdigt. Es möge hier nun dieser Teil seines Berichtes wörtlich zitiert werden:
„Im Rahmen der ordentlichen wissenschaftlichen Sitzungen veranstaltete das Institut für gerichtliche Medizin einen Abend anläßlich des 150jährigen Bestehens des Institutes. Herr Fritz Reuter sprach über die Geschichte der gerichtlichen Medizin in Wien und überreichte eine von ihm verfaßte Denkschrift. Herr Schwarzacher machte eine Mitteilung über Gegenwartsprobleme der gerichtlichen Medizin. Herr Wölkart a. G. demonstrierte Spuren des verletzenden Werkzeuges und Herr Franz X. Mayer a. G. machte eine Mitteilung über Vergiftungen mit E 605. Den Festvortrag des Abends hielt Herr Laves, München, über neue Untersuchungsverfahren zur Beurteilung der Alkoholwirkung, insbesondere über den Cortison-Alkohol-Antagonismus.
Eine 2. wissenschaftliche Sitzung (21. Jänner 1955) war der Frage der Behandlung mit Antibiotika gewidmet. Nachdem Herr Chiari Darmveränderungen im Gefolge von Antibiotikabehandlungen demonstriert hatte und Herr Zischka eine Mitteilung unter dem Titel ‚Zur praktischen Bedeutung und Wertung von Antibiogrammen‘ machte, sprach Herr Brücke zur Toxikologie der Antibiotika. Die Diskussion zu diesem Abend, die sich noch auf die Sitzung vom 28. erstreckte, hat deutlich gezeigt, welches große Interesse solche Abende, die sich ausschließlich mit einer aktuellen Frage befassen, unter den Mitgliedern der Gesellschaft der Ärzte finden.
Am 23. April 1954 gedachte Herr Saxl in eindrucksvollen Worten des 100. Geburtstages von Adolf Lorenz. Am 10. Dezember erinnerte Herr Wiedmann daran, daß Herr J. H. Rille, Ehrenmitglied der Gesellschaft der Ärzte, an diesem Tag sein 90. Lebensjahr vollendet hat, und schließlich gedachte Herr Denk am 11. Februar 1955 des 100. Geburtstages von Gustav Riehl sen., ehem. Schriftleiters der Wiener klinischen Wochenschrift."
Soweit Wiedmann in seinem Jahresbericht. Er ließ es sich diesmal auch nicht nehmen, alle am Programm beteiligten Institute und Kliniken im einzelnen anzuführen. Zum Abschluß bedankte er sich über das Vertrauen der Gesellschaft in seine Arbeit und wünschte seinem Nachfolger O. Novotny viel Glück.
Von den übrigen Vorträgen, die in diesem Vereinsjahr gehalten wurden, sollen hier noch drei erwähnt werden. Am 16. 6. 1954 sprach M. A. Arafa aus Kairo über „Intestinale Bilharziosen". In der Aussprache hierzu erwähnte R. P. Königstein das leicht zu verkennende, appendizitisartige Bild einer frühen Bilharzia japonica-Infektion. Königstein ver-

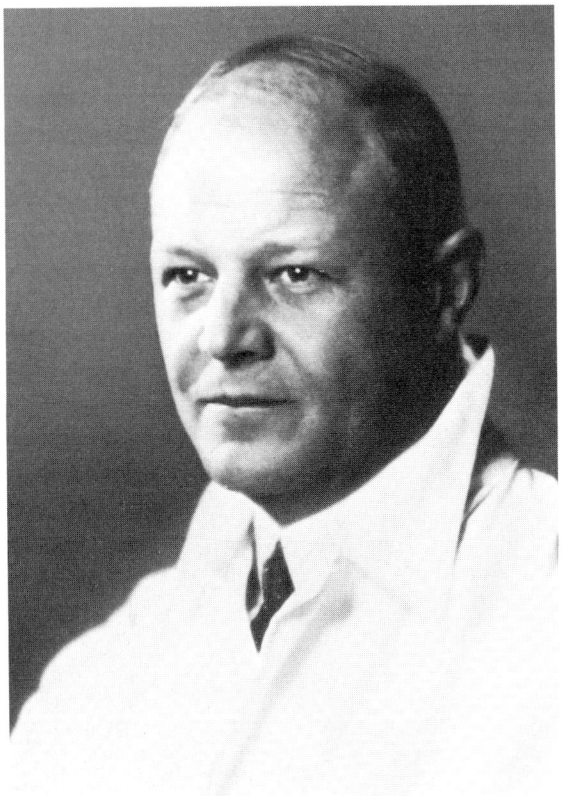

*Hermann Chiari (1897–1969). Photographie*

*Hugo Husslein (1908–1985). Photographie*

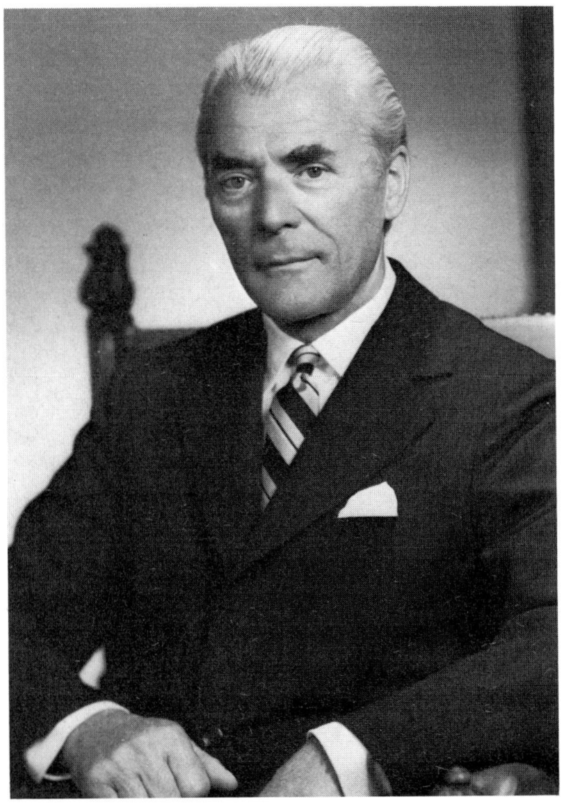

dient hier besondere Erwähnung, war er doch in Wien lange Zeit praktisch der einzige Tropenmediziner, der wegen seiner großen diesbezüglichen Erfahrung bei unzähligen Weltenbummlern hochgeschätzt war. Über die „Künstliche Niere" berichtete am 7. 5. 1954 H. Sarre (Freiburg), ein Beitrag, der trotz Ankündigung nicht gedruckt erschienen ist. In dem Referat „Neue Gesichtspunkte und Probleme der Antibiotikatherapie" bezweifelte A. Zink (Zürich) am 12. 11. 1954 eine nennenswerte Resistenzentwicklung, etwa auch der Gonokokken, gegen die Tetracycline, eine Einschätzung, die sich leider als falsch herausgestellt hat.

## 1955/56

In diesem Jahr verstarben unter anderem die beiden prominenten Mitglieder der Gesellschaft L. Arzt, langjähriger Schriftleiter der Wiener klinischen Wochenschrift, und H. Finsterer, Träger der Billroth-Medaille 1953. Wie üblich wurde durch den Präsidenten und den Ersten Sekretär zum Gedenken an die Verstorbenen am Ehrenmal ein Kranz niedergelegt.
Das wissenschaftliche Leben war in diesem Vereinsjahr überaus reich. Insgesamt wurden 34 Sitzungen abgehalten. Ein besonderer Höhepunkt war die vom 1. April 1955, in der ein Überblick über die Poliomyelitis gegeben wurde. Den damals aktuellen Stand beleuchteten Beiträge von R. Bieling, H. Chiari, Ph. Erlacher, E. Hoff, G. Hofmann und K. Kundratitz. In der Aussprache dankte A. Gisel im Namen des Roten Kreuzes dem Ministerium für soziale Verwaltung für die an diesem Tage erfolgte Übergabe von 20 Polyomat-Beatmungsapparaten.
Ein weiterer Höhepunkt des wissenschaftlichen Programmes war der Abend vom 28. Oktober 1955, der dem Gedenken der Gründung der Vereinten Nationen gewidmet war. H. Vetter sprach hierbei über „3-Jahres-Erfahrung mit der Radiogoldbehandlung der chronischen Myelose" und K. Fellinger über das auch heute hochaktuelle Thema „Medizinische Probleme um die Anwendung der Atomenergie". Leider ist auch von diesem Vortrag der angekündigte Druck nicht erfolgt. Den Abschluß des Festabends bildete die Vorführung des Films „Atomkraft im Dienste der Menschheit".
Lebhaft diskutiert wurde der Vortrag von O. Steinhardt, W. Lorbek und P. Weil: „Die Mitralstenose und ihre chirurgische Behandlung" (20. 5. 1955). Einerseits wurden etwa von L. Slapek oder H. Thaler die Erfolge der Chirurgen überschwänglich gelobt, andererseits etwa von D. Zimmermann-Meinzingen eine zurückhaltende Indikationsstellung zur Operation gefordert und vor übertriebenem prognostischem Optimismus gewarnt. Über die Wichtigkeit der Antibiotika in der Chirurgie berichtete am 14. 11. 1955 H. Kunz. Entgegen der Ansicht der Böhler-Schule plädierte er für deren prophylaktische Anwendung bei schwersten Verletzungen, etwa bei offenen Oberschenkelfrakturen.
Über die Rolle des Gynäkologen bei der Frühdiagnose der Nebennierendysfunktionen sprachen am 7. 10. 1955 H. Husslein und E. Schüller. Sie betonten dabei die Wichtigkeit von Hormonbestimmungen aus dem Harn.
Den Zusammenhang zwischen Verkehrsunfällen und Blutalkoholgehalt erläuterte am 18. 11. 1955 L. Breitenecker dem Auditorium. Angesichts der steigenden Verkehrsdichte und der Zunahme der alkoholinduzierten Verkehrsunfälle forderte er eine kompromißlose Kontrolle des Alkoholspiegels von Unfall-Lenkern. Außerdem vertrat er die

Ansicht, daß die damalige Grenze von 1 Promille bei schlechten Verkehrsbedingungen zu hoch sei, da die dabei erforderliche erhöhte Aufmerksamkeit mit diesem Grad der Alkoholisierung nicht mehr erbracht werden kann.
Zusammen mit E. RINGEL besprach am 10. 6. 1955 H. HOFF Behandlung und Verhütung des Selbstmordes. Als Untersuchungsgrundlage dienten jene 882 Patienten, die im Jahre 1954 wegen Selbstmordversuches in die Klinik der Vortragenden eingeliefert wurden.
Am Schluß seines Berichtes bittet der Sekretär noch alle Mitglieder der Gesellschaft, ihre neuen Erkenntnisse doch nicht unbedingt bei ausländischen Kongressen vorzustellen, sondern, auch wenn es ad personam nicht so vorteilhaft erscheint, dies im Rahmen des wissenschaftlichen Programmes zu tun, um die große medizinische Tradition dieser altehrwürdigen Institution fortzusetzen.
Außerdem dankte er dem Leiter des Bauausschusses, L. SCHÖNBAUER, für seine großen Bemühungen, Geld für die Renovierung des Billroth-Hauses zu beschaffen. Es konnte jedenfalls in diesem Jahr bereits die Installation einer neuen Heizung in Auftrag gegeben werden.

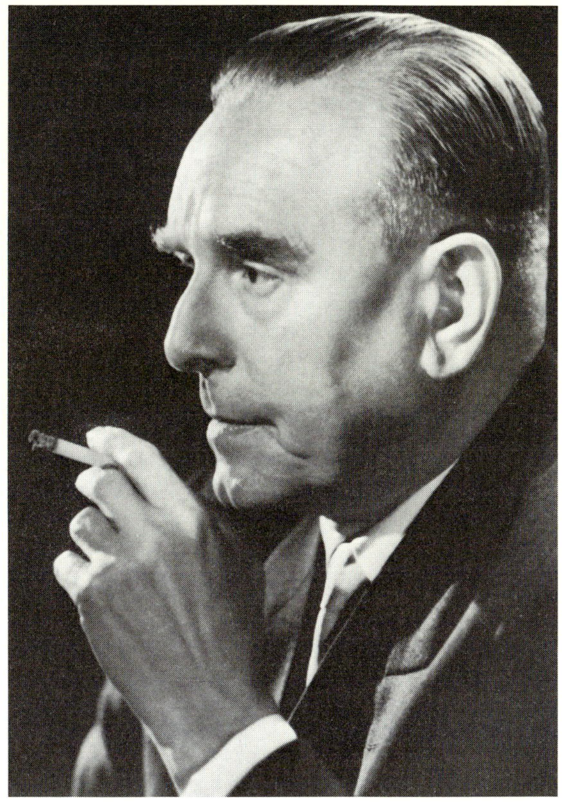

*Leopold Breitenecker (1902–1981). Photographie*

## 1956/57

Wie jedes Jahr wurde zu Beginn der Jahreshauptversammlung der im Berichtszeitraum verstorbenen Mitglieder der Gesellschaft gedacht. Neben dem Ableben der beiden Ehrenmitglieder B. BREITNER und J. H. RILLE mußte unter anderem auch der Tod des Vaters unseres heutigen Präsidenten, H. SPITZY, beklagt werden.
Erstmals seit dem Krieg hatte die Gesellschaft wieder mehr als 700 Mitglieder; trotzdem war sie noch weit entfernt von den über 1000 der Zeit vor 1938. Ein Höhepunkt der Hauptversammlung war der Bericht von L. SCHÖNBAUER über den Abschluß der Renovierungsarbeiten am Billroth-Hause. Den Ausgaben von 1,001.983,41 öS standen Einnahmen und Spenden zu diesem Zweck in der Höhe von 1,083.168,80 gegenüber. Dank des großen persönlichen Einsatzes von SCHÖNBAUER, der sich intensiv mit der Aufbringung dieser Mittel beschäftigte, konnten diese dringend notwendigen Erneuerungen in kürzester Zeit durchgeführt werden. Die Enthüllung der Erinnerungstafel für diese Renovierungsarbeiten, mit dem Wortlaut „Im Jahre 1956 wurde dieses Haus unter dem Präsidium von Dr. W. DENK durch den Bauausschuß unter Dr. L. SCHÖNBAUER auf Grund der Beiträge der Mitglieder und Spenden von Förderern renoviert und ausgebaut“, kann als Zeichen für den Neuanfang unseres unabhängigen Österreichs und der Konsolidierung der Wiener Ärzteschaft nach dem Zweiten Weltkrieg gelten.
Den Festvortrag der Jahreshauptversammlung 1956 hielt noch das Ehrenmitglied B. BREITNER zum Thema „Jubiläum einer Wiener Hypothese“, wobei er die von ihm schon im Jahre 1911 vor der Gesellschaft der Ärzte vorgetragene Auffassung von der Speicherung des Schilddrüsenhormons im Kolloid einer historisch kritischen Betrachtung unterzog. Wenige Tage später, am 28. 3. 1956, beendete der Tod dieses ärztliche Forscherleben.
Weiters wurden insgesamt 30 Vorträge gehalten, unter anderem von den ausländischen Gästen W. MÖLLER, E. UNDRITZ, H. KOCH, W. JADASSOHN und M. BLEULER. Letzterer wurde, gemeinsam mit W. DENK und Leopold SCHÖNBAUER, in diesem Vereinsjahr zum Ehrenmitglied der Gesellschaft ernannt. In seinem Beitrag beschäftigte er sich mit dem Zusammenhang von Endokrinologie und Psychiatrie, einem Thema, das mit den

*Burghard Breitner (1884–1956). Photographie*

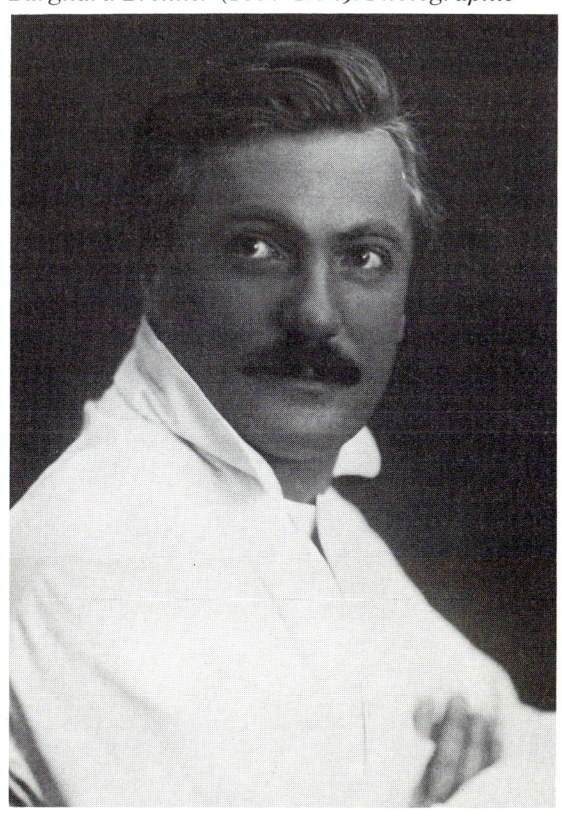

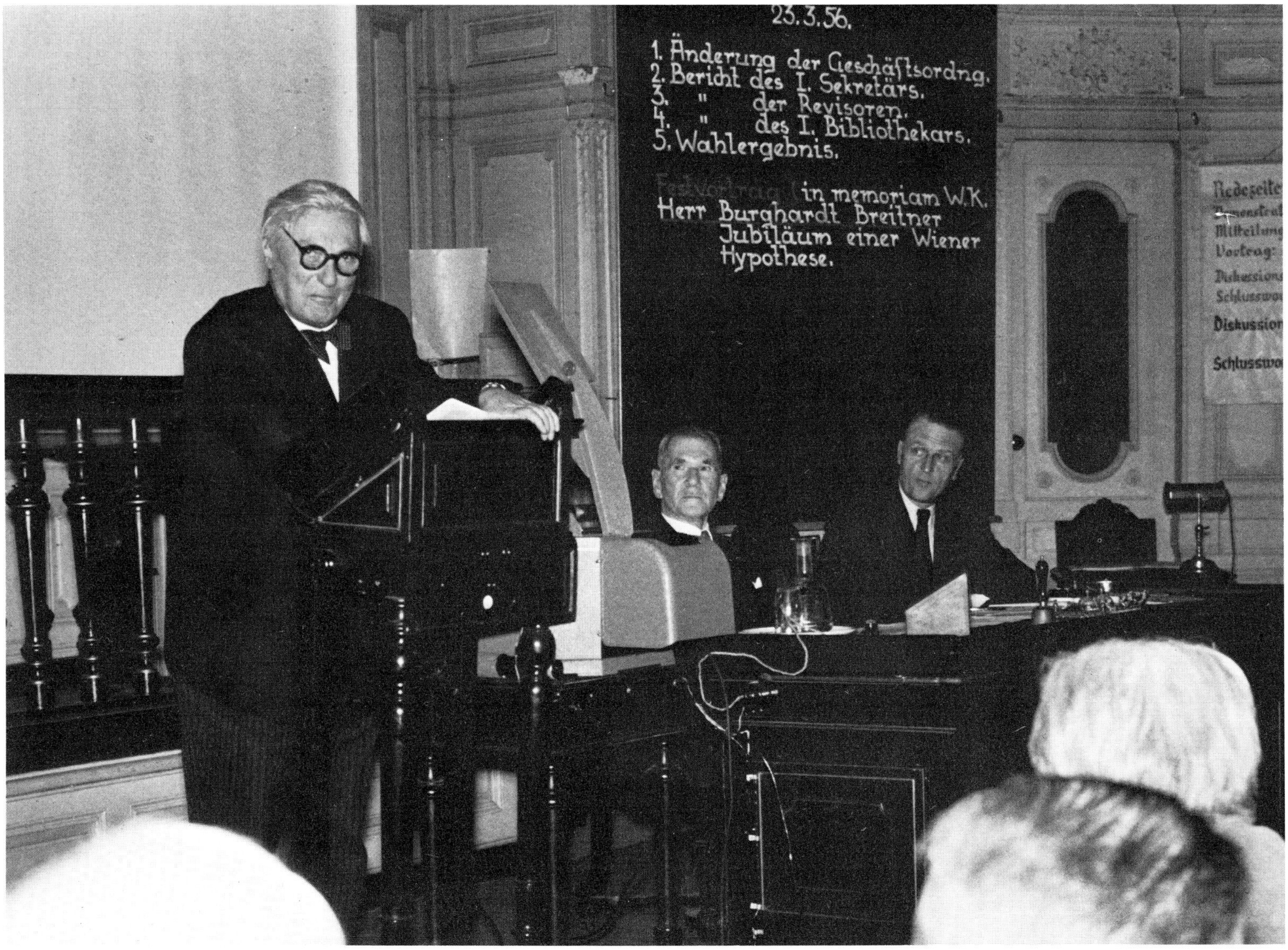
23.3.56.
1. Änderung der Geschäftsordng.
2. Bericht des I. Sekretärs.
3. " der Revisoren.
4. " des I. Bibliothekars.
5. Wahlergebnis.
in memoriam W.K.
Herr Burghardt Breitner
Jubiläum einer Wiener
Hypothese.

*Sitzung der Gesellschaft der Ärzte am 23. März 1956. Am Rednerpult Burghard Breitner, rechts von ihm Wolfgang Denk und Otto Novotny. Photographie*

Endorphinforschungen in unseren Tagen einen vorläufigen Höhepunkt erfährt (8. März 1957).

Von den inländischen Vortragenden wäre besonders G. SALZER mit seiner Zusammenfassung der Ergebnisse der Ulcuschirurgie der Klinik Denk zu erwähnen. Von den 2488 zwischen 1933 und 1954 operierten Patienten wurden 88% vollständig beschwerdefrei und arbeitsfähig, 9% hatten gelegentlich leichte Beschwerden und nur 3% waren in ihrer Arbeitsfähigkeit eingeschränkt oder mußten berentet werden. Auch in volkswirtschaftlicher Hinsicht ein eindrucksvoller Erfolg (4. Mai 1956). Am 27. April 1956 brachte I. LEODOLTER eine „Übersicht über Magenkrebsfälle der medizinischen Abteilung der letzten 5 Jahre". Sie stellte dabei fest, daß auf die Überlebensdauer die Faktoren Alter, Symptomatik und soziale Verhältnisse keinen Einfluß haben, sondern nur die Länge der Anamnese und die angewandte Opertionstechnik für die Prognose ausschlaggebend seien. Zukunftsweisend war auch der Vortrag von C. STEFFEN über das Problem der Autoaggression vom 1. Juni 1956. Einen interessanten Aspekt behandelte R. BAUER am 25. Januar 1957 mit dem „sogenannten Zufall" in der Forschung, wobei er zu dem Ergebnis kommt, daß nur durch Können und Vorbildung die Zeichen richtig erkannt werden können; ein Standpunkt, der in der Aussprache auch von L. Schönbauer lebhaft geteilt und mit Beispielen aus der Chirurgie belegt wird. L. Prokop sprach über Dopingprobleme im Sport, ein nach wie vor aktuelles Thema (1. März 1957), und K. Fellinger berichtete am 15. März 1957 über den klinischen Einsatz der Ultrazentrifuge, wobei er deren Wichtigkeit für die Zukunft bei der Diagnose von Eiweiß- und Stoffwechselstörungen richtig erkannte.

Wohl die, langfristig gesehen, wichtigste Mitteilung in diesem Jahr war die von B. Watschinger, in der er seine, mit Kolff zusammen in Cleveland, Ohio, entwickelte künstliche Niere vorstellte. Erstmals war es damit möglich, tatsächlich routinemäßig Haemodialysen durchzuführen.

Die Mitteilung von F. Wewalka „Die intraperitoneale Glutamintherapie des Koma hepaticum" vom 23. 11. 1956 leitete den Werdegang dieses Forschers zum weithin bekannten Hepatologen ein; unter tragischen Umständen forderte diese wissenschaftliche Leidenschaft sein Leben, 1980 verstarb er an den Folgen einer Hepatitis B, die er sich bei seiner Tätigkeit zugezogen hatte.

Neben diesen Vorträgen wurden auch 103 Mitteilungen und Demonstrationen gehalten. An einigen Abenden wurden ausschließlich bestimmte Themen behandelt: Am 27. April und 4. Mai diskutierte man das Ulcusproblem aus chirurgischer und internistischer Sicht, am 14. Dezember hat eine Besprechung über den therapeutischen Einsatz der Antitumorsubstanz E 39 (Aethyleniminchinon) stattgefunden, die zu lebhaft vorgetragenen, divergierenden Standpunkten führte, und am 18. Jänner war ein ganzer Abend, sozusagen als Auftakt zum allgemeinen Beginn der Schutzimpfung nach Salk im Jahre 1958, der Poliomyelitis gewidmet.

Am 8. März, kurz vor der neuen Jahreshauptversammlung, wurde in einer Feierstunde des 100. Geburtstags von Professor Wagner-Jauregg gedacht.

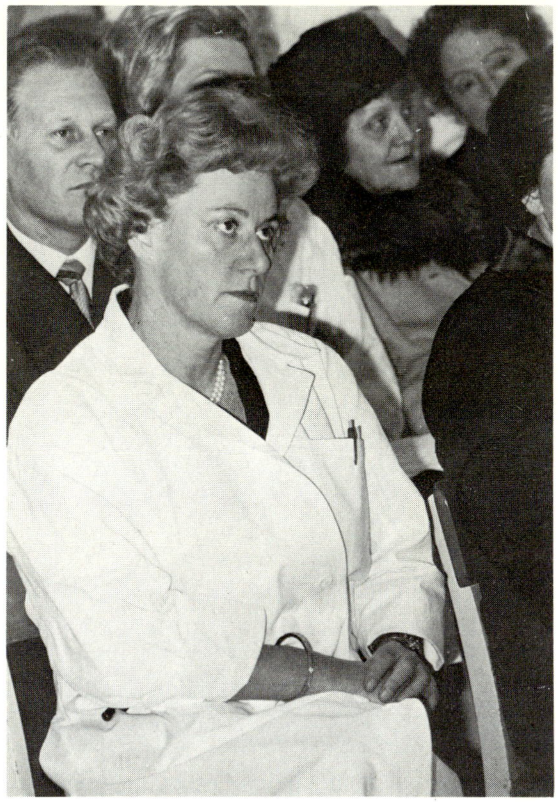

*Ingrid Leodolter (1919–1986). Photographie*

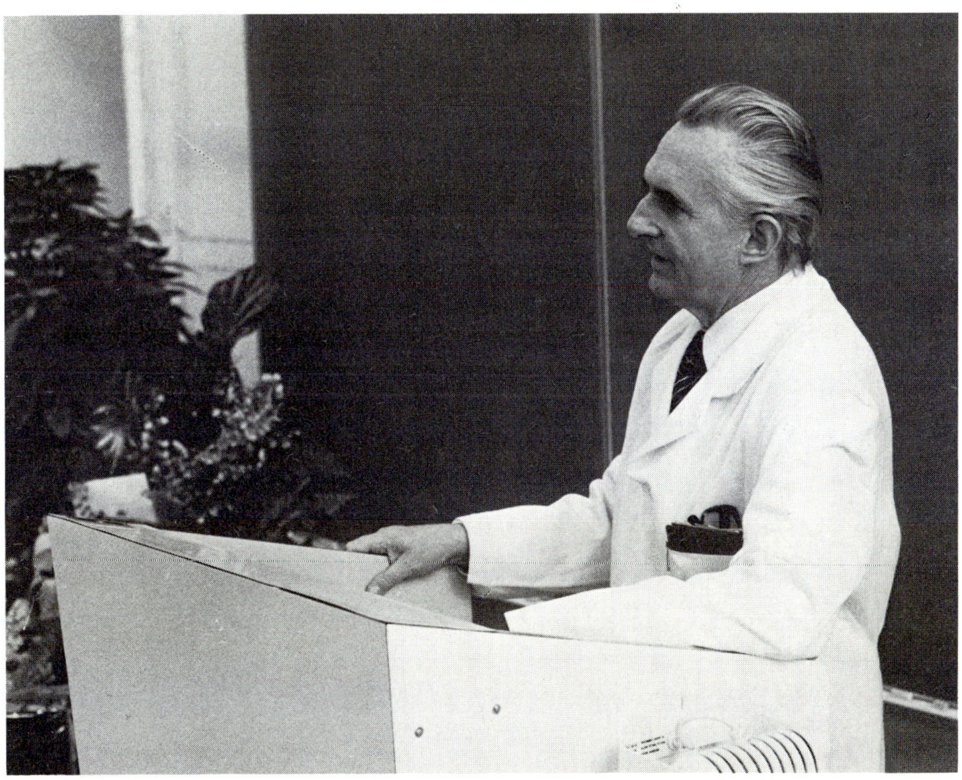

*Friedrich Wewalka (1920–1980). Photographie*

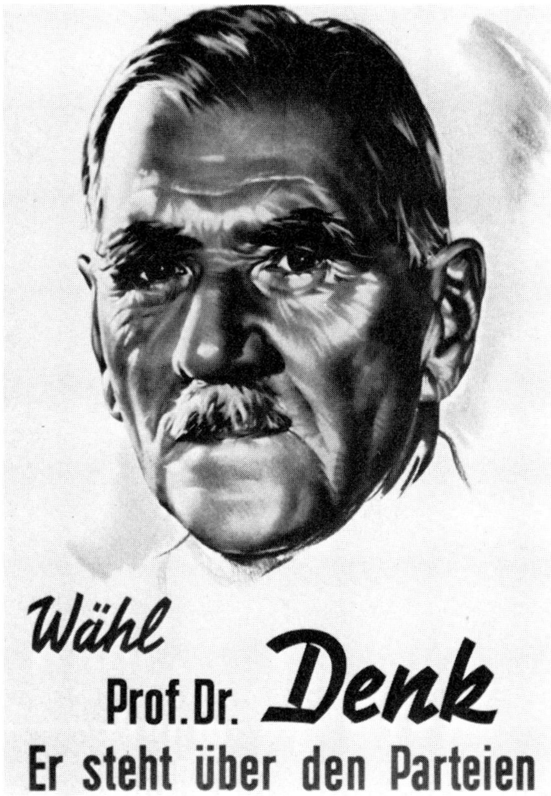
Wähl
Prof. Dr. Denk
Er steht über den Parteien

*Wolfgang Denk (1882–1970). Wahlplakat zur Bundespräsidentenwahl 1957*

*Plakat für eine sozialistische Wahlversammlung anläßlich der Bundespräsidentenwahl 1957*

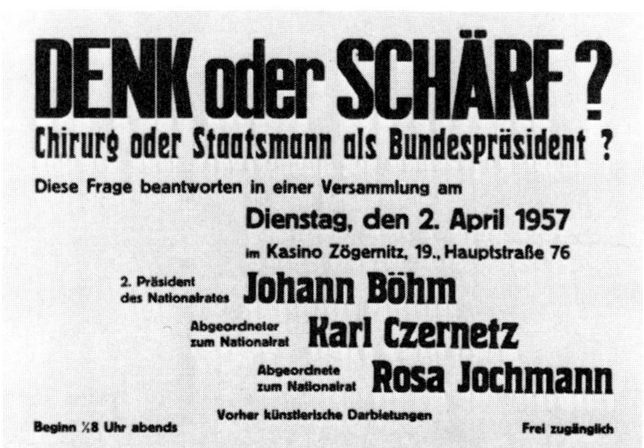
DENK oder SCHÄRF ?
Chirurg oder Staatsmann als Bundespräsident ?
Diese Frage beantworten in einer Versammlung am
Dienstag, den 2. April 1957
im Kasino Zögernitz, 19., Hauptstraße 76
2. Präsident des Nationalrates Johann Böhm
Abgeordneter zum Nationalrat Karl Czernetz
Abgeordnete zum Nationalrat Rosa Jochmann
Vorher künstlerische Darbietungen
Beginn ½8 Uhr abends
Frei zugänglich

## 1957/58

Das Leben der Gesellschaft war in diesem Jahr durch eine gewisse Ruhe geprägt; wohlverdient, nach den turbulenten Zeiten der Renovierung des Billroth-Hauses. Durch die Nominierung des Präsidenten W. Denk zum Kandidaten für die Bundespräsidentenwahl wurde erstmals ein Mitglied der Gesellschaft für dieses höchste Amt vorgeschlagen. Nur knapp seinem Gegenkandidaten Adolf Schärf unterlegen, wurde W. Denk am 17. Mai 1957 das Diplom zur Ehrenmitgliedschaft der Gesellschaft überreicht.

Im Gegensatz zur administrativen Ruhe war das wissenschaftliche Leben wie immer sehr rege. Es wurden 33 Vorträge und 95 Demonstrationen und Mitteilungen gehalten. Vier Abende wurden komplett von verschiedenen Kliniken gestaltet: der 17. 5. 1957 von den HNO-Ärzten, der 10. 1. 1958 von den Neurologen und Psychiatern, der 17. 1. 1958 von den Pädiatern und der 14. 3. 1958 von den Frauenärzten.

Eingeleitet wurde die wissenschaftliche Tätigkeit des Geschäftsjahres von F. Büchner, Freiburg im Breisgau, mit dem Festvortrag über das Thema „Durchblutungsnot des Herzmuskels". Am 17. 5. 1957 berichtete O. Novotny über „Lärmschäden des Ohres durch den Großstadtverkehr". Der Vortrag gipfelte in der Forderung an die zuständigen Behörden, effektive Lärmschutzmaßnahmen zu setzen, um vor allem die Verkehrspolizisten, die einer tagtäglichen Belastung bis zu 90 Db ausgesetzt waren, vor Hörschäden zu bewahren. In der Diskussion vermerkte T. Antoine, daß neben dem Lärmproblem auch die Gefährdung durch die Auspuffgase besonderer Aufmerksamkeit bedarf. Es kann also nicht der Vorwurf erhoben werden, daß die Wiener Ärzteschaft nicht rechtzeitig vor den heute so virulent gewordenen Umweltschäden gewarnt hätte. In der Diskussion zu K. H. Spitzys Vortrag „Über den Wirkungsmechanismus der Antibiotika" (31. 1. 1958) wurde von A. Solé ebenfalls ein Problem vorausgesehen: die Notwendigkeit nämlich, wegen der sich rasch ändernden Resistenzlage bei den verschiedenen Mikroorganismen immer wieder neue Antibiotika und Chemotherapeutika „erfinden" zu müssen.

Ebenfalls auch aus heutiger Sicht äußerst aktuell war der Beitrag von H. Sidek „Probleme der Prophylaxe und Therapie der Arteriosklerose", in dem der damalige Wissensstand zu diesem Thema zusammengefaßt wurde (10. 5. 1957). In der lebhaft geführten Aussprache kam vor allem, durch einige Beispiele belegt, der Wert einer „natürlichen" Lebensweise als Schutz vor drohenden Gefäßschäden zur Diskussion. Im Schlußwort jedoch warnt der Vortragende vor einer zu rousseauschen Radikalität von Ernährungsreformen und bezeichnet es als ärztlicherseits zielführender, Arzneimittel zu schaffen, die diese Krankheit verhindern, heilen oder zumindest bessern. Am 15. 11. 1957 beantwortete P. Speiser „Aktuelle Fragen zur Serologie der Transfusion und Erythroblastose" und unterstrich dabei die große volksgesundheitliche Bedeutung des Morbus haemolyticus neonatorum; ein Problem, das in der Zwischenzeit, nicht zuletzt durch den großen Einsatz des Vortragenden, mit der 1967 eingeführten, postpartalen Rhesusprophylaxe wesentlich verringert werden konnte. Anläßlich des Vortrages von J. Glaninger (29. 11. 1957) „Die Ergebnisse der gegenwärtigen Therapie beim Larynxkarzinom", in dem die Wichtigkeit der Frühdiagnose bei der Behandlung dieses Neoplasmas dargelegt wurde, wird vehement die Forderung unterstrichen, die Hals-Nasen-Ohren-Heilkunde als Prüfungsfach in die Studienordnung aufzunehmen, eine Forderung, der erst mit dem neuen Studiengesetz von 1973 entsprochen wurde.

Die Interessenvielfalt der Wiener Ärzte zeigte sich auch in der Aufnahme von Vorträgen, die über rein medizinisches Fachwissen hinausgingen. So setzte sich etwa A. Gisel am 26. 4. 1957 in seinem Vortrag „Neue Probleme zur funktionellen Anatomie des Schädels“ kritisch mit der Entwicklungsgeschichte auseinander. Er kommt hierbei zu dem Ergebnis, daß die Schädelform nicht mit den „Rassenmerkmalen“ der klassischen Genetik erklärt werden kann, sondern als Anpassung des Menschen an das terrestische Leben gedeutet werden muß. In eine ganz andere Richtung zielten die Ausführungen „Medizinische Pflanzen Kolumbiens“ von W. Piringer, Bogota, die am 7. 3. 1958 das Auditorium über Vielfalt und Wirksamkeit traditioneller Arzneimittel südamerikanischer Indianer informierten.
E. Brezina oblag am 4. 11. 1957 die traurige Pflicht, des am 20. 8. 1957 in New York verstorbenen Ehrenmitglieds L. Teleky zu gedenken. In ergreifenden Worten schilderte er den wissenschaftlichen Lebensweg dieses Nestors der Arbeitsmedizin, dem es wegen der nationalsozialistischen Machtübernahme nicht vergönnt war, sein Werk in seiner alten Heimat zu Ende zu führen.

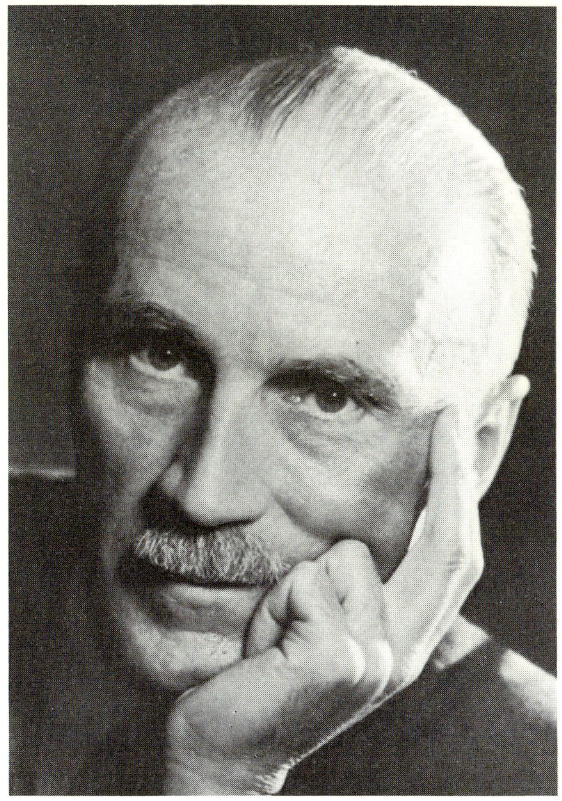
*Tassilo Antoine (1895–1980). Photographie*

## 1958/59

Höhepunkt der Jahreshauptversammlung vom 20. 3. 1959 war die Verleihung der Billroth-Medaille an L. Schönbauer. In seiner Dankesrede gab Schönbauer auch bekannt, daß er von Bundeskanzler Julius Raab die ehrende Aufforderung bekam, „im Rahmen des Parlaments alle jene Fragen, die für das allgemeine Wohl von entscheidender Bedeutung sind, vom ärztlichen Standpunkt zu fördern und zu klären“. Vor allem sollten die Frage des Neubaus des Allgemeinen Krankenhauses, die Schaffung moderner Universitätskliniken, die Lösung von Problemen der Sozialgesetzgebung und die Verbesserung des Krankenkassenwesens Schwerpunkte der Tätigkeit Schönbauers werden. Hierzu bat er die gesamte Kollegenschaft um wohlwollende Hilfe, damit er, im Sinne Theodor Billroths, der als Mitglied des Herrenhauses so manches Gesundheitsproblem gelöst hatte, das hohe Amt eines Volksvertreters erfüllen könne. Schon zuvor hielt Schönbauer seinen Festvortrag für das kommende Geschäftsjahr: „Vergangenheit, Gegenwart und Zukunft des Allgemeinen Krankenhauses“, in dem er seine Qualifikation für die neue Aufgabe eindrucksvoll unter Beweis stellte.
Im Bericht des Sekretärs O. Novotny über das abgelaufene Vereinsjahr wurden auch kritische Stimmen zur Programmgestaltung der Gesellschaft erwähnt. Der Aufforderung an diese Kritiker, doch selbst zu einer Verbesserung des Angebotes beizutragen, schloß er die jedem Sekretär einer wissenschaftlichen Gesellschaft verständliche, bittere Bemerkung an, daß dies wohl nur ein frommer Wunsch bleiben werde. Insgesamt wurden im abgelaufenen Jahr 32 Vorträge, 45 Mitteilungen und 54 Demonstrationen gehalten. Den Festvortrag der Jahreshauptversammlung 1958 gestaltete J. H. Schultz (Berlin) zum Thema „Wesen und Grenzen der Psychotherapie“ (21. 3. 1958).
Unter dem pointierten Titel „Das Faulenzerherz“ referierte W. Raab (USA) am 28. 3. 1958 über die Wichtigkeit der körperlichen Bewegung zur Prophylaxe der koronaren Herzkrankheit. Die Erfahrungen über die „Topographische Schilddrüsendiagnostik mit radioaktivem Jod“ wurden von H. Vetter am 11. 4. 1958, anläßlich des Endes des ersten Betriebsjahres eines Szintigraphen mit großem Auflösungsvermögen auf der Klinik Fellinger, dargelegt. In der Aussprache weist K. Fellinger

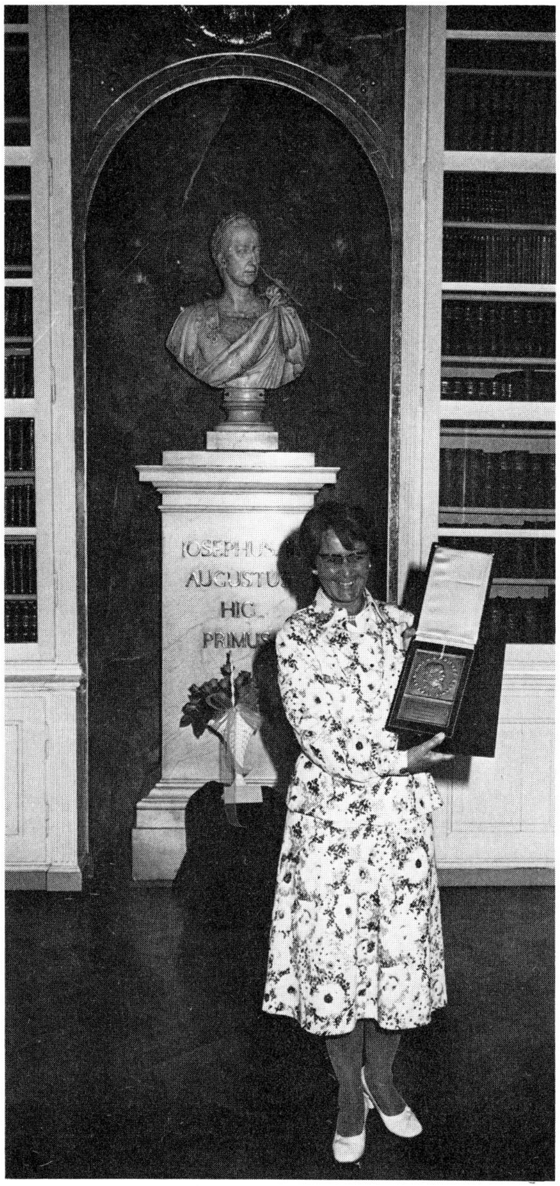

*Erna Lesky (1911–1986) zeigt die Sudhoff-Plakette, die ihr durch Prof. G. Mann am 24. Mai 1976 im Lesesaal des Josephinums überreicht worden war. Photographie*

darauf hin, daß nun auch toxische Adenome bei normalen Laborwerten diagnostiziert werden können. Einen durch den Fortschritt in der Chemotherapie erfreulicherweise nur kurze Zeit aktuellen Vorschlag unterbreiteten am 8. 5. 1958 F. MLCZOCH und O. RUZICZKA in ihrem Vortrag „Die prophylaktische Behandlung der Tuberkulose", mit der Forderung, an besonders gefährdete Kinder vorbeugend INH zu verabreichen. Im Gegensatz dazu behandelte E. F. HUEBER in seinem Beitrag „Probleme der Hochdruckbehandlung" am 9. 1. 1959 ein Thema von ungebrochener Aktualität. Neben der medikamentösen Therapie (bei Blutdruckwerten über 200/120) empfiehlt der Vortragende Ruhebehandlung, Salzentzug und, zur Steigerung der Compliance, Selbstmessungen; er vergißt jedoch auch nicht auf die drohende Gefahr hinzuweisen, daß dieses Vorgehen Hypertoniker zu Neurotikern machen kann. F. MAINX berichtete am 6. 2. 1959 über „Die genetischen Gefahren ionisierender Strahlungen und das Problem einer Mutationsprophylaxe", wo nicht nur Röntgen, medizinisch genutzte Isotope und die Atomrüstung mit ihren Testexplosionen, sondern, in weiser Voraussicht, auch die friedliche Verwertung der Atomenergie als mögliche Ursachen von derartigen Schäden genannt werden.
Einen Optimismus, der bis heute noch nicht 100% berechtigt ist, wie die Probleme der Grippeimpfungen nach wie vor beweisen, verbreitete G. HENNEBERG (Berlin) am 13. März 1959 mit seinem Vortrag „Besonderheiten bei der spezifischen Prophylaxe der Influenza".
Von den ausgefalleneren Themen in diesem Geschäftsjahr mögen erwähnt werden: der leider nicht im Druck erschienene Vortrag von M. G. DURMISCHIAN (Moskau) „Über einige Grundprobleme der medizinischen Theorie von Virchow bis Speransky" (13. 6. 1958), in dem vor allem das physiologische Modell der Neurotrophie und Neurodystrophie an Hand eigener experimenteller Ergebnisse erläutert wurde, und der Vortrag „Konstitutionelle Krankheitsdispositionen einst und jetzt" von J. BAUER (Los Angeles), wobei der Weg von der 4-Säfte-Lehre über die Dyskrasien und Diathesen ROKITANSKYS bis zur modernen Genetik aufgezeigt wurde.
Nicht zuletzt soll hier auch die Geschichte der Medizin mit dem Beitrag E. LESKYS „Albrecht von Haller und die ältere Wiener Schule" ihren Platz eingeräumt gekommen, in dem die wissenschaftliche Auseinandersetzung zwischen diesem und den beiden „Wienern" Van SWIETEN und De HAEN abgehandelt wurde (17. 10. 1958).

## 1959/60

Die Programmgestaltung wurde in diesem Jahr vermehrt einzelnen Kliniken oder Abteilungen überantwortet. Mit gutem Erfolg, wie der Sekretär berichtete, waren doch, im Gegensatz zu früheren Jahren, die Reaktionen durchaus positiv. Unter dem Programmkomitee der Herren REIMER, SWOBODA, KRAUPP, HELMER und UHER gestalteten die Kliniken Kunz und Kundratitz sowie das Hanusch-Krankenhaus eigene wissenschaftliche Sitzungen. Insgesamt wurden an den 33 Abenden neben 30 Vorträgen auch 52 Demonstrationen und 65 Mitteilungen gehalten. Der Sekretär ließ es sich diesmal nicht nehmen, allen Damen und Herren namentlich zu danken. Er schloß seinen Bericht mit der traurigen Feststellung, daß, trotz der zunehmenden Ärztezahlen in Wien, der Mitgliederstand bei etwa 700 stagniert.
Der Festvortrag über das Allgemeine Krankenhaus von L. SCHÖNBAUER wurde bereits in der letzten Jahresübersicht gewürdigt. Am 23. 10. 1959

berichtete der bulgarische Gast G. Poppov über den derzeitigen Stand der Magenkrebschirurgie. Er lehnte sowohl die subtotale Operation ab, da praktisch immer in den Lymphspalten bereits Absiedlungen vorhanden seien, als auch die totale Gastrektomie ohne Begleitmaßnahmen, wegen der zu erwartenden Stoffwechselstörungen. Er plädierte für die Bildung eines Ersatzmagens nach der Totalresektion, durch Hochziehen einer doppelten Dünndarmschlinge. Mit den Wortmeldungen von P. Kyrle, H. Helmer, R. Oppolzer, W. Denk, G. Hienert, H. Kunz, G. Salzer, H. Partilla und F. Heinzmann in der anschließenden Diskussion erlebte die Gesellschaft an diesem Abend eine einmalige Fülle von Anregungen durch praktisch alle führenden Chirurgen des damaligen Wien. Nachdenkliches zur Krebschirurgie äußerte A. Sattler anläßlich des Vortrages von G. Salzer „Grenzfälle der Indikation in der Tumorchirurgie“ am 19. 2. 1960. Auf die Mitteilung Salzers, daß er 80% seiner Patienten mit Bronchuskarzinom einer Radikaloperation unterziehe, wies Sattler auf das hohe Operationsrisiko hin. Angesichts der Tatsache, daß, je nach Alter der Patienten, zwischen 10% und 50% dieser Eingriffe mit einer primären Letalität verbunden seien, sei eine größere Zurückhaltung bei der Indikationsstellung durchaus angebracht. Die Fortschritte in der Unfallchirurgie dokumentierte der Vortrag von J. Böhler: „Primäre wiederherstellende Eingriffe bei schwersten Handverletzungen“ (26. 6. 1959). Neben Fingerauswechslungen berichtete der Autor über geglückte Daumenrekonstruktionen durch Rippentransplantate, die mit gestielten Bauchlappen gedeckt wurden.
Die Verfeinerung der Diagnostik der Schilddrüsenkrankheiten durch neue Labortechniken und hochempfindliche Szintigraphen war Anlaß für ein gemeinsames Referat von K. Fellinger und P. Fuchsig, in dem unter dem Titel „Probleme der Schilddrüsendiagnostik“ am 24. 4. 1959 aus internistischer und chirurgischer Sicht die neuen Möglichkeiten auf diesem Gebiet bekanntgemacht wurden.
Am 4. 3. 1960 äußert sich H. Fleischhacker in seinem Vortrag „Erfolgsaussichten der Leukosebehandlung“ pessimistisch über die Zukunft der Chemotherapie dieser Neoplasmen und meint, erst die Möglichkeit einer Substitution der gestörten enzymatischen Systeme würde die therapeutischen Aussichten entscheidend verbessern. Er hat mit seinem Pessimismus Gott sei Dank nicht recht behalten; die heutzutage bis zu 60% mögliche Heilung bei manchen Leukosen des Kindesalters ist in erster Linie auf die moderne Chemotherapie zurückzuführen; die in der Diskussion von K. Kundratitz wiedergegebenen bedrückenden Daten über das Schicksal von 27 Leukose-Kindern an seiner Klinik (11 verstarben innerhalb von 6, 8 innerhalb von 12, 6 innerhalb von 18 und 2 innerhalb von 24 Monaten) zeigen eindrucksvoll die gegenwärtig höchst positive Entwicklung. In Anlehnung an die Mast des Zuchtviehs mit Antibioticis befürworteten R. Boller und H. Partilla am 4. 12. 1959 die Anwendung dieser Methode auch bei mageren und kachektischen Menschen. Der Hinweis auf die noch kritiklose Anwendung dieser potenten Arzneimittel mag dem Chronisten gestattet sein.
Die Möglichkeiten der Abhärtung des Nasenschleimhautepithels durch Resistenzsteigerungen gegen schädigende, gasförmige Substanzen besprach am 11. 12. 1959 K. Burian. Auf Grund seiner Befunde versprach er sich durch eine gezielte Resistenzsteigerung der Nasenschleimhaut eine Verbesserung der Therapie von allergischen und infektiösen Rhinitiden.
Das alte Problem der Alopecia praematura und des Spannungskopfschmerzes war Thema eines Vortrages von H. Humplik (18. 12. 1959). Die zur Therapie vorgeschlagene Galeatomie beseitigte in seinem

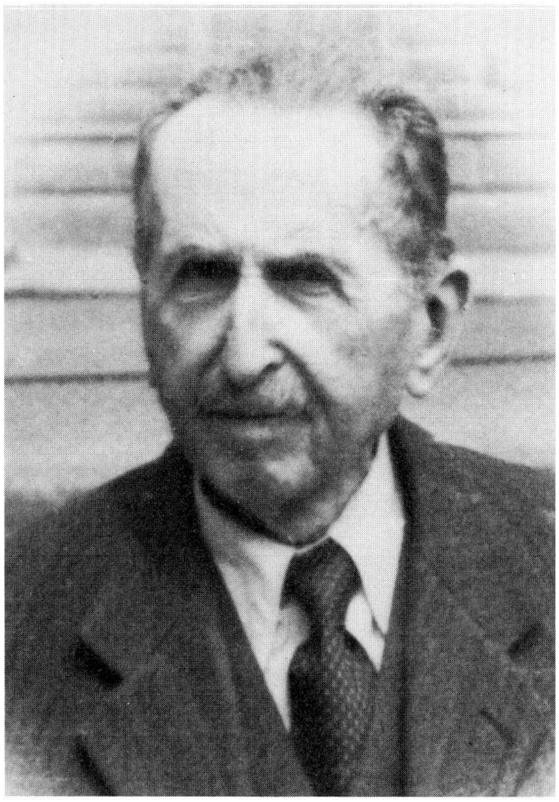

*Ernst Brezina (1874–1961). Photographie*

Patientengut recht erfolgreich den Kopfschmerz, der Effekt auf die Alopecia wird nicht näher erläutert. Über die „Problematik des varikösen Symptomenkomplexes" sprach R. SANTLER am 30. 10. 1959. Er betonte dessen Bedeutung als Volkskrankheit und die Wichtigkeit einer effizienten Prophylaxe.
Interessante Untersuchungen zur Sympathikus-Parasympathikus-Aktivität, zu vegetativ aktiven Substanzen und zu Reaktionen zwischen Psyche und Vegetativum stellten F. NEUBERGER und R. SCHMID am 6. 11. 1959 vor. Mit dem Vortrag „Chromosomale Anomalien und ihre Auswirkungen beim Menschen" brachte am 15. 1. 1960 F. MAINX, drei Jahre nach der endgültigen Entdeckung des menschlichen Chromosomensatzes, eine Zusammenfassung der bis dahin vorliegenden diesbezüglichen Erkenntnisse. Anläßlich des 150. Todestages von Leopold AUENBRUGGER, dem Entdecker der Perkussion, würdigte E. LESKY am 22. 5. 1959 die Verdienste dieses großen Praktikers. Eine tragische Komponente umschattet den Vortrag „Der menschliche Tod. Physiologie und Klinik" von A. W. KNEUKER (2. 10. 1959), in dem unter anderem von Untersuchungen über Veränderungen des Blutes im Zustand der Agonie berichtet wurde; der Autor verstarb selbst kurze Zeit später.

## 1960/61

In diesem Jahr traf die Gesellschaft ein schwerer Verlust: Ihr langjähriger und unermüdlicher Bibliothekar, Hofrat E. BREZINA, verstarb am 3. Februar 1961. In einem Nachruf berichtete E. STRANSKY über die wissenschaftliche Laufbahn des Verblichenen als Gewerbehygieniker und seine großartigen Leistungen für die Gesellschaft. Er hat nicht nur praktisch bis zu seinem Tode den Nachkriegsaufbau der Bibliothek geleitet, sondern es ist auch seinem Wirken bei der konstituierenden Versammlung im Frühsommer 1945 zu danken, daß es zu keinem ähnlichen Aderlaß an Mitgliedern, nur mit verkehrtem Vorzeichen, wie 1938 kam. In seinem 100. Lebensjahr verstarb in diesem Jahr auch A. TOPOLANSKY, nach 68jähriger Mitgliedschaft der älteste Angehörige der Gesellschaft.
Es wurden im Geschäftsjahr zwei Festsitzungen veranstaltet: am 24. Juni 1960 von der Klinik Schönbauer zum Gedenken an den 100. Geburtstag von A. EISELSBERG und am 23. November 1960 von den Nervenärzten anläßlich des Weltjahres für die Geistige Gesundheit, bei der zugleich des zweiten Sekretärs der Gesellschaft, E. Freiherr von FEUCHTERSLEBEN, gedacht wurde. An diesem Abend wiederholte H. HOFF vor der Gesellschaft seinen Vortrag „Internationale Probleme der psychischen Hygiene", mit dem das wissenschaftliche Programm dieses Weltjahres abgeschlossen wurde. In seinen Ausführungen würdigte er besonders eines der Hauptwerke FEUCHTERSLEBENS, die „Diätetik der Seele", auf das unter anderem auch die psychische Hygiene zurückgeführt werden kann. Als modernes Aufgabengebiet dieser wissenschaftlichen Bewegung wird besonders hervorgehoben: die Strukturveränderung der Familie, Entwurzelung, Identitätskrisen der heutigen Generation und psychische Probleme der „unterentwickelten" Länder, die einem Lebens- und Kulturwandel wie nie zuvor unterworfen seien.
Probleme der Gefäße und Gerinnung nahmen bei den wissenschaftlichen Sitzungen dieses Geschäftsjahres breiten Raum ein: Am 17. 6. 1960 berichtet E. DEUTSCH über „Medikamentös induzierte Fibrinolyse", wobei er besonders die Lyse frischer Thromben durch Streptokinase hervorhob, ein Verfahren, das sich bis heute, trotz oftmaliger Empfeh-

lung, nicht allgemein durchgesetzt hat; der holländische Gast A. Löliger erläuterte am 10. 2. 1961 den neueingerichteten Thrombosedienst in den Niederlanden, der vor allem eine exakt kontrollierte Cumarinbehandlung gewährleistet. E. Deutsch gab in der anschließenden Diskussion bekannt, daß die I. Medizinische Universitätsklinik den Aufbau eines ähnlichen Dienstes plant; in dem Vortrag „Theoretische Grundlagen einer pharmakodynamischen Beeinflussung eines gestörten Lipoidstoffwechsels bei Atherosklerose" (27. 1. 1961) sprach O. Kraupp vor allem über das zugrunde liegende pathophysiologische Geschehen und die Möglichkeiten, in die einzelnen krankhaften Abläufe therapeutisch einzugreifen.

Es beginnen auch langsam die Früchte der intensiven Forschungen zur Chemotherapie maligner Tumoren zu reifen; A. Linke (Heidelberg) faßte am 28. 10. 1960 die schon recht guten Ergebnisse bei der Therapie von Leukämien, Lymphomen und der Polycythaemia vera, aber auch beim Mammakarzinom, mit Trisäthyleniminobenzochinon zusammen. In der Diskussion zu W. Kutscheras Vortrag „Die Chirurgie des Bronchuskarzinoms aus der Sicht des Internisten" (11. 11. 1960) kommt es, wie bereits im letzten Jahr, zu einer Auseinandersetzung zwischen G. Salzer und H. Sattler über die Indikation zur Operation. Während Salzer die Diagnose bereits als Indikation zur chirurgischen Intervention betrachtet, schlägt Sattler angesichts der hohen Primärletalität der Operation ein zurückhaltenderes Vorgehen vor. Ein weiteres, zu dieser Zeit noch weithin infaustes Kapitel der Onkologie stellt am 1. 4. 1960 I. Tappeiner vor, nämlich die „Nävogenen Pigmenttumoren und ihre Differentialdiagnose", deren Prognose durch die exakte und frühe Diagnose in der Zwischenzeit entscheidend verbessert werden konnte.

Zum Problem der oligosymptomatischen, angeborenen Toxoplasmose präsentierte O. Thalhammer am 3. 3. 1961 umfangreiches statistisches Material; daraus ergab sich eine Morbidität von 6 auf 100.000 Lebendgeborene. A. Kraushaar und K. H. Spitzy stellten am 20. 5. 1960 mit dem Phenoxyäthylpenicillin ein neues Oralpenicillin mit Wirkung gegen ansonsten resistente Staphylokokken vor. Die Therapie des chronischen Gelenksrheumatismus und das neue Konzept von Autoantikörpern bei der Entstehung dieses Leidens erläuterte am 13. 5. 1960 K. Fellinger.

Interessante Erfahrungen über einige Infektionskrankheiten aus Ägypten und Indien teilte am 17. 2. 1961 H. Radl dem Auditorium mit. Vor allem die Pockenbekämpfung wurde ausführlich behandelt. Der Autor bezweifelte, daß eine Pockenschutzimpfung auf breiter Basis durchführbar sei, da wegen des enormen Bevölkerungswachstums und der organisatorischen Schwierigkeiten eine effektive Erfassung der zu Impfenden auf unüberwindliche Grenzen stößt. Um so anerkennenswerter ist es, daß die Bemühungen der WHO und der nationalen Gesundheitsdienste trotzdem dieses „Wunder" zuwege brachten und diese gefürchtete Seuche heute der Vergangenheit angehört.

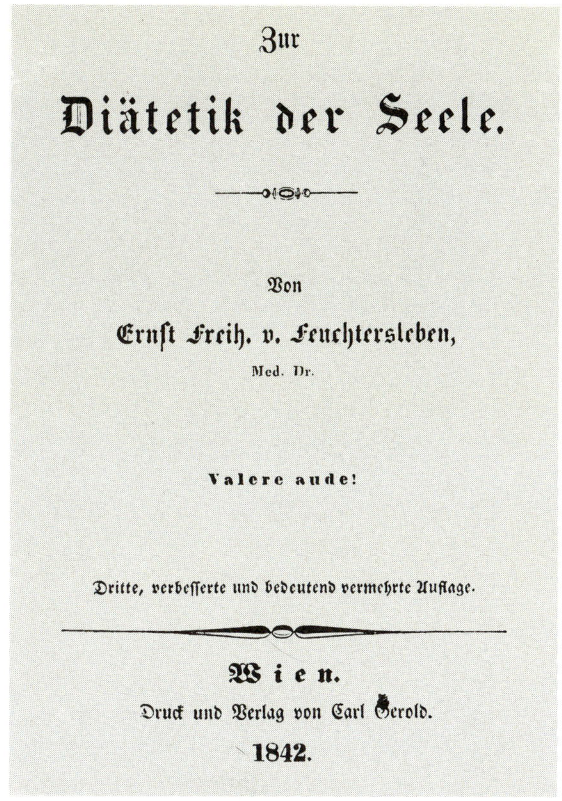

Zur

Diätetik der Seele.

Von

Ernst Freih. v. Feuchtersleben,

Med. Dr.

Valere aude!

Dritte, verbesserte und bedeutend vermehrte Auflage.

Wien.

Druck und Verlag von Carl Gerold.

1842.

*Titelblatt des Buches „Zur Diätetik der Seele" von Ernst Feuchtersleben. Wien, 1842*

## 1961/62

Unter den Toten, die die Gesellschaft dieses Jahr zu beklagen hatte, befand sich auch der Nervenarzt E. Stransky. In den 60 Jahren seiner Mitgliedschaft hat er ganz entscheidend zum wissenschaftlichen Leben der Gesellschaft beigetragen. Besonders betroffen hat die Gesellschaft auch das Ableben der beiden ehemaligen Verwaltungsräte K. Lindner und K. Eberle.

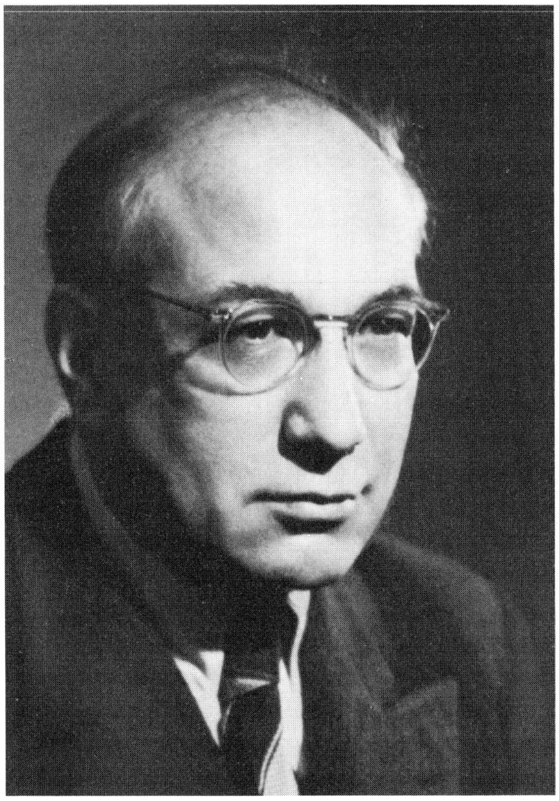

*Hans Hoff (1897–1969). Photographie*

Den Festvortrag des Jahres hielt K. Kundratitz über „Kindernot und Hospitalismus/Einst und Jetzt“. Von den ausländischen Gästen möchten wir besonders die Ausführungen von H. P. Schwarz (Chikago) hervorheben. Der Entdecker der schädigenden Wirkung des Ammoniaks auf das Hirn im Leberkoma sprach am 6. 11. 1961 über „Neue Vorstellungen über die Wirkungsweise des Komas“. Er unterstrich, daß es unmöglich sei, eine lineare Korrelation zwischen toxischem Stoffwechselprodukt und der Schwere des Komas aufzustellen. Ebenfalls ein ausländischer Gast, G. J. Nossal (Kalifornien), berichtete am 13. 10. 1961 über „Antikörperformationen von einzelnen Zellen“. Unter anderem brachte er den interessanten Hinweis, daß in mit mehreren Antigenen immunisierten Organismen bestimmte Plasmazellen auch nur bestimmte Antikörper bilden – eine Entdeckung, die im weiteren zu dem Begriff der monoklonalen Antikörper führte.

Unter dem Titel „Fortschritte in der Behandlung der endogenen Psychosen“ beschrieben O. H. Arnold und H. Hoff am 21. 4. 1961 den enormen Wandel der letzten 10 Jahre auf dem Gebiet der Psychiatrie. Die jetzt zum Einsatz kommenden Behandlungspläne haben auch das äußere Aussehen der Klinik weitgehend verändert; es kam zur Öffnung früher gesperrter Abteilungen, zur Entfernung der Gitter und Gitterbetten und zu einem freien Bewegungsraum für alle Patienten.

Ein wichtiges Kapitel der modernen Neurologie behandelten am 11. 11. 1961 O. Hornykiewicz und W. Birkmayer: „Biochemisch-pharmakologische Grundlagen für die klinische Anwendung von L-Dioxyphenylalanin beim Parkinson Syndrom“. F. Seitelberger lobte in der Diskussion die dabei erhobenen Befunde als richtungweisend für die zukünftige Parkinson-Behandlung. Auch H. Hoff würdigte die Bedeutung dieser Entdeckungen, warnte aber, wie wir heute wissen, berechtigt, vor allzugroßen Erwartungen. F. Gerstenbrand und K. Pateisky präsentierten während der Aussprache eigene Ergebnisse zu diesem Thema, die in der Schlußbemerkung von Birkmayer als „bemerkenswert, da sie nur in kurzer Erprobungszeit erreicht werden konnten“, kommentiert wurden.

Am 24. 3. 1961 wurde mit Beiträgen von F. Reinhardt, G. Geyer, E. Keibl, P. Speiser und W. Auerswald das Antikörpermangelsyndrom ausführlich dargelegt. Einen neuen Oralimpfstoff gegen Kinderlähmung stellten am 30. 6. 1961 W. Auerswald und F. Pötsch vor. In der Diskussion äußerten A. Solé und H. Moritsch begreifliche Bedenken gegen die Lebendimpfung, die jedoch im großen und ganzen unbegründet waren.

*Wilhelm Auerswald (1917–1981). Photographie*

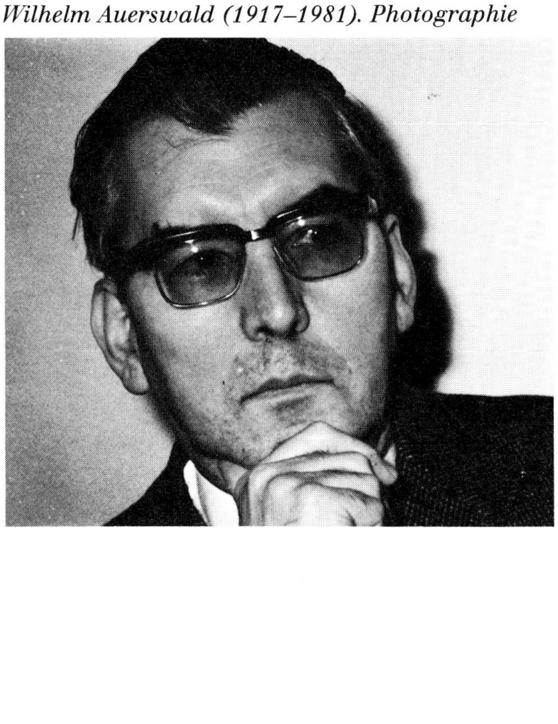

Anläßlich der Zusammenfassung „Aktuelle Probleme maligner Erkrankungen im Kindesalter“ (16. 3. 1962) fordert H. G. Wolf dringend ein pädiatrisch-onkologisches Zentrum, ohne das sich die schlechte Situation auf diesem Gebiet in Österreich nicht grundlegend ändern würde. Wie richtig diese Forderung war, sieht man an der Effizienz des heutigen Tumorzentrums im St.-Anna-Kinderspital.

Die „Perkutante Osteosynthese mit dem Röntgenbildverstärker“ war Thema eines Vortrages von J. Böhler am 19. 1. 1962. Der Vorteil: ohne die Fragmente freilegen zu müssen und damit das Infektionsrisiko zu erhöhen, können damit bei geringer Strahlenbelastung Knochenbrüche versorgt werden. Die Umstellungsosteotomie nach Pauwels zog F. Endler der Endoprothese bei der Behandlung der Hüftarthrose vor, wie er bei einem Referat am 24. 3. 1961 erläuterte; kaum mehr vorstellbar angesichts des heutigen Siegeszuges der Implantate.

Ein Vortrag aus diesem Geschäftsjahr soll wegen seiner Aktualität besonders hervorgehoben werden. Am 26. 5. 1961 sprach F. Dosch „Über die Wasserversorgung von Wien in Gegenwart und Zukunft“.

Der Vortragende trat für eine großzügige Verwertung von Grundwasser aus dem südlichen Wiener Becken und der Lobau ein, die, heute durchgeführt, in Zusammenhang mit einer drohenden Versteppung der betroffenen Gebiete und dem umstrittenen Donaukraftwerk Hainburg lebhaft diskutiert wird.

## 1962/63

Den diesjährigen Festvortrag hielt J. KIMMEL, Vorstand der Dermatologischen Klinik der Universität Hamburg, über: „Der gegenwärtige Stand der Lehre von der Allergie und den allergischen Erkrankungen". Leider ist es nicht möglich, auf den Inhalt dieses Referates näher einzugehen, da es, wie bei ausländischen Gästen so oft, trotz Druckankündigung nicht in der Wiener klinischen Wochenschrift erschienen ist.

Es wurden insgesamt 30 wissenschaftliche Sitzungen abgehalten, von denen 7 von bestimmten Kliniken oder Abteilungen organisiert waren. Das im Jahre 1959/60 installierte Programmkomitee hat seine Aufgabe erfüllt und in anerkannter Weise das wissenschaftliche Angebot verbessert.

Ein Resümee „Zur Tuberkulosesituation von heute" zog Cl. LANGER am 5. 5. 1962. Endlich konnte bekanntgegeben werden, daß die Tuberkulose, auch in ihren schwersten Formen, kein medizinisches Problem mehr darstellt; sehr wohl ein Problem gab es jedoch noch bei der Früherkennung, die nach der Meinung LANGERS nur mit intensiven Bildschirmuntersuchungen in den Griff zu bekommen wäre. In der Diskussion berichtete E. JUNKER, daß im Jahre 1961 in Wien 30.000 derartiger Untersuchungen durchgeführt wurden, wobei auf 10.000 etwa 10–20 behandlungsbedürftige Fälle entdeckt werden konnten. F. BRÜCKE fordert entsprechende Untersuchungen vor allem für die vielen ausländischen Studenten in Wien, die doch, aus schlechten Wohnverhältnissen kommend, eine epidemiologische Gefahr darstellten; eine Maßnahme, die heute für alle Studienanfänger obligatorisch ist.

Sicherlich auch in Zusammenhang mit der rückläufigen Tuberkulosehäufigkeit stand die geringer gewordene Mortalität im Jugendlichenalter, von der H. CZERMAK und H. HANSLUWKA am 1. 3. 1963 berichteten. Nur mehr 7 von 1000 Todesfällen betrafen diese Gruppe. Trotzdem kein Grund zur voreiligen Freude; wegen der ansteigenden Unfallmortalität sei nach Ansicht der Autoren eine weitere Verringerung der Jugendsterblichkeit praktisch, trotz allen Fortschritts der Medizin, nicht mehr möglich.

In der Diskussion zu dem Vortrag von W. FRITZER „Erfahrungen und Erfolge mit der künstlichen Niere" (vom Typ Kolff–Watschinger) am 12. 10. 1961 gab B. WATSCHINGER bekannt, daß in den letzten 5 Jahren über 400 Kliniken auf der ganzen Welt mit seiner 1955 entwickelten künstlichen Niere ausgerüstet wurden.

Im Gegensatz zu dem schönen Erfolg der künstlichen Niere erscheint die Colitis ulcerosa-Problematik, die von R. BOLLER und A. METZ am 8. 2. 1963 besprochen wurde, weniger befriedigend. Bis heute hat sich an der unzureichenden Cortison-, Salazopyrin-, Diät- und Psychotherapiemonotonie noch nichts geändert. Erstaunlich ist auch, daß die Abgrenzung gegen den bereits 1932 beschriebenen M. CROHN nicht durchgeführt wurde.

H. BAHNSON (Baltimore) schulte 3 Monate lang ein Herzchirurgenteam

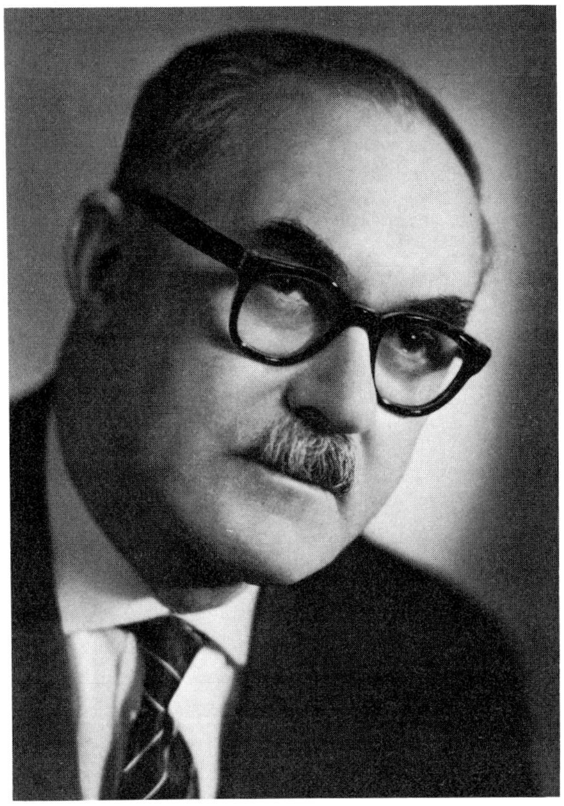

*Erich Menninger-Lerchenthal (1898–1966). Photographie, 1963*

der Klinik Kunz für Operationen am offenen Herzen. Zum Abschluß seiner von H. Kunz überschwänglich gelobten Lehrtätgkeit in Wien referierte er am 25. 1. 1963 über sein Spezialgebiet: „Die chirurgische Behandlung von Aortenklappenfehlern."

Das wissenschaftliche Programm der Gesellschaft war in diesem Jahr jedenfalls so reichhaltig, daß die von M. Haider am 30. 11. 1962 auf Monotonie- und Sättigungszustände zurückgeführte „Pathologie der Langweile" sicher nicht auf das Auditorium übergreifen konnte. In der Aussprache zu diesem Vortrag bemängelte V. E. Frankl, daß hierbei nur ein Aspekt der Langweile aufgezeigt wurde und seiner Meinung nach das gesamte Erleben des Sinnlosen eingeschlossen sein müßte. Dieses bewußte Erleben mache ja das Menschsein schlechthin aus, ein Tier könne sich nicht langweilen.

Mit seinem Essay „Zur Psychologie des Forschergeistes" gedachte in diesem 125. Jahr des Bestehens der Gesellschaft der Ärzte zu Wien E. Menninger-Lerchental der vielen Pioniere der medizinischen Wissenschaften, die im Schoße dieser Gemeinschaft, und durch sie angespornt, ihre in vielen Bereichen grundlegenden Entdeckungen gemacht haben.

Hiermit sind wir am Ende unserer Würdigung angelangt. Jahr für Jahr, von 1950–1963, konnte der stetige Fortschritt im Wiederaufbau unserer Heilkunde anhand der Leistungen und Aktivitäten der Wiener Gesellschaft der Ärzte aufgezeigt werden. Ein neues Selbstbewußtsein der Medizin in Österreich ist in dieser Zeit entstanden, die Ära verzweifelten Suchens nach Anschluß an die Welt der Wissenschaft war überwunden. Die Forschungen österreichischer Wissenschaftler hatten wieder internationales Ansehen erlangt.

# VIII.
# DIE GESELLSCHAFT DER ÄRZTE IN WIEN (1963–1986)

Das letzte Vierteljahrhundert der Gesellschaft der Ärzte in Wien gehört noch nicht der Geschichte an, es lebt im Gedächtnis der jetzigen Mitglieder. Der Bericht über diese Zeit kann und darf deshalb nicht mit den Maßstäben des Historikers gemessen werden.

Die 125-Jahr-Feier fand am 22. 3. 1963 unter dem Vorsitz von Wolfgang Denk statt. Den Festvortrag hielt Erna Lesky: „Pioniertaten der Medizin, mitgeteilt in der Gesellschaft der Ärzte in Wien." Der Artikel rückt die Vereinigung in ein gutes Licht, ist trotzdem relativ bescheiden, ohne das Licht unter den Scheffel zu stellen (WiKliWo 27/28, 75, 1963). Die Glückwünsche des Auslandes überbrachte W. Löffler (Zürich), sprach über „Dies und Das über die Herzinsuffizienz" und erzählte über seine Studienzeit in Wien. In der gleichen Sitzung wurde die Billroth-Medaille L. Böhler (Wien) und W. Löffler (Zürich) überreicht.

*Sitzung der Gesellschaft der Ärzte am 22. März 1963. Hinter dem Rednerpult Lorenz Böhler. Photographie*

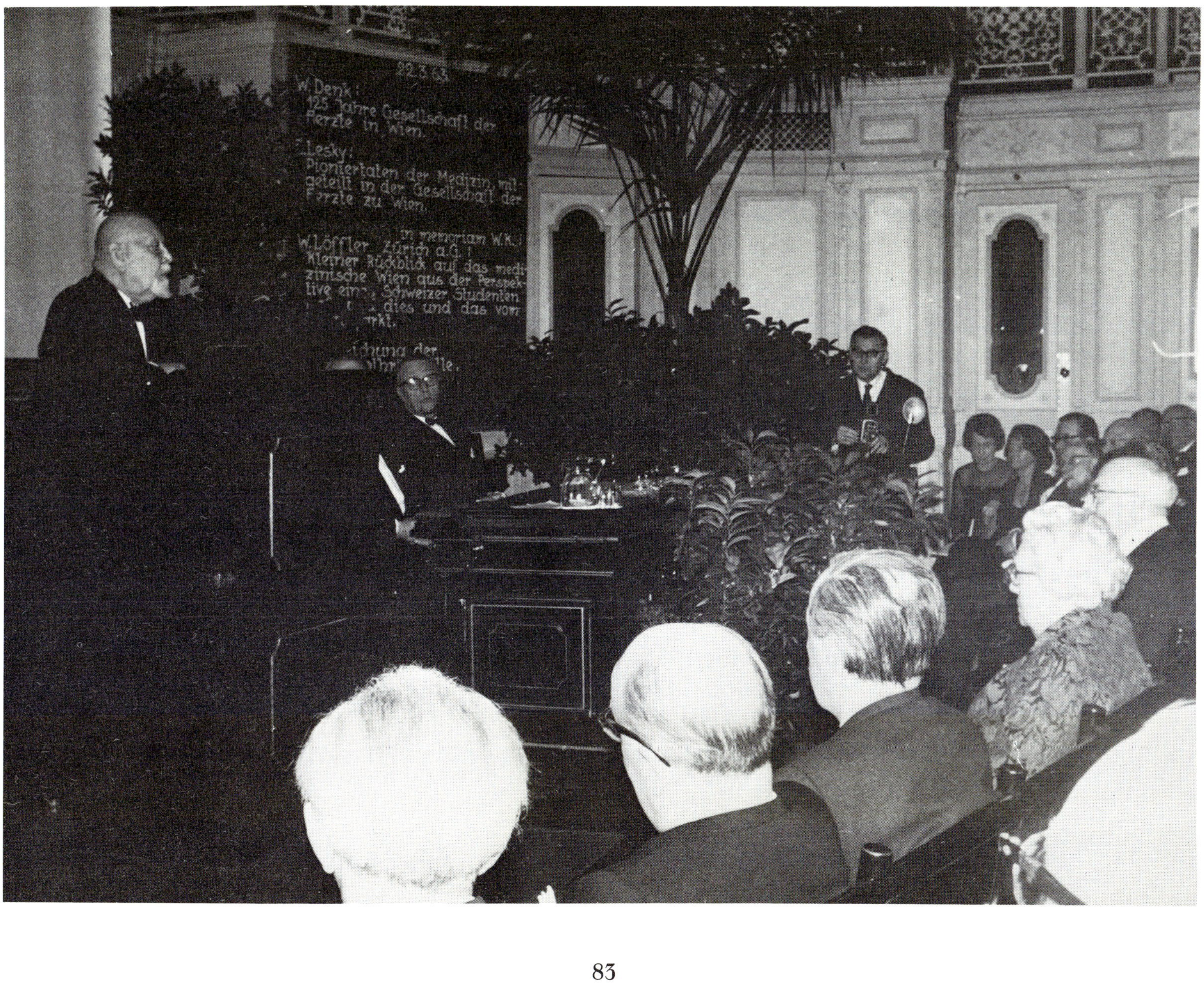
22.3.63.
W. Denk:
125 Jahre Gesellschaft der
Ärzte in Wien.
Lesky:
Pioniertaten der Medizin, mit-
geteilt in der Gesellschaft der
Ärzte zu Wien.
in memoriam W.K.
W. Löffler Zürich a.G.:
Kleiner Rückblick auf das medi-
zinische Wien aus der Perspek-
tive eines Schweizer Studenten
dies und das vom

Das wissenschaftliche Leben des Jahres 1963/64 soll – wie auch weiter im Bericht – nur stichwortartig gestreift werden; die Anführung der Vorträge erfolgt rein subjektiv. Eine lückenlose Mitteilung würde den Rahmen des Buches weit sprengen.

Am 10. 5. 1963 sprach G. SALEM über Spontanfrakturen des Schenkelhalses während einer Cortisontherapie. Am 17. 5. stellte E. WODAK die von ihm inaugurierte Therapie der „Wandsklerorisierung von Ösophagusvaricen" vor. Am. 26. 6. berichtete F. KAINDL über die Lymphangiographie. Am 4. 10. 1963 gab E. DEUTSCH „Erste Erfahrungen über 1 Jahr Thrombosedienst" zur Kenntnis. Der 11. 10. war den „Meniscusverletzten" gewidmet (H. BÖHLER, K. KEMINGER, G. MARCUS und O. WRUHS). Am 15. 11. sprach A. ZÄNGL über eine neue Methode zur Operation der Scheidenaplasie: „Sigmascheide." Der 22. 11. war von Cl. LANGER gestaltet, Thema: „Lungencarcinom." Als Redner für den 23. 11. 1963 war J. NAVRÁTIL (Brünn) eingeladen worden: „Erfahrungen mit der operativen Behebung von Herzfehlern." Im Jänner und Feber 1964 scheinen 3 Abende berichtenswert: O. MAYRHOFER: Anästhesie, P. FUCHSIG: Chirurgie der Gallenwege und K. KEMINGER: Schilddrüsenchirurgie.

Im Ganzen spiegelt das Jahr 1963/64 Tendenzen dieser Zeit wider, es zeigt sich der Anschluß an die Medizin der Welt, die Zunahme der Wohlstandskrankheiten, die Möglichkeit der Behandlung von Mißbildungen und Verletzungen und vieles andere mehr. Die 2. Chirurgische Klinik sollte nach der bevorstehenden Emeritierung von H. KUNZ auf Wunsch der Fakultät als Schwerpunkt die moderne Herzchirurgie vertreten, daher die Einladung von J. NAVRÁTIL am 29. 11. 1963 (am selben Tag wurde der Präsident der USA, J. F. KENNEDY, erschossen). NAVRÁTIL hat tatsächlich die 2. Chirurgische Klinik übernommen und ihr als Vorstand einen ausgezeichneten Ruf verschafft.

Die Jahreshauptversammlung wurde am 20. 3. 1964 abgehalten. Im abgelaufenen Geschäftsjahr fanden 29 Sitzungen mit 25 Vorträgen statt. Den Festvortrag hielt H. KRAYENBÜHL (Zürich): „Der neurochirurgische Beitrag zur Behandlung der intracerebralen Blutung." Am Ende der Sitzung überreichte ihm der Präsident das Dekret als Ehrenmitglied, zusammen mit A. BUTENANDT (Tübingen) und R. WAGNER (New York).

Im Geschäftsjahr 1964/65 spiegelte sich die zunehmende Reisemöglichkeit und -lust der Österreicher wider: K. FELLINGER „Tropenkrankheiten". Am selben Abend berichtete R. SANTLER über Möglichkeiten zur Behandlung von Varizen. 1957 hatte G. SALZER die Chirurgie in Lainz übernommen. Er sprach am 22. 4. über seine Erfolge in der Lungenchirurgie. Die damals schon sehr viel angewendete cytostatische Therapie wurde in einer neuen Form präsentiert, als regionale Perfusion von BÖCKL und HOLLETSCHEK am 19. 6., M. MILLESI zeigte am 26. 6. seine Ergebnisse bei der Operation der Dupuytrenschen Kontraktur, HELMER und LORBECK stellten erste ausgedehnte Erfahrungen mit der extrakorporalen Zirkulation vor, solcherart den geglückten Anschluß an die internationale Chirurgie am offenen Herzen beweisend. Sehr traurig war der Abend des 20. 11. 1964, an dem A. RETT den österreichischen Ärzten mitteilte, daß es auch hier das Thalidomidproblem gibt. Und ein zweites Mal zeigte die 1. Chirurgische Klinik ihre fortschrittlichen Tendenzen. O. MAYRHOFER berichtete über erste Erfahrungen mit der Intensivpflege. Am 15. 1. 1965 gestaltete Chr. KUNZ einen ganzen Abend mit dem Thema „Virusdiagnostik", am 22. 1. 1965 F. SEITELBERGER mit dem Thema „Degenerative Krankheiten des Zentralnervensystems". Der 12. 3. war zur Gänze dem Problem des Diabetes gewidmet.

Ein erwähnenswertes, beispielhaftes Ereignis sei ausführlich berichtet: Am 29. 12. 1964 war Hofrat Dr. Franz PUNTIGAM, langjähriges Mitglied

des Verwaltungsrates und früherer Vorstand des staatlichen serotherapeutischen Institutes, verstorben. In der Sitzung vom 22. 1. 1965 hielt ihm der Vorsitzende einen ausführlichen Nachruf und teilte mit, daß der Verstorbene die Gesellschaft der Ärzte als Erbe eingesetzt hatte. Der Vermögensverwalter konnte S 500.000,– übernehmen, die Vereinigung ließ in Dankbarkeit seinen Namen in goldenen Lettern in die schwarze Granittafel im Foyer in der Reihe der Spender einmeißeln. Vielleicht könnte diese Tat zur Nachahmung anregen.
In der Jahreshauptversammlung am 19. 3. 1965 konnte der 1. Sekretär berichten, daß im vergangenen Jahr 30 Sitzungen stattgefunden hatten, der Mitgliederstand betrug 795. Den Festvortrag hielt F. Gross (Basel): „Die Rolle des Renin-Angiotensin-Systems beim Hochdruck."

## 1965/66

Am 2. 4. 1965 berichteten A. Kratochwil und Eisenhut über die Laparoskopie in der Gynäkologie, eine Methode, die letztlich die extrakorporale Befruchtung 10 Jahre später ermöglichte. Am 9. 4. 1965 sprach R. Fries über die Unterkieferresektion. Am 23. 4. 1965 zeigte sich wieder der steigende Wohlstand der Bevölkerung im Vortrag H. Humpliks über die Behandlung der Übergewichtigkeit (bemerkenswert überdies, daß der Autor Dermatologe und normalgewichtig war). Für den 7. 5. 1965 war Frau Prof. O. Pedersen (Moskau) eingeladen, über die Ergebnisse der Schluckimpfungsaktion gegen Grippe in der UdSSR zu sprechen. In der Einleitung teilte sie mit, daß Dimitri Iwanowski als Begründer der Virologie gilt, was Novotny zur Bemerkung veranlaßte, ... die Russen hätten auch alles erfunden ... Der Wiener Virologe Chr. Kunz bestätigte aber die Angabe von Frau Pedersen (Iwanowski war der Entdecker des Tabakmosaik-Virus). Trotzdem wurde die Iwanowski-Medaille am Schluß der Sitzung O. Novotny und dem jetzigen Präsidenten K. H. Spitzy überreicht. Am 25. 6. teilten J. Salem und O. Russe ihre Ergebnisse beim Einsetzen einer Hüftgelenksendoprothese mit. Im Herbst (15. 10.) wurde ein chirurgischer Fortschritt vorgestellt: „Ösophagusersatz durch die linke Colonhälfte nach Totalresektion der Speiseröhre" (A. Zängl), wobei auch auf die hohen Verdienste von Anästhesie und Intensivpflege hingewiesen wurde. Eine Facette am Rand: Für den ersten Schluckversuch – erfolgreich übrigens – waren Sekt als Getränk und der Photograph bereitgestellt worden. Der 5. 11. war ein sogenannter thematischer Abend: H. Reisner und H. Denck teilten „Neue Gesichtspunkte in der Genese und Therapie des Hirnschlages" mit. Auch in die Laryngologie hatte nun das erstmals in der Otologie verwendete Operationsmikroskop Einzug gefunden: P. Hechl zeigte prachtvolle Bilder über Larynxmikroskopie; desgleichen 2 Wochen später K. Burian, der die alte Methode der transsphenoidalen Hypophysenoperation mittels des Mikroskops auf eine sichere Basis stellen konnte. Ein zweites Mal im Geschäftsjahr 1965/66 kamen das Problem der Coxarthrose und die moderne Therapie zur Sprache (F. Endler, 14. 1. 1966). Am 21. 1. 1966 wurde über die Hämodialyse bei chronischer Niereninsuffizienz berichtet (W. Fritzer). Am 25. 1. 1966 gestaltete die 1. Chirurgische Klinik (P. Fuchsig) einen ganzen Abend mit Varia, am 25. 2. die urologische Abteilung des KFJ-Spitals (B. Bibus) und am 18. 3. H. Jesserer mit dem Thema Gicht.
Am 25. 3. 1966 fand die Jahreshauptversammlung statt. Im abgelaufenen Geschäftsjahr hatten 30 Sitzungen stattgefunden und waren 23 Vorträge (neben zahlreichen Demonstrationen und Mitteilungen)

gehalten worden. Der Mitgliederstand betrug 834. Im Präsidium blieben die Herren W. DENK, H. CHIARI und O. NOVOTNY, der 2. Sekretär Robert OPPOLZER schied auf eigenen Wunsch aus und wurde durch W. HOLCZABEK ersetzt, ebenso schied U. STRASSER als Vermögensverwalter aus, an seine Stelle trat K. H. SPITZY, die Leitung der Bibliothek übernahm W. AUERSWALD (statt Fr. Ingrid WEISS), ihm zur Seite trat E. ZWEYMÜLLER. Am schmerzlichsten wurde in Zukunft der Abgang von R. OPPOLZER bedauert, er war im wissenschaftlichen Leben wie in der Verwaltung gleich eifrig, ideen- und erfolgreich, ebenso debattierfreudig gewesen.
Der Verwaltungsrat zu dieser Zeit bestand aus: T. ANTOINE, L. BREITENEKKER, F. DAUME (neu), A. EISELSBERG, K. FELLINGER, H. FLEISCHHACKER, P. FUCHSIG (neu), Frau A. HITZENBERGER, K. KLARE, A. LINDEMAYR, G. MAGYAR, O. MAYRHOFER (neu), K. SCHIENDL (neu) und K. WEISS. SCHACHERL, SCHLANDER und UHER waren auf eigenen Wunsch ausgeschieden. Den Festvortrag hielt F. MAINX (Wien) über „Humangenetik und Molekularbiologie“, Frederik REISS (New York) wurde die Ehrenmitgliedschaft verliehen.

## 1966/67

Am 15. 4. 1966 stellte A. RETT ein Defektmuster bei einem degenerativen cerebralen Process im Kindesalter vor, die Krankheit trägt seither seinen Namen. Für den 29. 4. hatte die Orthopädische Klinik (K. CHIARI) die Programmgestaltung übernommen mit dem Thema „Operative Skoliosebehandlung“, desgleichen am 17. 6. W. KLINNER: „Thoraxchirurgieprobleme der Gegenwart.“ Am 24. 6. wurde ein neuer Therapiebehelf, ein vorhofgesteuerter Herzschrittmacher, von W. ENENKEL präsentiert, am selben Tag sprach K. JELLINGER über „Durchblutungsstörungen des Rückenmarks“, beide Themen für viele durchaus neu. Am 14. und 21. 10. kam die 1. Ohrenklinik zu Wort. J. GLANNINGER: „Steigbügelersatz durch Stahldraht bei Otosklerose“ [die Methode stammt von SCHUKNECHT (Boston) und wurde 1959 in Wien sehr schüchtern präsentiert] und W. CANCURA: „Chirurgie der Ohrspeicheldrüse“, ein bescheidener Titel nach einer Erfahrung an vielen dankbaren Patienten, weil sie ohne Facialisparese – dank Operationsmikroskop und Operationstechnik – davongekommen waren. Den 4. 11. 1966 gestaltete zur Gänze die 2. Chirurgische Klinik (H. KUNZ): „2 Jahrzehnte Resektionsbehandlung beim Bronchus-Carcinom“ (R. BUCHBERGER und H. JENNY) und „Der derzeitige Stand der Herzchirurgie an der 2. Chirurgischen Klinik Wien“ (F. HELMER, E. DOMANIG, A. ELKADI und E. WOLNER). Am 18. 11. berichteten H. MILLESI, J. GANGLBERGER und A. BERGER unter dem Titel „Wiederherstellung durchtrennter peripherer Nerven“ über ihre neue Methode der Vereinigung künstlich isolierter Bündel durch Naht. Mit dieser Methode wurde eine neue Ära erfolgreicher peripherer Neurochirurgie eingeleitet. Einen überaus interessierenden Vortrag hielt am 13. 1. 1967 H. ELLEGAST: „Die Röntgenologie endokriner Osteopathien“, hervorragende Bilder, meisterhaft interpretiert.
Am 13. 1. 1967 brachte der Vorsitzende den Tod des langjährigen, überaus korrekten und beliebten Vermögensverwalters Ulrich STRASSER zur Kenntnis und hielt ihm einen tiefempfundenen Nachruf.
„Urologische Probleme nach gynäkologischen Operationen“, darüber referierten Herren der 2. Frauenklinik (T. ANTOINE) und der Urologischen Klinik (R. ÜBELHÖR) am 3. 2. 1967. Es schloß sich eine lebhafte Diskussion an.

Die Jahreshauptversammlung fand am 10. 3. 1967 statt. Im vergangenen Jahr waren 26 Sitzungen abgehalten worden mit 24 Vorträgen. An 4 Programmabenden waren die 2. Chirurgische, die Orthopädische, die 2. Frauen- und die Urologische Klinik beteiligt. Den Festvortrag hielt K. HUTSCHENREUTER (Homburg/Saar) mit dem Titel: „Gefahren der modernen Anästhesie und ihre Verhütung."
Schließlich überreichte W. DENK die Billroth-Medaille der Gesellschaft der Ärzte in Wien an die Herren T. ANTOINE und H. KUNZ.

## 1967/68

Auch im Geschäftsjahr 1967/68 zeichneten sich im Vortragsprogramm neue Methoden und Trends ab. Am 31. 3. 1967 sprach H. DENCK über „Möglichkeiten der modernen Gefäßchirurgie", die er im Ausland studiert und selbst vervollkommnet hatte. Am 27. 4. gestaltete H. REISNER einen ganzen Abend mit dem Thema „Polyneuritis, -radikulitis und -neuropathie". Die zunehmende – dem Wohlstand entsprungene – Fernreiselust der Wiener hatte das Gesundheitsamt der Stadt Wien gezwungen, ein Tropenreferat zu schaffen. Rita KRAUSE berichtete am 9. 6. über erste einjährige Erfahrungen. Am selben Abend referierten 1. und 2. Chir. Klinik über Technik und Ergebnisse der bereits zur Routineoperation gewordenen Nierentransplantation. Hatte seinerzeit F. KAINDL (26. 3. 1963) erstmals über die Lymphangiographie an der unteren Extremität gesprochen, konnten nun, 5 Jahre später, J. RUMMELHART, J. FRÖWIS und L. HASLHOFER bereits einen ganzen Abend gestalten über „Ihre Anwendungen in Urologie und Gynäkologie". In der ersten Sitzung im Herbst (6. 10.) teilte H. NEUMANN Erfahrungen über die Verwendung des Computers in der Hals-Nasen-Ohren-Heilkunde mit, H. BRAUNSTEINER aus Innsbruck hielt einen hochinteressanten, sehr theoretischen Vortrag über den Fettsäure- und Triglyzeridstoffwechsel. Das neurologische Institut meldete sich am 17. 11. zu Wort mit: „Das Parkinsonsyndrom aus der Sicht gegenwärtiger neurologischer Forschung" (F. SEITELBERGER), am 12. 1. 1968 brachte H. HUSSLEIN ein aktuelles Thema zur Sprache: „Zur Frage der Geburtenkontrolle." Ähnlich wie H. DENCK im Krankenhaus der Stadt Wien in Lainz hatte sich an der 1. Chirurgischen Klinik F. PIZA als Gefäßchirurg einen Namen gemacht. Seinem Vortrag vom 19. 1. 1968 über „Wiederherstellungschirurgie bei Verschlußkrankheiten der Extremitätenarterien" folgte eine lebhafte Diskussion. Am 2. 2. 1968 meldete sich ein Internist zu Wort, K. MOSER mit: „Physiologie und Pathologie des Erythrozytenstoffwechsels." Ein ins Gebiet der Gefäßchirurgie fallendes Thema präsentierte H. DENCK: „Ösophagusvarizen und portale Hypertension." Über Diabetes und Schwangerschaft sprachen am 23. 2. der später so tragisch ums Leben gekommene W. KORP – er wurde mit seinem Assistenten LEHNHARDT Opfer eines Hotelbrandes in Kopenhagen – und J. FRÖWIS. Elfriede SCHÖNBAUER – wohl eine der besten Kennerinnen der Materie – stellte ihre „Erfahrungen über die Röntgenuntersuchung der Mamma" vor.
Am 15. 3. 1968 wurde die Jahreshauptversammlung abgehalten. Die Vereinigung hatte zu dieser Zeit 984 Mitglieder. Es waren 25 Vorträge und 98 Sitzungen gehalten worden. Wolfgang DENK schied nach 22jähriger Tätigkeit auf eigenen Wunsch aus dem Amt des Präsidenten. Er war damals schon schwer krank. Ebenso legte H. CHIARI, auch wegen Krankheit, sein Amt zurück. Der neugewählte Vizepräsident Fr. Th. BRÜCKE dankte beiden Herren mit bewegten Worten für ihre langjährige ersprießliche Tätigkeit im Interesse der Gesellschaft. H. CHIARI und

A. MUSGER werden zu Ehrenmitgliedern ernannt, T. ANTOINE zum Präsidenten gewählt. Den Festvortrag hielt O. KRATKY (Graz): „Das Makromolekül, ein Angelpunkt moderner biologischer und chemischer Forschung."

## 1968/69

Den Reigen der Vorträge eröffneten am 22. 3. 1968 P. BRÜCKE, H. POKIESER und W. ZAUNBAUER über „Möglichkeiten einer erweiterten Röntgendiagnostik durch Angiographie". Eine Woche später stellte K. FELLINGER Erfahrungen an seiner Klinik über die Anwendung des Computers vor, am 3. 5. gestaltete er einen ganzen Abend mit dem zunehmend aktuellen Problem: „Therapie der Primären chronischen Polyarthritis." Am 17. 5. referierte U. CHLUD über eine Schattenseite der modernen Therapie: „Probleme des Cortisonentzuges." R. KUCHER und W. RIEDEL hatten im Rahmen der Intensivpflege als neuen Weg in der Behandlung des Gasbrandes die Sauerstoff-Überdruckkammer mit Erfolg angewendet, die Präsentation von Methode und Ergebnissen fand am 21. 6. statt. Wieder ein negativer Aspekt moderner Therapie: „Cerebrale Insulte nach Gebrauch von Ovulationshemmern" (H. REISNER und W. WEISSEL am 28. 6.). Daran schloß sich zwanglos die Vorstellung einer neuen Methode zur positiven Beeinflussung dieses Krankheitsbildes: „Thrombolyse durch Streptokinase" (F. KAINDL, W. PILGERSTORFER, G. BLÜMEL, H. EHRINGER und W. FISCHER). Am 22. 1. 1968 kam ein stets aktuelles Thema zur Sprache, das Mammacarcinom, referiert von den Herren P. KYRLE, P. KAISER, A. PRIESCHING und A. ZÄNGL. Das Thema sollte für die nächsten Jahre ein „Dauerbrenner" werden, ein Ende der Diskussion ist nicht abzusehen. Auch an diesem Abend meldeten sich 30 Diskussionsredner. Am 6. 12. stellte L. BREITENECKER einen solitären Fall vor: „Methämoglobinvergiftung durch nitrathaltige Karotten", eine Folge von Überdüngung. Die Krankheit war bisher nur als Folge von Spinatgenuß bekannt. Am selben Abend hielt Frau M. EIBL einen aktuellen und vielbeachteten Vortrag über „Immunologische Probleme der Transplantation". Der erste Abend im Herbst 1969 (am 10. 9.) wurde vom Krankenhaus der Stadt Wien in Lainz gestaltet: „Diagnostik und Therapie des Bronchus-Carcinoms und operative Spätergebnisse" (H. DENCK, F. OLBERT, J. SCHNETZER und W. KUTSCHERA). Auch hier eine lebhafte Aussprache mit 9 Rednern. Am 14. 2. meldete sich wieder H. DENCK zu Wort: „Chirurgische Behandlung arterieller Aneurysmen", am gleichen Abend wurde erstmals über Interferone gesprochen (G. BODO). Einen hochaktuellen Abend gestaltete H. THALER am 21. 2.: „Alkohol und Leberschaden", ebenso am 14. 3. J. NAVRÁTIL: „Herzchirurgie."

Die Jahreshauptversammlung fand am 21. 3. 1969 statt. Es konnte über 30 Sitzungen mit 26 Vorträgen, verfaßt von 45 Autoren, berichtet werden. Es zeigt sich in diesen Zahlen, daß ein einzelner in der Forschung kaum mehr Erfolg haben kann, die Gruppenarbeit – jetzt Teamwork – wird notwendig. Der Mitgliederstand hat sich auf 992 erhöht. O. NOVOTNY scheidet nach 15jähriger Tätigkeit als 1. Sekretär auf eigenen Wunsch wegen Übernahme des medizinischen Dekanates aus, an seiner Stelle wird W. HOLCZABEK gewählt. Dem Bibliothekar W. AUERSWALD wird H. HASCHEK zur Seite gestellt. An Stelle des zum Präsidenten gewählten T. ANTOINE wird A. GISEL in den Verwaltungsrat bestellt, ebenso wird O. NOVOTNY gebeten, seine Erfahrungen diesem Gremium zu erhalten. Die Ehrenmitgliedschaft erhält Emanuel KLAFTEN (N.Y.).

## 1969/70

Die wissenschaftliche Aktivität in der Gesellschaft der Ärzte 1969/70 eröffnete H. Sighart mit einem Vortrag über die „Chemotherapie der Tbc", wobei besonders erschreckend die Morbiditäts- und Mortalitätsrate dieser Erkrankung war. Das Programm am 18. 4. wurde zur Gänze von der 1. Frauenklinik (E. Gitsch) bestritten: „Amnioskopie und vaginale Uterusexstirpation", ebenso eine Woche darauf von der 2. Internen Klinik (K. Fellinger): „Die symptomenarmen Leberschäden", stand wieder der Alkoholgenuß im Vordergrund. Am 30. 5. referierte E. Schima über „Folgezustände nach ausgedehnten Darmresektionen und ihre Behandlung". Aufsehenerregend war ein Fallbericht von P. Wurnig über Operationen bei Ösophagusatresien an Frühgeborenen unter 2.000 g. Den letzten Abend vor den Sommerferien gestaltete die 1. Hautklinik (J. Tappeiner): „Die Verbrennungskrankheit."

Der Vorsitzende konnte eine angenehme Mitteilung machen: Der Verein Herzstation hatte sich aufgelöst und sein Vermögen von S 180.000,– der Gesellschaft der Ärzte vermacht. Seither prangt der Name des Spenders auf der granitenen Ehrentafel.

Am 10. 10. 1969 stellte E. Moritsch ein kleines Mädchen vor, das sich im Spiel die ganze Nasenspitze mit einer großen Schneiderschere abgetrennt hatte. Das „Amputat" wurde angenäht und war angewachsen. Am 14. 11. hielt H. Slezak einen Vortrag über die „Biomikroskopie des Augenhintergrundes", wobei neben der schwierigen Technik Schärfe, Deutlichkeit und Farben der Bilder imponierten.

Am 24. 10. verstarb der langjährige Vizepräsident H. Chiari. Er war ein hochgeschätzter Fachmann, der rangälteste Ordinarius und ein Kavalier und Grandseigneur der alten Schule. Der Vorsitzende sprach bewegte Worte des Gedenkens.

Am 21. 11. präsentierten H. Millesi und Mitarbeiter die Ergebnisse der „Interfasciculären Nerventransplantation"; diese Operationstechnik war drei Jahre vorher (am 18. 11. 1966) hier mitgeteilt worden. Am 26. 11. meldeten sich H. Brenner und V. Grunert zu Wort: „Die Operationsindikation bei Carotisstenosen." Der Eingriff ist in der Zwischenzeit zur Routine geworden. Am 12. 12. befaßte sich die 1. Chirurgische Klinik unter P. Fuchsig einen ganzen Abend mit den Problemen der akuten gastrointestinalen Blutung.

Am 16. 1. 1970 wurde eine Festsitzung zum 85. Geburtstag des wohl weltweit bekanntesten und angesehensten Mitgliedes Lorenz Böhler abgehalten.

Am 6. 2. 1970 sprachen E. Grösswang und O. Wruhs über die Arthroskopie des Kniegelenks; war früher die Eröffnung eines Gelenkes eine Todsünde, so ist es jetzt eine Routinemethode. Ein zweites Mal in diesem Jahr (nach d. 14. 11. 1969) konnten die Zuhörer und -seher die von H. Slezak und P. Kenyeres gezeigten Bilder über „Die Fluoreszenzangiographie des Augenhintergrundes" bewundern. Am 6. 3. 1970 wurde über das maligne Melanom gesprochen (K. Wolff und H. Slezak), am 13. 3. 1970 über die pelvine Neurektomie bei Colitis ulcerosa (R. Oppolzer).

Die Hauptversammlung fand am 20. 3. statt. Die Gesellschaft hatte an diesem Tag 1.040 Mitglieder, es waren 28 Sitzungen abgehalten worden, in denen 30 Autoren in 18 Vorträgen zu Wort gekommen waren. Den Festvortrag hielt G. Fanconi (Zürich) über die „Probleme der Unter- und Überernährung der Welt". Auf Antrag des Präsidenten wurde beschlossen, die Billroth-Medaille dem todkranken Vizepräsidenten F. Th. Brücke zu verleihen. Sie wurde ihm einige Tage später am

Krankenbett überreicht. F. FEYRTER und H. HAMPERL erhielten die Ehrenmitgliedschaft. Am 4. 2. 1970 war Wolfgang DENK nach langer schwerer Krankheit im 87. Lebensjahr verstorben. Er war von 1945–1968 Präsident der Gesellschaft gewesen und wohl der verdienstvollste Mann, weil er unermüdlich im Dienst der Vereinigung tätig war. Er war Ehrenpräsident und erster Inhaber der Billroth-Medaille. Am 24. 3. 1970 erlag Franz Theodor BRÜCKE einer rasch verlaufenden Bauchererkrankung im 63. Lebensjahr. Er war einer der treuesten Besucher der Sitzungen, ein gesuchter Redner und ein blendender Debattenredner. Die Vizepräsidentenschaft hatte er von 1968–1970 innegehabt.

## 1970/71

Am 3. 4. 1970 sprach K. LECHNER über die Verbrauchskoagulopathie, ein relativ neues und wenig bekanntes Krankheitsbild. Am 10. 4. stellte A. ZÄNGL einen erfolgreich operierten Patienten nach Totalextirpation der Speiseröhre und Ersatz durch Colon vor (siehe auch 15. 10. 1965). Den Abend am 12. 6. 1970 gestaltete zur Gänze das Neurologische Krankenhaus der Stadt Wien (H. TSCHABITSCHER) mit dem Thema: „Extrakranielle cerebrale Durchblutungsstörungen." Eine neue Art der chirurgischen Therapie der Ulcus-Krankheit präsentierte K. DINSTL am 19. 6. 1970 unter dem Titel: „Die selektive Chirurgie des chronischen Duodenalulcus."

In der letzten Sitzung vor dem Sommer wurde O. NOVOTNY anstelle des verstorbenen F. Th. BRÜCKE zum Vizepräsidenten gewählt. Im Herbst erreichte uns die traurige Nachricht, daß A. WIEDMANN, 1. Sekretär der Gesellschaft der Ärzte von 1945–1954, kurz nach der Emeritierung plötzlich verstorben war. Er hat sich letztwillig jedwede Würdigung seiner Verdienste verboten.

Am 16. 10. 1970 gab W. BIRKMAYER einen Bericht über 10 Jahre L-Dopa-Therapie des Parkinson-Syndroms, K. BAUMGARTEN über die neue Einrichtung des Intensiv-Kreißsaals an der 2. Universitäts-Frauenklinik. Die 2. Chirurgische Klinik unter J. NAVRÁTIL hatte sich seit Jahren mit dem Problem des „Plastikherzens" befaßt. Einer der Wege zur Hilfe wurde in Form der intraaortalen Ballonpumpe gefunden, die Mitteilung darüber erfolgte am 20. 11. 1970. In derselben Sitzung sprach H. HASCHEK über die Kältechirurgie der Prostatahypertrophie. In Wien hatte sich ein Arbeitskreis für Geschwulstbehandlung (unter K. H. KÄRCHER) gebildet. Er berichtete über seine Tätigkeit erstmals am 4. 12. 1970, die Themen waren, nebst anderen, das maligne Lymphom, der Schilddrüsentumor, das Blasencarcinom und die Chemotherapie. Am 11. 12. 1970 zeigte P. BRÜCKE erste Erfahrungen mit der Lungentransplantation. Am 15. 1. 1971 informierte der überaus rührige H. DENCK über „Neue Wege in der Gefäßchirurgie". Einen Höhepunkt bildete der Vortrag E. SEIFERTHS „Neue endoskopische Methoden in der Gastroenterologie", wegen des Themas an sich und der herrlichen Bilder. Am 26. 2. 1971 sprach F. GERSTENBRAND über das Zervikalsyndrom und am 12. 3. 1971 S. RUMMELHARDT über das Schicksal der nephrektomierten Patienten.

In der am 26. 3. 1971 abgehaltenen Jahreshauptversammlung wurde mitgeteilt, daß die Gesellschaft 1.051 Mitglieder habe und im vergangenen Jahr 29 Sitzungen abgehalten worden waren. Zu Sorgen gab Anlaß, daß Dach, Heizung und Projektion großen Reparaturen unterworfen werden mußten, was die finanzielle Situation aufs äußerste beanspruchte. Den Festvortrag hielt A. RENNER (Tübingen): „Die Entgiftung von Arzneimitteln und schädlichen Stoffen in der Leber."

## 1971/72

Ein neues Problem in der Midizin drängte nach Lösungen. Langzeitintubation und Tracheotomie zur Erleichterung der Intensivpflege führten zur Ausbildung von Luftröhreneinengungen. Am 23. 4. 1971 präsentierten A. Beyer, P. Brücke, J. Krenn, F. Kummer und K. Steinbereithner unter dem Titel „Zur Resektion gutartiger Trachealstenosen nach Tracheotomie" ihre operativen Erfolge. Am 7. 5. 1971 erweckte ein Vortrag von J. Maretic, Pula, über „Verletzungen und Erkrankungen durch giftige Tiere und ihre Behandlung" größtes Interesse. Keiner von uns hatte gewußt, welche Gefahren in Istrien, sozusagen vor den Toren Wiens, an Land und im Wasserr auf den Reisenden lauern. Am 18. 6. sprach R. Gottlob über Anwendungsmöglichkeiten für Klebstoffe in der Chirurgie. Am 25. 6. 1971 informierten 9 Autoren über Gangrän nach Dicloxacillininjektion. Die „Antibiotikaleute", vor allem K. H. Spitzy, rückten die Substanz ins richtige Licht. Am 8. 10. 1971 bestritt O. Wagner einen Teil des Programms: „Experimentelle Untersuchungen zur Lungentransplantation", eine Woche darauf teilten G. Freilinger und H. Schürer-Waldheim in dankenswerter Weise ihre Erfahrungen über Ursachen und Therapie iatrogener Gewebeschäden mit – solcherart dem Arzt wie dem Patienten helfend, ähnliche Schäden zu vermeiden. Am 22. 10. 1971 sprachen die Herren H. Thoma, E. Wolner und J. Navrátil über „Neue Erfahrungen bei technischen Problemen der mechanischen Kreislaufunterstützung". Die Herztransplantation krankt unter anderem daran, daß nicht genügend übertragbare Organe zur Verfügung stehen, das Plastikherz wäre der gangbare Ausweg. Am 12. 11. 1971 wieder ein sehr aktuelles Thema: J. Söltz-Szöts, „Behandlung von Geschlechtskrankheiten", die aus den verschiedensten Gründen an Zahl bedenklich zunehmen, trotz gewaltiger Fortschritte in der Behandlung. Einer der bewegtesten Abende des Jahres war der 3. 12. 1971. Vom Arbeitskreis für Geschwulstforschung (K. H. Kärcher) wurde das Bronchuscarcinom abgehandelt, 5 Redner, 24 Diskussionsredner. Die Festsitzung zum 80. Geburtstag am 10. 12. 1971 von A. Pillat war zur Gänze der Augenheilkunde gewidmet. Am 11. 1. 1922 war in Toronto (Kanada) zum ersten Mal Insulin therapeutisch injiziert worden, K. Fellinger gedachte dieser Großtat in einem Vortrag: „50 Jahre Insulinbehandlung in Wien" am 21. 1. 1972. Am 18. 2. 1972 erörterten W. Weissel und E. Zimmermann die Chancen der terminalen Nierenkrankheit, am 3. 3. 1972 regte H. Denck mit seinem Vortrag „Über die chirurgische Behandlung der Refluxkrankheit" eine lebhafte Diskussion an (12 Redner).

In der Hauptversammlung am 24. 3. 1972 wurde über einen Mitgliederstand von 1.076 berichtet, es waren in 29 Sitzungen neben zahlreichen Mitteilungen und Demonstrationen 28 Vorträge (42 Autoren) gehalten worden. Den Festvortrag hielt W. Bargmann (Kiel) „Über Hormonbildung im Gehirn". Die Ehrenmitgliedschaft wurde A. Pillat (Wien) verliehen. Das Präsidium blieb unverändert. In den Verwaltungsrat wurde an Stelle des ausscheidenden K. Weiss L. Benda berufen, ebenso K. Spitzer als Verbindungsmann zur Ärztekammer Wien.

## 1972/73

Das Arbeitsjahr 1972/73 eröffnete W. Spiel mit einem aktuellen Vortrag über „Kindliche und juvenile Depressionen".

Am 22. 5. erlitt die Gesellschaft einen schweren Verlust, Robert Oppol-

ZER, der langjährige 2. Sekretär, war im 72. Lebensjahr an schwerer Krankheit nach mit größtem Optimismus gewünschter und ertragener Operation gestorben.

Der 16. 6. 1972 war der Information über die Lues gewidmet. Sie nimmt an Zahl zu, tritt häufiger in larvierten Formen auf und erfordert daher empfindlichere Testmethoden. A. LUGER, D. KRAFT und J. SÖLTZ-SZÖTS teilten die Ergebnisse der Arbeiten im serodiagnostischen Laboratorium der Hautabteilung im Krankenhaus der Stadt Wien in Lainz und der 2. Univ. Hautklinik mit. Am 23. 6. 1972 stellte H. MILLESI einen Kranken vor, dem der Daumen durch Zehenverpflanzung ersetzt worden war (erstmals von NIKOLADONI 1900). G. PENDL sprach am selben Abend über Ultraschalltomographie am Schädel.

Am 13. 10. 1972 fand im Rahmen eines Festaktes die Enthüllung der Büste des langjährigen Präsidenten W. DENK, geschaffen vom akademischen Bildhauer E. PIELER, statt. Die Festrede hielt sein Nachfolger als Präsident, T. ANTOINE.

Die wissenschaftliche Gestaltung des Abends stammte von der Univ. Kinderklinik (E. ZWEYMÜLLER): „5 Jahre österr. Programm zur Früherfassung angeborener Stoffwechselanomalien." Am 20. 10. 1972 wurde ein überaus theoretisches Thema abgehandelt: „Die radioimmunologische Bestimmung von Aldosteron." Das Programm vom 10. 11. 1972 (E. H. MAJER und J. BISCHKO): „Erfahrungen über Akupunkturanalgesie im Hals-Nasen-Ohren-Bereich" zog eine lebhafte Diskussion nach sich (9 Redner). Am 21. 10. 1966 hatte W. CANCURA seine großen Erfahrungen über Parotistumoren und ihre Behandlung mitgeteilt, am 17. 11. 1972 konnte er über zahlreiche neue Kranke und ihre erfolgreiche Therapie berichten. Ein aktuelles Thema bearbeitete am 1. 12. 1972 der rührige Arbeitskreis für Geschwulstforschung unter K. H. KÄRCHER, den „Strahlenschaden". Am 15. 12. 1972 unterrichteten H. T. BÖHMIG, E. DEUTSCH, R. KOTZAUREK und F. PIZA über den ersten Fall einer Lebertransplantation in Wien. Am 16. 2. 1973 hielt A. STACHER einen Vortrag über „Cytostatische Therapie bei Malignomen".

Am 30. 3. 1973 wurde die Jahreshauptversammlung abgehalten. Der Mitgliederstand betrug 1.090, es waren in 28 Sitzungen 23 Vorträge (von 40 Autoren) gehalten worden. Den Festvortrag hielt der Nobelpreisträger Sir E. CHAIN (Londen) über „Die Rolle der Biochemie in der Arzneimitteltherapie und -prophylaxe". Ihm wurde anschließend das Diplom der Ehrenmitgliedschaft überreicht.

## 1973/74

Am 11. 5. 1973 sprachen Helene MATRAS, B. MAMOLI und G. LASSMANN über die „Anastomosierung von Nerven durch Fibrinklebung", solcherart die Pioniertat von H. MILLESI mit eigenen Ideen verbindend. Im Jahre 1973 war das Krankenhaus der Stadt Wien in Lainz 60 Jahre alt geworden, die Feier fand in den Räumen des Billroth-Hauses statt. Die Magenresektion feierte ihren 100. Geburtstag, dazu K. DINSTL, G. STACHER und D. DEPISCH: „Magenresektion nach Billroth I bei Ulcus pepticum." Die Frühjahrssaison fand ihren Ausklang mit einem Vortrag von V. DOSTAL: „Viren als ätiologische Ursache von menschlichen Tumoren."

Im Jahre 1864 war die Gesellschaft der Ärzte maßgeblich am Beschluß zur Errichtung der 1. Wiener Hochquellenleitung beteiligt gewesen (1890 stellte sie sich vehement gegen eine Nutzwasserleitung aus der Donau), vor 100 Jahren war sie fertiggestellt worden. F. DOSCH gedach-

te dieser Tatsache am 12. 10. 1973: „Die Wasserversorgung Wiens." Am 10. 11. 1972 hatten E. H. Majer und J. Bischko über die Akupunkturanalgesie in der Hals-Nasen-Ohren-Heilkunde gesprochen, am 23. 11. 1973 teilten O. Mayerhofer, H. Benzer, W. Haider, G. Pauser und M. Reichmann „Klinische und experimentelle Erfahrungen mit der Akupunkturanalgesie" mit. 10 Diskussionsredner bemühten sich – eher vergeblich –, die neue – uralte – Methode auf den ihr zukommenden Platz zu rücken. Durch die Technik der Gefäß- und der Nervenanastomose wurde ein neues Feld der Verletzungschirurgie erfolgreich bebaut, die Replantation völlig abgetrennter Extremitäten. Über Methoden und Erfolge in Griechenland sprach B. Palas, Athen.
Am 20. 1. 1973 verstarb Lorenz Böhler, Ehrenmitglied und Träger der Billroth-Medaille, im 88. Lebensjahr. Die Gesellschaft gedachte in einem Trauerakt ihres prominenten Mitgliedes.
Den Abend des 14. 12. 1973 bestritt der Arbeitskreis für Geschwulstforschung, E. Ringel sprach über psychosomatische Aspekte der Krebsbehandlung. Grundlegend neue Ansichten stellte K. Hollmann am 11. 1. 1974 vor: „Frühzeitiger Lippenverschluß bei durchgehenden Lippen-Kiefer-Gaumen-Spalten" und setzte sich für eine Operation in den ersten Lebenstagen ein, eine revolutionäre Meinung, aber erfolgreich, wohl bei allem Jammer doch sehr trostreich für die schockierten und traurigen Mütter. Interessant und aufschlußreich war das Referat von H. Haschek, A. Schimatzek und D. Vedrilla am 18. 1. 1974: „450 Fälle von Blasencarcinom, 5 Jahre später." Ihrem an dieser Krankheit verstorbenen Lehrer H. Moritsch setzen am 15. 3. 1974 Ch. Kunz und H. Hofmann ein Denkmal: „Aktive Immunisierung gegen Frühsommermeningoencephalitis."
Die Hauptversammlung wurde am 29. 3. 1974 abgehalten. Der Mitgliederstand betrug 1.114, in 27 Sitzungen waren 21 Vorträge von 39 Autoren gehalten worden. Den Festvortrag hielt H. Staudinger (Gießen): „Struktur und Funktion des endoplasmatischen Reticulums."

## 1974/75

Am 26. 4. 1974 zeigten H. Haschek, P. Porpaczy und W. Schmidt die Folgen des „Phenacetinabusus für die Nieren" auf. M. Hussarek-Heinlein und F. Horak berichteten über 25 Jahre Allergieambulanz an der 1. Hals-Nasen-Ohren-Klinik, in welchem Rahmen österreichweit ein Pollenwarndienst aufgezogen worden war. Am 20. 11. 1970 hatte die Wiener Städtische Poliklinik erstmals über „Kältechirurgie der Prostata" berichtet, am 7. 6. 1974 beschäftigten sich P. Porpaczy, H. Haschek und H. Pum neuerlich mit diesem Thema. Am 22. 11. 1974 veranstaltete K. Fellinger einen ganzen Abend mit der „Zytostatischen Kombinationsbehandlung" (Polychemotherapie maligner Tumoren). Das Programm am 6. 12. 1974 bestritt zur Gänze der Arbeitskreis für Geschwulstforschung. Am 31. 12. 1974 wurde erstmals über die Möglichkeit der Teilresektion der Mamma diskutiert (R. Kolb et al.). Auch bei Psoriasis zeichnete sich eine neue Behandlung ab, 10. 1. 1975, K. Wolff: „Photochemotherapie der Psoriasis." Am 7. 2. 1975 hielt F. Endler einen besonders interessanten Vortrag über „Biomechanik der Knochenverpflanzung", wobei den Zuhörern hohe Kenntnisse über Mathematik, Technik und Geometrie abverlangt wurden. G. Freilinger und J. Holle hatten ein neues operatives Verfahren zur Wiederherstellung bei Incontinentia alvi ausgearbeitet, das sie am 14. 2. 1975 vorstellten. Am 21. 2. 1975 setzten H. Haschek und H. Schmidt den Bericht über

die Erfahrungen der Wiener Städtischen Poliklinik vom 18. 1. 1974 (mit VEDRILLA über das Blasen-Carcinom) fort mit „228 Nierencarcinome, 5 Jahre später". Einen neuen Weg in der Tumorbehandlung eröffneten Eva-Maria KOKOSCHKA und M. MIKSCHE am 2. 3. 1975 mit der Mitteilung: „Immuntherapie bei Melanom." Am selben Abend sprach A. GANGL über „Die Rolle des Dünndarms im Stoffwechsel der Lipide und Lipoproteine".
Die Hauptversammlung wurde am 14. 3. 1975 abgehalten. Der Mitgliederstand betrug 1.140, in 22 Sitzungen waren 17 Vorträge von 26 Autoren präsentiert worden. Den Festvortrag hielt K. FELLINGER zum Thema „Medizin in Bewegung". Im Präsidium wurden die Herren ANTOINE, NOVOTNY, HOLCZABEK, ZWEYMÜLLER, SPITZY, AUERSWALD und HASCHEK bestätigt, im Verwaltungsrat trat Heinrich HOLZNER an die Stelle von Karl SCHINDL.

## 1975/76

Am 11. 4. 1975 fand wieder eine typische Wohlstandskrankheit Beachtung: „Erfahrungen mit dem Dünndarmbypass bei extremer Adipositas" (K. DINSTL und R. SCHIESSEL), in ähnliche Richtung ging der nächste Abend: „Diabetestherapie" (Biguanide, Sulfanylharnstoff und Insulin). Die Erfahrungen des Auslandes ließen Wien nicht ruhen. Am 23. 5. 1975 teilten G. FREILINGER, H. HOLLE, H. MILLESI, H. PIZA und J. POIGENFÜRST ihre „1. Erfahrungen mit dem Replantationsdienst" mit (siehe auch 30. 11. 1973, G. BALAS, Athen). Seither stehen Tag und Nacht Teams bereit, armen Unfallsopfern zu helfen, wieder ein Grund mehr, warum die Medizin teurer geworden ist: weil sie mehr leistet, und Leistung kostet Geld. Einschlägig auf diesem Gebiet war auch eine Mitteilung von H. KUDERNA und Helene MATRAS vom 13. 6. 1975: „Klebung von Nervenanastomosen mit humanem Fibrinogen" (siehe auch 11. 5. 1973, H. MATRAS et al.). Im Herbst konnten wir den 80. Geburtstag des allseits überaus beliebten Präsidenten T. ANTOINE feiern (25. 10. 1975). Nach einem heißen Sommer war eine Mitteilung von H. KAROBATH am 10. 10. 1975 besonders aktuell: „Der Blitzunfall." Am selben Abend sprach A. FRITSCH über „Operative Eingriffe bei chronischer Pancreatitis", auch eine anscheinend bis heute nicht beantwortbare Frage. Der 21. 11. 1975 war „Störungen des Purinstoffwechsels" gewidmet (M. M. MÜLLER), der 28. 11. 1975 der „Chirurgie der portalen Hypertension" (J. FUNOVICS, R. RAUHS, F. MÜHLBACHER). Am 12. 12. 1975 präsentierten F. PIZA, O. WAGNER, M. KUX, P. SCHMID und W. PINGGERA ihre Ergebnisse bei 250 Fällen von Nierentransplantation, ein beachtlicher Bericht. Der 23. 1. 1976 war der „Superselektiven Vagotomie beim Ulcusleiden" gewidmet (K. DINSTL, R. SCHIESSEL, G. STACHER) und dem Ösophaguscarcinom (K. KEMINGER). Neues aus der hämatologischen Forschung teilte W. KNAPP am 30. 1. 1976 mit: „T- und B-Lymphozyten." Am 20. 2. 1976 gestaltete die 2. Hals-Nasen-Ohren-Klinik einen ganzen Abend mit dem Thema: „Der Kleinhirnbrückenwinkel, Diagnose und Therapie" (G. CANIGIANI, J. INNITZER, K. EHRENBERGER, K. BURIAN und W. KOOS). Es besteht begründete Aussicht, daß damit bisher stets zu spät feststellbare Affektionen dieser Region früher zu diagnostizieren und damit erfolgreich zu behandeln sind, wobei einmal mehr das Operationsmikroskop eine bisher zwangsweise vernachlässigte Dimension eröffnet. Den letzten Vortrag des Geschäftsjahres hielt K. KEMINGER: „Chirurgie der Epithelkörperchen."
Die Jahreshauptversammlung fand am 26. 3. 1976 statt. Der Mitgliederstand betrug 1.172. Es waren 29 Sitzungen abgehalten worden, davon

5 thematische Abende. Den Festvortrag hielt J. WIDIMSKY (Prag): „Herz und Lunge in pathophysiologischer Gegenseitigkeit." Im Anschluß wurden den Herren L. BREITENECKER, P. L. ERLACHER, V. FRANKL und H. KUNZ die Diplome als Ehrenmitglied überreicht.

## 1976/77

Am 21. 5. 1976 stellte G. ALTH sein neues Verfahren des „Afterloading" bei intracavitären Tumoren vor, am 11. 6. 1976: J. KÜHBÖCK, F. MAYR und P. PÖTZI „Die zytostatische Tumortherapie mit Zweifachkombinationen". Ein für den Nichtfachmann etwas gruseliges Geschehen ist die „Zytologische Diagnose durch Feinnadelbiopsie bei Lungentumoren" (F. MORAWETZ, 8. 10. 1976), wenn man auch aus der Kriegschirurgie weiß, wie relativ harmlos und nicht behandlungsbedürftig ein Lungenschuß sein kann. Am 15. 10. 1976 stand – bei sehr gutem Besuch der Sitzung – H. DENCK am Rednerpult mit: „Rekonstruktive Arterienchirurgie an den extracraniellen Hirnschlagadern bei cerebraler Mangeldurchblutung", eine andere Methode stellten am 3. 12. 1976 W. KOOS, G. KLETTER und H. SCHUSTER vor: „Extra- und Intrakranielle Mikroanastomosen, Diagnose, Indikation, Ergebnisse." Am 12. 11. 1976 war ein ganzer Abend dem Thema „Alkoholismus" gewidmet, moderiert von G. GRABNER: „Internistische Probleme", die Epidemiologie behandelte Ingrid LEODOLTER. Den letzten Abend im Kalenderjahr (17. 12. 1976) bestritt der Arbeitskreis für Radio-Onkologie: „Zusatzbehandlung im Rahmen der Krebstherapie." Eva-Maria KOKOSCHKA hatte ihre Forschungen über das Melanom fortgesetzt – erstmals präsentiert am 7. 3. 1975 – und berichtete darüber am 14. 1. 1977: „Zur Immunologie und Therapie des malignen Melanoms." Ein zweites Mal im Geschäftsjahr sprach F. MORAWETZ über „Die Lunge als Reaktionsorgan von Stoffwechselkrankheiten" (28. 1.). Die Leukämie war langsam eine durchaus behandlungsfähige Krankheit geworden, aus dem Hanuschspital: A. STACHER, Elisabeth PITTERMANN et al.: „Chemotherapie akuter myeloischer Leukämien." Eine neue Vereinigung, „Österreichischer Arbeitskreis für klinische Pharmakologie", trat in der Gesellschaft am 18. 2. 1977 erstmals in Erscheinung. Es wurde „Über Fortschritte in der Herzglykosidtherapie" berichtet, woran sich eine lebhafte Diskussion schloß (12 Redner). Ein neues Verfahren wurde von F. OLBERT und L. HANECKA vorgestellt: „Transluminale Gefäßdilatation mit einem modifizierten Dilatationskatheter." Es schien auf Grund des Programmes, als ob sich in der Bevölkerung eine Zunahme der Gefäßkrankheiten eingestellt hätte. Am 4. 3. 1977 stellte K. KEMINGER einen Fall von freier Darmtransplantation bei cervicalem Ösphaguscarcinom vor. Am 11. 3. 1977 sprachen W. SCHWÄGERL und R. CZURDA über Kniegelenksarthroplastik (ein merkwürdiger, aber durchaus üblicher verbaler Pleonasmus) und schließlich – am selben Abend – K. KARRER, N. PRIDUN und H. DENCK über „Adjuvante Chemotherapie nach radikaler Tumoroperation".

Die Jahreshauptversammlung wurde am 18. 3. 1977 abgehalten. Der Mitgliederstand betrug 1.224. Es waren 27 Sitzungen veranstaltet worden – davon 5 thematische Abende –, in 13 Vorträgen waren 27 Autoren zu Wort gekommen. Den Festvortrag hielt der Nobelpreisträger M. F. PERUTZ (Cambridge) über „Die medizinische Bedeutung der Molekularbiologie". Der langjährige, überaus beliebte Präsident T. ANTOINE schied auf eigenen Wunsch aus und wurde zum Ehrenpräsidenten gewählt. O. NOVOTNY übernahm das Präsidium, seine Funktion als Vizepräsident (seit 1970) ging auf H. FLEISCHHACKER über.

## 1977/78

Immer häufiger finden sich im Programm Mitteilungen über erfolgreiche Organtransplantationen. So war am 15. 12. 1976 von Böhm, Deutsch, Kotzaurek und Piza der erste Fall einer Lebertransplantation in Wien vorgestellt worden, am 25. 3. 1977 konnte K. Keminger den zweiten Fallbericht präsentieren; der Operierte überlebte 4 Wochen. Am 13. 5. 1972 sprachen K. Burian und M. Lessel über „$CO_2$-Laser-Mikrochirurgie im Kehlkopf" und H. Denck, M. Fischer, F. Olbert und P. Weidinger über „Umfassende Gefäßtherapie bei chronischen arteriellen Durchblutungsstörungen". Am 17. 6. 1977 stellte W. Cancura einen Kranken mit einer Ösophagotrachealfistel vor, den er durch Operation heilen konnte. Am letzten Abend vor den Sommerferien (24. 6. 1977) beschäftigte sich P. Grosdanoff (Berlin) mit der „Problematik in der Bewertung von Teratogenen als Therapeutika". Die Herbstsession eröffnete am 7. 10. 1977 die 1. Augenklinik (K. Hruby) mit einem Abend: „Moderne Diagnostik, Prophylaxe und Therapie diabetischer Augenkomplikationen." Am 21. 10. 1977 war das Hauptthema: „Die Therapie mit $\beta$-Rezeptorenblockern." Mit einer sehr harten Frage befaßten sich Eva Pichler et al. am 25. 11.: „Die Therapie maligner Tumoren im Kindesalter", wobei auch die psychischen Faktoren bei den Eltern ausführlich Erwähnung fanden. Am 2. 12. sprach H. Kärcher über die „Computertomographie in der Strahlentherapie". Am 20. 1. 1978 informierten E. Wolner und J. Navrátil über die Fortschritte ihrer Forschungen über „Mechanische Unterstützung, Teil- und Totalersatz des Herzens". Klare Tendenzen sind nicht zu erkennen, zur kurzfristigen postoperativen Hilfe ist zweifellos das „sog. Plastikherz" die vorteilhafte Alternative. Am 27. 1. 1978 regte A. Neumayr eine gewaltige Diskussion (20 Redner) mit einem Vortrag über „Frühdiagnose des Dickdarmcarcinoms" an. Am 24. 2. 1978 gab G. Salzer seine reichen Erfahrungen über „Fehler und Gefahren der Mammografie" bekannt. Viele unbekannte Tatsachen erfuhr das Auditorium aus einem Vortrag von A. Mostbeck et al.: „Nuklearmedizinische Diagnostik von Lungenkomplikationen bei Thrombose". Das Problem der Besetzung der 2. Frauenklinik veranlaßte die Fakultät, einen deutschen Kollegen ans Vortragspult zu laden, E. Beck (Düsseldorf), der als Vortragsthema „Mikrochirurgische Eingriffe am Eileiter" wählte.

Am 7. 4. 1978 wurde die Hauptversammlung abgehalten. Der Mitgliederstand betrug 1. 288, in 22 Sitzungen waren 6 Vorträge (verfaßt von 37 Autoren) gehalten worden. Die Gruppenarbeit, das Teamwork, hatte merklich zugenommen. Für den Festvortrag war ein erfolgreicher Auslandsösterreicher, P. Safar (Pittsburgh), der Sohn des Vorstandes der Augenabteilung des Krankenhauses der Stadt Wien in Lainz, K. Safar, eingeladen worden: „Grenzen der Wiederbelebung und der Intensivtherapie." O. Novotny als Vorsitzender hatte die Ehre, die Billroth-Medaille J. Böck zu überreichen. – Das Präsidium blieb gleich. Aus dem Verwaltungsrat schieden die Herren Fuchsig, Klare und Magyar, an ihre Stelle traten E. Deutsch, A. Fritsch, O. Kraupp, H. Neugebauer, H. Pokieser und E. Reimer.

## 1978/79

Dieses Geschäftsjahr scheint retrospektiv etwas ruhiger, weniger hektisch gewesen zu sein. Am 14. 4. 1978 war ein ganzer Abend der „Pathophysiologie, Diagnose und Therapie der Schluckstörungen"

gewidmet (A. Stacher). Am 28. 4. 1978 berichteten K. Steinbereithner et al. über eine gefährliche Komplikation der modernen Anästhesie: „Die maligne Hyperthermie." Einen Vortrag auf Einladung hielt am 19. 5. 1978 E. B. van Jalsingha (Groningen) über die „Induktion von angeborenen Mißbildungen durch Arzneimittel und andere chemische Stoffe". Mit einem wesentlichen Teilaspekt des immer wieder am Programm stehenden Problems Mammacarcinom befaßte sich am 9. 6. 1978 G. Freilinger: „Rekonstruktive Probleme der Brustchirurgie." Am 16. 6. 1978 berichteten K. Dinstl et al. über die „Interdisziplinäre Erarbeitung eines Behandlungsplanes der Struma maligna". Eine andere Facette des Brustdrüsentumors wurde am 13. 10. 1978 beleuchtet, R. Kolb, R. Jakesz und G. Reiner: „Die Bedeutung der Östrogenrezeptoren beim Mammacarcinom." Am 10. 11. 1978 hörte das Auditorium einen Vortrag von W. Weissel: „Die glomerulären Erkrankungen." Am 17. 11. 1978 kam das röntgendiagnostische Institut zu Wort, L. Psenner, G. Canigiani und H. Imhof mit: „Ganzkörpertomographie", am 24. 11. 1978 die radiotherapeutische Klinik mit: „Der Wert der Mammografie in der Vorsorgeuntersuchung" (H. Kärcher). Am 26. 1. 1979 war K. Irrsigler für die Gestaltung des Abends verantwortlich: „Diabetes." Für den 2. 2. 1979 war S. Böhm (Hamburg) eingeladen worden, über die „Chirurgische Therapie der Trachealstenosen" zu berichten. Den 16. 2. 1979 beanspruchte die österreichische Arbeitsgemeinschaft für Präventivmedizin, um über „Diabetes, Adipositas und plötzlichen Herztod" zu referieren und zu diskutieren. Schließlich wieder ein cardiologisches Thema, E. Wolner: „Koronarchirurgische Eingriffe bei akuten Zustandsbildern der koronaren Herzkrankheit."
Am 23. 3. 1979 wurde die Hauptversammlung abgehalten. Der Mitgliederstand betrug 1.299, im abgelaufenen Jahr hatten 25 Sitzungen stattgefunden, davon 8 Abende mit einem Generalthema, es waren 17 Vorträge (von 30 Autoren) am Programm gewesen. Den Festvortrag hielt M. Eigen (Göttingen): „Über den Ursprung des Lebens", spannend, interessant und ohne tierischen Ernst.

## 1979/80

Am 30. 3. 1979 befaßten sich H. Schuster, W. Koos und G. Kletter mit dem Thema: „Zur Operation großer intrakranieller Aneurysmen", ein wesentlicher Fortschritt in der Neurochirurgie. Eine Arbeitsgruppe um K. Burian hatte sich seit Jahren bemüht, Abhilfe bei Taubheit zu finden; am 20. 4. 1979 wurde über die elektronische Hörprothese berichtet. In Wien war vor 100 Jahren das erste brauchbare, wenn auch in der Verwendung noch sehr anfällige Cystoskop entwickelt worden. H. Haschek und P. Porpaczy gedachten dieser medizinischen Großtat am 11. 5. 1979. W. Horak teilte am 18. 5. 1979 neue Erkenntnisse aus der Hepatitis-B-Forschung mit. Am 8. 6. 1979 sprach R. Gottlob über „Experimentelle Untersuchungen zur Fettembolie". Am 22. 6. 1979 wurde von H. Kucera und K. Weghaupt ein ganzer Abend bestritten: „Gynäkologische Geriatrie." In der ersten Sitzung im Herbst, am 5. 10. 1979, stellte W. Cancura weitere Kranke mit Parotistumoren vor. Er verfügte bereits über 310 Fälle. K. Holubar befaßte sich mit „Immunpathologischen Techniken in der Dermatologie" (19. 10. 1979). Ein programmatischer Abend wurde am 9. 11. 1979 angeregt von R. Kolb: „Kurative Therapie des Mammacarcinoms." Vollkommen neue Aspekte bot ein Vortrag von E. Penner am 30. 11. über „Immunkomplexe, Nachweis und Rolle in der Pathogenese gastro-enterologischer Erkrankungen". Ins gleiche Fachgebiet gehörte der Vortrag von F. Wewalka am 14. 12. 1979: „Chronisch entzündliche Darmerkrankungen (Morbus Crohn).“ Viele neue, wenn auch schwer verständliche Tatsachen erfuhr das Auditorium am 11. 1. 1980 von P. Speiser: „Blutgruppenserologie in Praxis und Theorie.“ In ein ganz neues Licht gerückt wurden wesentliche Teile der Psychiatrie von P. Berner am 25. 1. 1980: „Aktuelle Schizophreniekonzepte und ihre Konsequenzen für die Therapie.“ Einen ganzen Abend gestaltete die 1. Augenklinik mit dem Thema: „Kunststoffimplantate in der Augenheilkunde; künstliche Linsen und Keratoprothetik“ (22. 1. 1980). Ebenso wurde am 15. 2. 1980 ein Abend von G. Gasser gestaltet: „Der Hodentumor.“ H. Reisner hatte für den 29. 2. mehrere Referenten eingeladen, über die „Behandlung chronischer Schmerzen“ zu sprechen.

Am 14. 3. 1980 fand aus Anlaß des 150. Geburtstages von Theodor Billroth, dem ersten Hausherrn in der Frankgasse 8, eine Festsitzung statt, in der H. Wyklicky der ersten erfolgreichen Pylorusresektion vor 100 Jahren gedachte.

Die Hauptversammlung wurde am 21. 3. 1980 veranstaltet. Der Mitgliederstand betrug 1.332, es waren 22 Sitzungen, davon 8 mit einem Generalthema, abgehalten worden, in denen 19 Redner in 13 Vorträgen zu Wort kamen. Den Festvortrag hielt V. E. Frankl: „Psychologisierung – oder Humanisierung der Medizin“; wie immer vollendet in Inhalt und Rhetorik. Mit sehr warmen Worten des Dankes und der Anerkennung überreichte am Ende der Vorsitzende dem Redner die Billroth-Medaille.

## 1980/81

Am 3. 12. 1976 hatten G. Kletter, H. Schuster und W. Koos über extra-intrakranielle Mikroanastomosen berichtet; am 11. 4. 1980 konnten dieselben Autoren bereits gute Erfahrungen an 250 Kranken bekanntgeben.

Am 25. 4. erreichte die Gesellschaft der Ärzte die traurige Nachricht, daß T. Antoine am 23. 4. im 85. Lebensjahr verstorben war. Damit war der letzte große alte Herr dahingegangen (nach Denk und Chiari), der der Vereinigung als Vizepräsident und Präsident ersprießlich gedient hatte. Er war einer der wenigen Träger der Billroth-Medaille.

Am 13. 6. 1980 stellten P. Probst und O. Pachinger ein neues Verfahren vor: „Invasive Diagnostik und intraluminale Kathetertherapie der coronaren Herzkrankheit.“ Am 20. 6. 1980 stellte sich R. Seitschek der Öffentlichkeit in einem Vortrag: „Möglichkeiten und Grenzen der Homöopathie.“ Mangels der Vorlage reproduzierbarer Fakten kam die Ablehnung seiner Ansichten nicht unerwartet. Am 21. 11. 1980 gestaltete A. Fritsch einen ganzen Abend: „Therapie des Colon-Rectum-Carcinoms.“ Am 5. 12. fand ein klinisches Konsilium des Krebsausschusses der Medizinischen Fakultät der Universität Wien statt, in dem unter anderem über interdisziplinäre Therapieplanung gesprochen wurde. Am 12. 12. 1980 hielt M. Hohenegger einen beachteten Vortrag über „Probleme bei der Übertragung tierexperimenteller Befunde auf den Menschen.“ Am 16. 1. 1981 gedachten H. Spängler und B. Galle der Tatsache, daß am 3. 11. 1909 A. Eiselsberg eine Unfallstation gegründet hatte, in einem Vortrag: „70 Jahre Unfallchirurgie an den Wiener Kliniken.“ Am 30. 1. 1981 berichteten R. Roka, Th. Rath, B. Niederle und K. Krisch „Über die radikale Neck-Dissection bei Struma maligna“, am selben Tag H. Denck über „Das Carcinom der Cardia und des Ösophagus“. Am 6. 3. 1981 hatte A. Fritsch Bericht und Aussprache über

Hormonrezeptoren bei Mammacarcinom angeregt. Am 13. 3. 1981 war ein recht interessantes Thema am Programm: „Koronare Chirurgie am nichtuniversitären Zentralspital“ (P. Brücke et al.).
Die Hauptversammlung wurde am 20. 3. 1981 abgehalten. Der Mitgliederstand betrug 1.390; es waren 23 Sitzungen veranstaltet worden mit 8 thematischen Abenden. Den Festvortrag hielt Hans Popper (New York) mit dem Titel: „Hepatitis – neue Entwicklungen“; anschließend überreichte ihm der Vorsitzende das Diplom mit der Ernennung zum Ehrenmitglied.

## 1981/82

Am 3. 4. 1981 behandelte Frau Eva Pichler ein trauriges Thema: „Zur Eröffnung einer schwerwiegenden Diagnose – Eltern Leukämie- und Tumorkranker Kinder äußern sich.“ Am 8. 5. wurde den ganzen Abend über das medulläre Schilddrüsencarcinom referiert und diskutiert. Und noch einmal im Sommersemester (22. 5. 1981) kam Eva Pichler zu Wort: „Zur Therapie des Non-Hodgkin-Lymphoms im Kindesalter.“
Am 16. 10. 1981 wurde der 80. Geburtstag von Josef Böck, Billroth-Medaillen-Inhaber, in Anwesenheit zahlreicher Augenärzte aus aller Welt feierlich begangen. Der Jubilar dankte mit einer tiefgründigen und launigen Rede.
Am 6. 11. 1981 war ein okulistisches Thema am Programm: „Die Bedeutung der Lichtverstärkung für die Augenheilkunde – Laser“ (K. Hommer). Am 13. 11. 1981 war ein Gastredner eingeladen worden: G. Krejs (Dallas). Er sprach über das „Kalzitoninsyndrom“ (medulläres Schilddrüsen-Carcinom).
Am 19. 10. 1981 starb unerwartet und plötzlich der Bibliothekar Auerswald; er war überdies Dekan gewesen. Der 1. Sekretär W. Holczabek folgte ihm in seiner Funktion als Dekan der Medizinischen Fakultät der Universität Wien, behielt aber seine Aufgaben im Rahmen der Gesellschaft der Ärzte weiter.
Am 27. 11. 1981 wurde von den Herren B. R. Binder, M. Maier, E. Polivka, Z. Zhegu und H. Rana ein theoretisches Problem abgehandelt: „Biochemische und physiologische Aspekte des Gewebe-Kallikrein-Kinin-Systems.“ Am 15. 1. 1982 suchten die Kliniken für Anästhesie und Chirurgie nach „Wegen zur Vermenschlichung der Intensivmedizin“. Am 22. 1. 1982 berichtete die Urologische Klinik unter S. Rummelhardt über Fortschritte in der Nierenchirurgie. Am 19. 2. besprach H. Denck die Therapie der gutartigen Läsionen des Ösophagus. Am 5. 3. wieder ein theoretischer Abend, gestaltet von H. Sinzinger et al.: „Thrombozytenhalbwertszeit in Pathogenese, Diagnose und Therapiekontrolle von Gefäßerkrankungen.“
Die Jahreshauptversammlung wurde am 19. 3. 1982 abgehalten. Der Mitgliederstand betrug 1.416. Es waren 18 Sitzungen und 8 thematische Abende veranstaltet worden, in denen 10 Vorträge, von 28 Autoren verfaßt, präsentiert wurden. Den Festvortrag in memoriam W. Denk (geboren 21. 3. 1982, Präsident von 1945–1967, 1. Träger der Billroth-Medaille, gestorben 1970) hielt L. Demling (Erlangen): „Forschung und Praxis in der Gastroenterologie.“
O. Novotny legte seine Funktion als Präsident zurück (er war am 31. 1. 1982 emeritiert worden). An seine Stelle trat K. H. Spitzy (früher Vermögensverwalter), H. Fleischhacker wurde zum Vizepräsidenten gewählt. Sekretäre waren W. Holczabek und E. Zweymüller, Bibliothekare L. Benda und H. Haschek; das Finanzressort übernahm K. Moser. Aus

dem Verwaltungsrat schieden L. BENDA und L. BREITENECKER; dafür traten O. WAGNER und C. WALZEL ein. Schließlich erhielt O. NOVOTNY die Ehrenpräsidentschaft.

## 1982/83

Am 23. 4. 1982 sorgte die 1. Frauenklinik für einen Teil des Programms: H. JANISCH und A. M. ROGAN: „Versuch der Individualisierung der zytostatischen Therapie gynäkologischer Malignome mittels Tumorstammzelenassay und nu/nu-Maus-Modell.“ Am 4. 6. 1982 berichteten O. SCHERAK, G. S. SMOLEN, Eva MAIDA, W. KRISTOFERITSCH und A. WOLF über „Neue Forschungsergebnisse bei Lupus erythematodes“. In Wien hatten sich die 2. Medizinische Klinik, die Urologische Universitätsklinik, die urologische Abteilung der Wiener Städtischen Poliklinik und das Institut für Diagnostische Radiologie zusammengetan, um eine „Wiener Kooperative Hodentumorstudie“ zu erstellen. Das Ergebnis präsentierten die Herren J. KÜHBÖCK, P. AIGINGER, G. STUDLER, W. KUMPAN, F. KÖNIG, E. KOTSCHER und F. MORITZ. Über „Erste Untersuchungen mit Humaninterferon“ wurde am 15. 10. 1982 aus der Klinik für Chemotherapie, dem Institut für Krebsforschung, der 1. Medizinischen und der 1. Chirurgischen Univ. Klinik berichtet. Für den 5. 11. 1982 zeichnete F. GERSTENBRAND verantwortlich: „Vertebragene Schmerzsyndrome.“
Am 29. 11. 1982 wurden – einer Idee von K. H. SPITZY folgend und vom Verwaltungsrat gutgeheißen – Ausschüsse für aktive Programmgestaltung gebildet. Für innere Medizin war F. PESENDORFER verantwortlich, für Chirurgie O. WAGNER, für Neurologie E. ZWEYMÜLLER, für Röntgen H. POKIESER und für Vorklinik O. KRAUPP. Ihre Tätigkeit, die später von anderen Herren übernommen wurde, machte sich in den nächsten Jahren segensreich bemerkbar.
Am selben Abend sprach M. MIKSCHE über „Immuntherapie bei malignen Erkrankungen“. In Wien hatte sich eine Arbeitsgruppe Mammacarcinom etabliert. Sie bestritt das Programm am 3. 12. 1982 mit „Ergebnissen, Chemotherapie, Hormonrezeptoren und Immuntherapie“. Am 4. 3. 1983 berichtete die 2. Chirurgische Univ. Klinik über ihre Ansichten betreffend „Das künstliche Herz, Gegenwart und Zukunft“ (E. WOLNER et al.). Am 11. 3. 1983 gab es einen Vortrag von Chr. GISINGER, Beate RIGER und H. SINZINGER über „Prostaglandine und Malignome“.
Am 18. 3. wurde die Jahreshauptversammlung abgehalten. Der Gesellschaft gehörten 1.451 Mitglieder an. Es waren in 17 Sitzungen 6 Vorträge von 13 Autoren gehalten worden, außerdem hatten 9 thematische Abende stattgefunden. Den Festvortrag hielt A. FLECKENSTEIN (Freiburg i. B.) über das Thema: „Physiologie, Pharmakologie und klinische Bedeutung des Kalzium und Magnesium-Einstroms ins Warmblütermyocard.“ Anschließend wurde die Billroth-Medaille Frau Erna LESKY überreicht.

## 1983/84

Der Reigen wichtiger und aktueller Information wurde am 15. 4. 1983 mit Referaten über AIDS von verschiedenster Seite eröffnet. Es gab zu jener Zeit keinerlei Behandlung, so ist es bis heute geblieben. Die Gründung von Ausschüssen für die aktive Programmgestaltung begann, Früchte zu tragen; im laufenden Geschäftsjahr wurden solche Abende zwölfmal abgehalten. Am 19. 11. 1982 wurde unter Moderation

von W. Koos über Probleme der modernen Neurochirurgie gesprochen, speziell über das „Intrakranielle Aneurysma, die Trigeminusneuralgie und das Akustikusneurinom". Für den 22. 4. 1983 hatte F. Kummer zu einer Diskussion über das Lungenödem, speziell über Frühformen, geladen („Genese, Pathophysiologie, Röntgen, Klinik und Differentialdiagnose"). Für den 29. 4. hatte W. Kreuzer einen Abend über das „Gastroduodenale Ulcus" angeregt und H. Czembirek, W. Weiss, H. Pointner und F. Pesendorfer als Referenten gewonnen. Der 6. 5. 1983 war der „Medizinischen Psychologie im Dienst der ärztlichen Aus- und Weiterbildung" gewidmet. (E. Ringel). Am 10. 6. 1983 sprachen M. Staudacher und H. Brenner über die Karotisstenose. Das Hauptthema des 17. 6. 1983 war: „Multiple Sklerose und verwandte Krankheiten" (F. Seitelberger et al.). Am 14. 10. 1983 stand der „Maligne Verschlußikterus" auf dem Programm (H. Grabner, H. Czembirek, F. Lechner, F. Schulz und F. Olbert). Ein relativ junges Fach stellte sich am 21. 10. 1983 vor, W. Spiel: „Kinder- und Jugendpsychiatrie." Am 4. 11. 1983 sprach B. Mamoli über die „Therapie der Epilepsie". Ein seit Jahren immer wieder von allen Seiten beleuchtetes Thema ist das Mammacarcinom. Für den 11. 11. 1983 hatte K. Moser eine Aussprache über „Neue Wege in der Chemo- und Immuntherapie" dieser fürchterlichen Krankheit angeregt. Ähnliches wurde eine Woche später (18. 11. 1983) von A. Fritsch für das colorektale Carcinom arrangiert. Am 2. 12. kam K. Keminger mit „Neuen Aspekten in der Strumachirurgie" zu Wort. Die Gestaltug des 20. 1. 1984 oblag G. Geyer: „Chronische Atemwegserkrankungen." H. Hofer bestritt mit Experten aus der nuklearmedizinischen Abteilung der 2. Medizinischen Klinik am 24. 2. 1984 das Gespräch über „Die klinische Bedeutung der Zellmarkierung". Am 2. 3. 1984 war einmal mehr ein ganzer Abend dem malignen Melanom gewidmet (G. Niebauer), und am 9. 3. wurde aus Mainz und München über Nierensteintherapie auf dem Wege der extrakorporalen Stoßwellenlithotripsie berichtet.
Die Jahreshauptversammlung fand am 16. 4. 1984 statt; den Festvortrag hielt G. Schettler (Heidelberg): „Hat die Vorsorgemedizin heute noch Chancen?"

## 1984/85

23. 3. 1984, Dauerthema Mammacarcinom: In Österreich war eine Gesellschaft für Senologie (d. i. die Lehre von den Erkrankungen der weiblichen Brust) gegründet worden, über „Epidemiologie, sozialmedizinische Aspekte und klinische Probleme" referierten und diskutierten die Herren H. Pokieser, M. Kunze, E. Kubista, R. Kolb und G. Freilinger. Am 30. 3. 1984 wurden auf Anregung von O. Thalhammer die „Probleme der Säuglingssterblichkeit" behandelt. Am 13. 4. 1984 gestaltete H. Millesi den gesamten Abend mit Teilberichten über „Die chirurgische Versorgung von Verletzungen der peripheren Nerven". Das große Gebiet des „Bronchuscarcinoms" setzten H. Denck und F. Kummer am 27. 4. 1984 aufs Programm. Über „Neue Therapien bei insulinpflichtigem Diabetes" wurde am 4. 5. 1984 über Anregung von G. Geyer gesprochen. Ein interessantes Thema stand am 8. 6. 1984 unter der Moderation von K. H. Tragl zur Debatte: „Die Tumoren innersekretorischer Drüsen."
Am 15. 6. 1984 feierte die Gesellschaft – fast wäre man geneigt zu sagen – ein rauschendes Fest: Die in der Jahreshauptversammlung beschlossenen Ehrungen wurden realisiert. Die Billroth-Medaille wurde K.

Fellinger überreicht, die Dekrete als Ehrenmitglieder an den Nobelpreisträger K. Lorenz und den langjährigen Vizepräsidenten H. Fleischhacker. Den Festvortrag hielt in brillanter Form – inhalts- und aufschlußreich – H. Wyklicky: „Die Wiener Medizinische Klinik, Gegensatz und Ergänzung."
Die Herbstsaison leitete K. H. Kärcher ein mit: „Stand und Entwicklungstendenzen der lokalen Krebsbehandlung." Am 16. 11. 1984 sprachen K. Lechner und H. Gadner über Knochenmarksinsuffizienz (aplastische Anämie). Ein hochaktuelles Problem kam am 31. 11. 1984 aufs Tapet. M. Haider hatte eine Aussprache angeregt über „Gesundheitsgefährdung durch Luftschadstoffe und Lärm". Über offizielle Abhilfen referierte der Bundesminister für Gesundheit und Umweltschutz, K. Steyrer, auf diese Art die besondere Wichtigkeit des Problems betonend. Am 14. 12. 1984 meldete sich das Wagner-Jauregg-Krankenhaus Linz zu Wort: „Die cerebrale Aneurysmablutung." Eine zusammenfassende Übersicht über „Die Entwicklung der Endoprothetik in Österreich: Hüfte, Knie und Hand" gab F. Endler am 18. 1. 1985. Am 25. 1. 1985 informierte G. Watzek über „Neues in der Zahnheilkunde". Am 8. 3. 1985 handelten 1. Medizinische Klinik und Neurochirurgische Klinik das Problem Hypophysenadenom ab.
Die Jahreshauptversammlung wurde am 15. 3. 1985 abgehalten. Der Mitgliederstand betrug 1.515. Über eine erfreuliche Tatsache konnte berichtet werden: Waren 1981 und 1982 insgesamt 2.701 Besucher der wissenschaftlichen Sitzungen gezählt worden, waren es 1983 und 1984 5.367, also fast doppelt so viel. Über die Gründe später.
Die Billroth-Medaille wurde O. Novotny überreicht; zu Ehrenmitgliedern wurden A. Matras, G. Salzer und A. Sattler ernannt.

## 1985/86

Das ist das letzte Jahr, über das berichtet wird. Das Jahr 1986/87 ist im Gange, aber zur Zeit der Drucklegung nicht abgeschlossen. „150 Jahre Gesellschaft der Ärzte in Wien" erscheint somit sozusagen ohne das 150ste Jahr. Am 29. 3. 1985 wurde eine überaus schwierige Materie abgehandelt: „Der Eisenstoffwechsel" (E. Deutsch und F. Gabl). Für den 12. 4. 1985 hatte W. Holczabek einen Abend organisiert, wobei über „Klinische und experimentelle Aspekte bei Fremdkörperinfektionen nach Kunststoffimplantation" verhandelt wurde. Am 19. 4. 1985 befaßte sich H. Haschek mit urologischen Problemen bei der Stuhl- und Harninkontinenz. Ein aktuelles Thema behandelte die Psychiatrische Klinik (P. Berner) am 26. 4. 1985: „Alkohol und Verkehr (Diagnose, Führerschein)." Eines der Arbeitsgebiete von F. Kaindl waren immer Erkrankungen der Lymphgefäße. Aus seiner Arbeitsstätte kam am 3. 5. 1985 ein Bericht über das Lymphödem. Am 31. 5. 1985 standen wichtige Varia zur Debatte: AIDS, aktuelle Chirurgie des Pharynx und des Larynx (K. Ehrenberger, W. Wicke). Am 21. 6. 1985 wurden Berichte aus dem Institut für Immunologie zur Kenntnis gebracht (W. Knapp) über „Interleukine und allogene Knochenmarkstransplantation". Auch in Wien konnte nun die extrakorporale Nierensteinzertrümmerung vorgenommen werden, so berichteten G. Gasser et al. am 3. 10. 1985. G. Freilinger stellte Soldaten aus dem Golfkrieg mit Kampfgasverletzungen vor. Wieder einmal kam das Mammacarcinom zur Sprache (R. Kolb, 9. 10. 1985). Sehr interessant war eine Mitteilung von Frau Barbara Rudas am 8. 11. 1985 über „Serumgastrin bei Schicht- und Kältearbeitern". „Die akute Leukämie im Kindesalter" wurde von H.

GADNER am 15. 11. besprochen. Ausführlich berichtete F. PIZA am 22. 11. über Organtransplantationen. H. STROTZKA und W. PÖLDINGER sprachen am 29. 11. über „Psycho- und Logotherapie“. Ein immer wieder aktuelles Thema stand am 6. 12. am Programm, die Hodentumoren (G. GEYER, J. SPONA, K. H. KÄRCHER und J. KÜHBÖCK). Das Neurochirurgische Krankenhaus Linz meldete sich zu Wort mit: „Drohende cerebrale Komplikationen bei Carotischirurgie, Erkennung während der Operation (EEG).“ Am 31. 1. 1986 stellten G. MOSTBECK und H. POINTNER ihre Erfahrungen über Ultraschall und Pancreas vor. Den 21. 2. 1986 widmete die Klinik von K. H. KÄRCHER der Frage „Konservative Therapie bei Rectum- und Analcarcinomen“. Und schließlich befaßte sich am 7. 3. 1986 die Kinderklinik (E. ZWEYMÜLLER) mit den „Problemen des Längenwachstums der Kinder“.

Die Hauptversammlung wurde am 14. 3. 1986 abgehalten. Der Mitgliederstand betrug 1.515. Den Festvortrag hielt Sir Karl POPPER (London) über „Eine Weiterentwicklung der Darwinschen Theorie“. Der Saal im Billroth-Haus war nicht imstande, alle Interessenten aufzunehmen, das Thema war zu interessant. Dem Vortragenden wurde anschließend das Diplom als Ehrenmitglied überreicht, dann an W. BIRKMAYER. Ins Präsidium trat H. DENCK als Vizepräsident an Stelle von H. FLEISCHHACKER ein, K. H. TRAGL übernahm von K. MOSER die Vermögensverwaltung. In den Verwaltungsrat wurden gewählt die Herren B. BINDER, F. KUMMER, K. MOSER, M. NEUMANN, Frau Elfriede SLUGA und A. GANGL.

So steht nun die Gesellschaft der Ärzte in Wien in ihrem 150sten Jahr. In ihrem ganzen langen Leben hat es Schwierigkeiten gegeben; es gibt sie auch heute, übergroße anscheinend, sie sind aber doch immer gemeistert worden.

Ein Hauptproblem ist die finanzielle Situation. Viele Verpflichtungen sind zu erfüllen. Die Erhaltung des Hauses, der Betrieb, die Personalkosten und die Bibliothek. Die Mitgliederzahl beträgt 1.500; es müßte doch leicht sein, das nötige Geld zustandezubringen bei entsprechend hohen Mitgliedsbeiträgen, die noch dazu von der Steuer abgesetzt werden können. Leider treffen Appelle an die Geldgeber – bzw. Opferfreudigkeit – auf taube Ohren. Es ist doch schmachvoll, daß einer der wohlhabendsten Stände im Staat diesen und jenen um Subvention und um Spenden anbetteln muß.

Die Bibliothek ist ein anderes Problem. Der Gesellschft der Ärzte fällt die Aufgabe zu, den Grundstock für die zukünftige Universitätsbibliothek zu legen. Dieser Pflicht kommt sie – schon im eigenen Interesse – gerne nach, nur muß dann auch die Universität ihren Teil zum Erwerb der Werke leisten. Ein Beitrag in Form eines zur Verfügung stehenden Beamten ist eine sehr nette, aber doch zweifelhafte Hilfe, weil es schwer ist, zwei Herren zu dienen. Aber dieses Problem müßte doch durch einen klaren Vertrag, besser noch durch großzügige persönliche Handhabung der Lage, aus der Welt zu schaffen sein.

„Der Sinn der Vereinigung ist die Pflege der Wissenschaft im weitesten Sinn, in der Präsentation und Diskussion neuer Erkenntnisse, Fortschritte in Diagnose und Therapie, Aufzeigen von Fehlentwicklungen und Gefahren, Bekanntmachen anderswo ausgearbeiteter Techniken und Methoden etc.“ Dazu dienen die Sitzungen. Getragen muß das Ganze letztlich von der Medizinischen Fakultät werden. Wenn aber die Köpfe der Fakultät an den Sitzungen nicht mehr teilnehmen? Der Grund ist leicht zu erkennen. Die Gesellschaft ist im Umbruch, die früher anscheinend machtvollen Professoren werden in ihren Positionen zunehmend geschwächt. Ihre Energie ist durch Sitzungen und Administration vermindert. In zunehmender Resignation ziehen sie sich zurück, auch aus den Verpflichtungen der wissenschaftlichen Sitzung am Freitag abend. Daher besuchen auch die Assistenten, dem doch früher sehr wohlwollenden Machtbereich der Professoren entzogen, die Sitzungen nicht. Nur wenige Idealisten halten noch die Fahnen hoch. Der Wohlstand des Arrivierten tut ein übriges. Das Zweithaus am Land reizt zum langen Wochenende, das bereits Freitag mittags beginnt. Allerdings scheint sich das in letzter Zeit zu ändern. Eine große Zahl von jungen Ärzten drängt nach, der Not gehorchend wird die Arbeitsfreudigkeit höher, der Besuch der Sitzungen ist besser geworden, wohl auch durch die Tatsache besserer aktiver Programmgestaltung. Auf diesem Wege könnte die Lage günstiger werden.

Was bietet nun die Gesellschaft der Ärzte derzeit wirklich an Attraktion? Die Bibliothek: Sie ist in ihrem Bestand die umfangreichste medizinische Buch- und Zeitschriftensammlung in Österreich und wird einfach und unbürokratisch gehandhabt. Zur Ergänzung steht ein an den internationalen Literaturdienst angeschlossener Terminal zur Verfügung. Die wissenschaftliche Sitzung: Sie bietet eine umfassende Gelegenheit zu erfahren, was es Neues gibt, wer sich wo womit beschäftigt, über Tendenzen, Trends zu hören, über viele Probleme zu diskutieren und letztlich auch an Personen heranzukommen, die sonst – durch das Berufsleben bedingt – nicht leicht erreichbar sind. Wie es auch in den Statuten steht „. . . der Pflege der Wissenschaft und der freundschaftlichen Beziehungen . . .“. Im Ganzen somit eine theoretisch gut gedachte Einrichtung, die, von Menschen betrieben, durch menschliche Eigenschaften etwas holprig wird. So war es, so ist es, so wird es sein.

Letztlich bleibt, der Gesellschaft der Ärzte in Wien eine gute Zukunft zu erhoffen, wissend, daß der idealistisch eingestellte Teil der Jugend die Fahne hochhalten wird, die wir, auch jung und idealistisch, mit Begeisterung von den Alten übernommen haben: „Ad multos annos.“

# DIE GESELLSCHAFT DER ÄRZTE IN WIEN

| | |
|---|---|
| Ehrenpräsident: | Otto Novotny |
| Präsident: | Karl Hermann Spitzy |
| Vizepräsident: | Helmuth Denck |
| 1. Sekretär: | Wilhelm Holczabek |
| 2. Sekretär: | Ernst Zweymüller |
| 1. Bibliothekar: | Leopold Benda |
| 2. Bibliothekar: | Horst Haschek |
| Vermögensverwalter: | Karl Heinz Tragl |
| Verwaltungsräte: | Bernd Binder<br>Erwin Deutsch<br>Arnulf Fritsch<br>J. Heinrich Holzner<br>Otto Kraupp<br>Friedrich Kummer<br>Walter Lindemayr<br>Otto Mayrhofer<br>Kurt Moser<br>Michael Neumann<br>Herbert Pokieser<br>Rudolf Schiessel<br>Elfriede Sluga<br>Otto Wagner<br>Alfred Zängl |
| Kommissionäre: | Paul Aiginger<br>Bernd Binder<br>Franz Pesendorfer<br>Herbert Pokieser<br>Rudolf Schiessel<br>Hans Zechner<br>Ernst Zweymüller |

# TRÄGER DER BILLROTH-MEDAILLE

| | | | | | |
|---|---|---|---|---|---|
| Wolfgang Denk | 1952 | Wilhelm Löffler | 1963 | Viktor Frankl | 1980 |
| Hans Finsterer | 1953 | Tassilo Antoine | 1967 | Erna Lesky | 1983 |
| Leopold Schönbauer | 1959 | Hubert Kunz | 1967 | Karl Fellinger | 1984 |
| Lorenz Böhler | 1963 | Josef Böck | 1978 | Otto Novotny | 1985 |

# EHRENMITGLIEDER

| NAME | GEWÄHLT |
|---|---|
| Abderhalden, Emil, Halle/Saale | 1933 |
| Adler, Ludwig, New York | 1947 |
| Angelucci, A., Neapel | 1912 |
| Anitschkow | 1947 |
| Anschütz, Willy, Kiel | 1937 |
| Arago, Francois, Paris | 1951 |
| Arneth, Alfred v., Wien | 1881 |
| Arnold, Julius, Heidelberg | 1905 |
| D'Arsonval, A., Paris | 1931 |
| Arzt, Leopold, Wien | 1946 |
| Aschoff, Ludwig, Freiburg | 1923 |
| Axenfeld, Theodor, Freiburg/Breisgau | 1918 |
| Bardeleben, Alfred, Berlin | 1889 |
| Batzaroff, Sofia | 1918 |
| Baudouin, A., Paris | 1946 |
| Bauer, Julius, Hollywood | 1947 |
| Bauer, Richard, New York | 1947 |
| Baumgarten, Paul v., Tübingen | 1905 |
| Baumgartner, Andreas, Wien | 1840 |
| Beclard, Jules, Paris | 1856 |
| Behring, Emil v., Marburg | 1896 |
| Bergmann, Ernst v., München | 1889 |
| Bergmann, Gustav v., München | 1951 |
| Bergot, H. | 1950 |
| Bernhard, Oskar, St. Moritz | 1929 |
| Besnier, Ernest, Paris | 1893 |
| Biedermann, Wilhelm, Jena | 1918 |
| Bier, August, Berlin | 1929 |
| Birkmayer, Walther, Wien | 1986 |
| Bleuler, Manfred, Zürich | 1957 |
| Blum, Viktor, Chicago | 1947 |
| Boas, Ismar, Wien | 1928 |
| Böhm, H. v., Wien | 1838 |
| Bonelli, Siegmund, Wien | 1838 |
| Bostroem, E., Gießen | 1909 |
| Botkin, Serg., Petersburg | 1879 |
| Bouchard, Ch., Paris | 1904 |
| Borst, Maximilian, München | 1936 |
| Bonhoeffer, Karl | 1928 |
| Breitenecker, Leopold, Wien | 1976 |
| Breitner, Burghard, Innsbruck | 1946 |
| Brenner, Alexander, Linz | 1935 |
| Brosche, Johann Josef, Wien | 1840 |
| Brouardel, M., Paris | 1904 |
| Bruns, P. v., Tübingen | 1909 |
| Brunschwig, Alexander, New York | 1950 |
| Brunton, L. B., Sir, London | 1913 |
| Bunsen, Robert Wilhelm, Heidelberg | 1863 |
| Bürchner, Josef, Wien | 1838 |
| Burdon, J. Sanderson, Oxford | 1904 |
| Butenandt, Adolf, München | 1964 |
| Cajali, Ramon, Madrid | 1904 |
| Celli, Angelo, Rom | 1904 |
| Chain, Ernst, Sir, London | 1973 |
| Charcot, M., Paris | 1890 |
| Chiari, Hans, Straßburg | 1904 |
| Chrastina, Johann A., Wien | 1882 |
| Christie, Ronald V., London | 1946 |
| Clairmont, Paul, Zürich | 1934 |
| Conolly, John, Oxford | 1864 |
| Cornil, V., Paris | 1904 |
| Crafoord, Clarence, Stockholm | 1948 |
| Cushing, Henry, Boston | 1932 |
| Czerny, Vinzenz v., Heidelberg | 1904 |
| Dale, H. H., London | 1950 |
| Denk, Wolfgang, Wien | 1957 |
| Diesing, Carl, Wien | 1840 |
| Dieudonne, Adolf, München | 1918 |
| Döderlein, Albert, München | 1930 |
| Dollinger, Julius, Budapest | 1918 |
| Donders, L. W., Utrecht | 1863 |
| Dörr, Robert, Basel | 1947 |
| Duclaux, E., Paris | 1904 |
| Durig, Arnold, Wien | 1947 |

| NAME | GEWÄHLT |
|---|---|
| Ehrlich, Paul, Frankfurt | 1904 |
| Eisel, Ignaz, Wien | 1838 |
| Eder, Josef Maria, Wien | 1907 |
| Eiselsberg, Anton v., Wien | 1928 |
| Enderlen, Eugen, Heidelberg | 1935 |
| Endlicher, Stefan, Wien | 1840 |
| Engelmann, Th. Wilhelm, Berlin | 1904 |
| Erb, W. H., Heidelberg | 1904 |
| Erlacher, Philipp, Wien | 1976 |
| Esmarch, Friedrich v., Kiel | 1889 |
| Ettinghausen, Andr. B., Wien | 1840 |
| Ewald, Carl, Innsbruck | 1937 |
| Fenzl, Eduard, Wien | 1851 |
| Ferriere, Frederic, Genf | 1921 |
| Feyrter, Friedrich, Wien | 1970 |
| Fiedler, Alois, Wien | 1838 |
| Finster, Hans, Wien | 1950 |
| Fischer, Paul, Wien | 1838 |
| Flechsig, Paul, Leipzig | 1889 |
| Fleischhacker, Hanns, Wien | 1984 |
| Flemming, Alexander, London | 1947 |
| Flügge, Karl, Breslau | 1905 |
| Forgue, Emil, Montpellier | 1936 |
| Forsell, Gösta, Stockholm | 1948 |
| Foster, Michael, Cambridge | 1904 |
| Fraenkel, Alex, Hinterbrühl | 1937 |
| Frank, Josef, Wien | 1838 |
| Frankl, Viktor E., Wien | 1976 |
| Frerichs, F. Th., Berlin | 1863 |
| Freund, Ernst, London | 1946 |
| Freund, W. A., Berlin | 1909 |
| Fritsch, Heinrich, Bonn | 1905 |
| Fröhlich, Anton v., Wien | 1838 |
| Fröhlich, Johann v., Mauerbach | 1838 |
| Fuchs, Ernst, Wien | 1927 |
| Gaffky, G., Berlin | 1909 |
| Gans, Oskar, Frankfurt a. M. | 1958 |
| Gayet, G., Lyon | 1904 |
| Gerhardt, Carl v., Berlin | 1890 |
| Ghon, Anton, Prag | 1934 |
| Golgi, L., Pavia | 1904 |
| Gottron, Heinrich, Tübingen | 1950 |
| Gougerot, Henry, Paris | 1948 |
| Gräfe, A. v., Berlin | 1863 |
| Grey, George, Capstadt | 1858 |
| Grohmann, Reinhold, Wien | 1838 |
| Gross, Emil, Budapest | 1918 |
| Grossmann, Josef, Wien | 1847 |
| Gruber, Max v., München | 1904 |
| Guleke, Nicolai, Jena | 1937 |
| Gullstrand, Allvar, Uppsala | 1918 |
| Gurtl, Ernst, Berlin | 1890 |
| Gütl, Ignaz, Korneuburg | 1843 |
| Haberer, Hans, Köln | 1937 |
| Hacker, Viktor, Graz | 1927 |
| Haidinger, Wilhelm, Wien | 1851 |
| Haller, Carl, Wien | 1877 |
| Hammarsten, O., Uppsala | 1904 |
| Hammer-Purgstall, Wien | 1840 |
| Hamperl, Herwig, Bonn | 1970 |
| Harnack, Erich, Halle/Saale | 1913 |
| Hartel, W. R. v., Wien | 1904 |
| Hasenöhrl, Alois, Wien | 1838 |
| Hauer, Josef, Wien | 1838 |
| Hauslab, Ritter v., Wien | 1851 |
| Hayne, Anton, Wien | 1840 |
| Hegar, Alfred, Freiburg | 1896 |
| Heintl, Franz v., Wien | 1851 |
| Hekel, Jakob, Wien | 1851 |
| Hellerström, Sven, Stockholm | 1948 |
| Helmholtz, Hermann v., Berlin | 1863 |
| Henoch, Eduard, Berlin | 1890 |
| Henschen, Folke, Stockholm | 1948 |
| Hering, Ewald, Leipzig | 1896 |

| NAME | GEWÄHLT |
|---|---|
| Hermann, L., Königsberg | 1904 |
| Hertwig, Oskar, Berlin | 1905 |
| Heubner, J. L. O., Berlin | 1905 |
| Hieber, Franz, Edler v., Wien | 1838 |
| Hildenbrand, Fr., Wien | 1837 |
| Hirschberg, Julius, Berlin | 1912 |
| Hirschler, Ignaz, Budapest | 1886 |
| His, Wilhelm, Leipzig | 1904 |
| Hitzig, J. Ed., Halle/Saale | 1904 |
| Hochenegg, Julius, Wien | 1937 |
| Hoffmann, Erich, Bonn | 1955 |
| Hofmeister, Franz, Straßburg | 1904 |
| Hoover, Kenneth H., Washington | 1921 |
| Hoppe-Seyler, Felix, Straßburg | 1881 |
| Horsley, Viktor, Sir, London | 1904 |
| Hoser, Josef C. E., Wien | 1838 |
| Huss, M., Stockholm | 1863 |
| Hutchinson, Jonathan, London | 1893 |
| Hutschenreiter, Wien | 1838 |
| Hyrtl, Josef, Wien | 1890 |
| Iberer, Franz, Wr. Neustadt | 1845 |
| Isfording, Ed. v. Kostritz J. N., Wien | 1838 |
| Jäger, Karl, Wien | 1837 |
| Jefferson, Geoffry, Manchester | 1948 |
| Jelinek, Stefan, Oxford | 1947 |
| Josselin de Jong, Rudolf, Utrecht | 1935 |
| Kern, Berthold v., Berlin | 1918 |
| Key, Einar, Stockholm | 1932 |
| Kienböck, Robert, Wien | 1947 |
| Kirchner, Martin, Berlin | 1912 |
| Klaften, Emanuel, New York | 1969 |
| Knapp, H., New York | 1896 |
| Knolz, Jos. Joh., Wien | 1837 |
| Koch, Robert, Berlin | 1890 |
| Kocher, Theodor, Bern | 1904 |
| Koellicker, Albert v., Würzburg | 1891 |
| Koelsch, Franz, München | 1955 |
| Kohn, Alfred, Prag | 1947 |
| Koller, Karl, New York | 1930 |
| König, Franz, Berlin | 1889 |
| Korany, Alexander, Budapest | 1918 |
| Kratschmer, Florian, Wien | 1912 |
| Kraus, Friedrich, Berlin | 1918 |
| Krehl, Rudolf v., Heidelberg | 1933 |
| Kreil, Carl, Wien | 1853 |
| Kretschmer, Ernst, Tübingen | 1954 |
| Kries, Johann v., Freiburg i. Br. | 1904 |
| Krückmann, E., Berlin | 1918 |
| Kunz, Hubert, Wien | 1976 |
| Kussmaul, Adolf, Heidelberg | 1850 |
| Küster, E. F., Berlin | 1909 |
| Lagos, Fereira, Rio de Janeiro | 1858 |
| Landolt, Edw., Paris | 1912 |
| Landsteiner, Karl, New York | 1931 |
| Langley, J. N., Cambridge | 1912 |
| Leber, Th., Heidelberg | 1889 |
| Lebert, Hermann, Breslau | 1863 |
| Leriche, René, Paris | 1947 |
| Lexer, Erich, München | 1936 |
| Lister, F. R. S., Lord, London | 1878 |
| Littrow, C. L., Wien | 1840 |
| Littrow, Josef Johann, Wien | 1840 |
| Loeb, Jacques, Berkeley | 1918 |
| Loewenstein, Ernst, San Francisco | 1947 |
| Longuet, Henri, Mühlhausen | 1946 |
| Lorenz, Adolf, Wien | 1937 |
| Lorenz, Konrad, Wien | 1984 |
| Lubarsch, Otto, Berlin | 1929 |
| Lucae, J. A., Berlin | 1909 |
| Lücke, Straßburg | 1889 |
| Ludwig, Carl, Leipzig | 1856 |

| NAME | GEWÄHLT |
|---|---|
| Maccas, Mathien, Athen | 1955 |
| Malfatti, Johann v., Wien | 1837 |
| Marchand, Felix, Leipzig | 1905 |
| Marchionini, Alfred, München | 1949 |
| Marburg, Otto, New York | 1947 |
| Marschall, Graf, Wien | 1851 |
| Matras, August, Wien | 1985 |
| Maucher, Ignaz, Wien | 1852 |
| Mayer, Carl J., Wien | 1838 |
| Mayerhan, Horst, Wien | 1923 |
| Mayo, Charles, Rochester | 1932 |
| Mayo, Williams Charles, Rochester | 1936 |
| Meisinger, Peter | 1840 |
| Meißner, Paul, Wien | 1840 |
| Metschnikoff, Elias, Paris | 1904 |
| Michel, J. v., Berlin | 1904 |
| Miescher, Guido, Zürich | 1949 |
| Mikulicz, Johann Radecki v., Breslau | 1904 |
| Morisani, Ottavio, Neapel | 1904 |
| Mosso, A., Turin | 1904 |
| Moynihan, Lord Berkeley G. A., Ledds | 1936 |
| Müller, Friedrich v., München | 1929 |
| Mundy, Jaromir, Baron, Wien | 1893 |
| Murri, Agosta, Bologna | 1907 |
| Musger, Anton, Graz | 1968 |
| | |
| Nadherny, Ignaz, Edler v., Wien | 1838 |
| Naegeli, Otto, Zürich | 1934 |
| Nagy, Freih. v. L., Wien | 1856 |
| Naunyn, B., Straßburg | 1904 |
| Neisser, A., Breslau | 1904 |
| Nettleship, Edward, Nutcombe | 1904 |
| Neuhauser, Franz, Wien | 1838 |
| Nussbaum, J., München | 1889 |
| | |
| Ollier, Leopold, Lyon | 1891 |
| Olshausen, R. M., Berlin | 1909 |
| Oppenheim, Moritz, Chicago | 1947 |
| Orth, Johannes, Berlin | 1905 |
| | |
| Partsch, Paul, Wien | 1840 |
| Pasqualati, v. Osterberg, Wien | 1840 |
| Pasteur, Louis, Paris | 1891 |
| Pawlow, J. P., St. Petersburg | 1904 |
| Payr, Erwin, Leipzig | 1932 |
| Pfaundler, M. v., München | 1933 |
| Pfeiffer, Richard, Breslau | 1918 |
| Pflüger, Eduard F. W., Bonn | 1904 |
| Pick, Ernst Peter, New York | 1946 |
| Pick, Philipp Josef, Prag | 1904 |
| Pierre, Maria, Paris | 1911 |
| Pillat, Arnold, Wien | 1972 |
| Pitha, Franz, Prag | 1845 |
| Pommer, Gustav, Innsbruck | 1926 |
| Popper, Hans, New York | 1981 |

| NAME | GEWÄHLT |
|---|---|
| Popper, Karl R., Sir, London | 1986 |
| Porges, Otto | 1947 |
| Prechtl, Johann Josef, Wien | 1840 |
| Priesterley Smith, Birmingham | 1904 |
| Prohaska, Josef, Wien | 1838 |
| | |
| Rabl, C., Leipzig | 1904 |
| Ranvier, L., Paris | 1904 |
| Rauchfuss, Karl | 1904 |
| Recklinghausen, Fr. v., Straßburg | 1880 |
| Reichenbach, Blansko | 1840 |
| Reiss, Frederick, New York | 1966 |
| Reynolds, Russell John, London | 1937 |
| Rich, Thair C. | 1947 |
| Richel, Ch., Paris | 1912 |
| Riedl, Carl, Wien | 1840 |
| Riehl, Gustav, Wien | 1936 |
| Rille, Johann Heinrich, Wien | 1954 |
| Röntgen, W. C., München | 1904 |
| Rössler, Robert, Berlin | 1933 |
| Roussy, Gustav, Paris | 1935 |
| Roux, E., Paris | 1904 |
| Rubner, Max, Berlin | 1905 |
| | |
| Sahli, Hermann, Bern | 1918 |
| Salzer, Georg, Wien | 1985 |
| Sattler, Anton, Wien | 1985 |
| Sattler, Hubert, Leipzig | 1904 |
| Sauerbruch, Ferdinand, Berlin | 1934 |
| Schacherl, Max, Wien | 1946 |
| Scherer, Josef, Wien | 1938 |
| Scherzer, Carl, Genua | 1889 |
| Schick, Bela, New York | 1946 |
| Schjerning, Otto v., Berlin | 1918 |
| Schmieden, Viktor, Frankfurt | 1937 |
| Schmiedeberg, Oswald, Straßburg | 1906 |
| Schmorl, Georg, Dresden | 1932 |
| Schönbauer, Leopold, Wien | 1957 |
| Schreibers, Ritter v., Wien | 1838 |
| Schroff, Carl Damian, Wien | 1853 |
| Schrötter, Anton, Ritter v., Wien | 1840 |
| Schüller, Arthur, Melbourne | 1947 |
| Schultze, B. Sig., Jena | 1904 |
| Schwalbe, Gustav, Straßburg | 1909 |
| Schwarz, Emil, Chicago | 1947 |
| Schwarz, Gottwald, New York | 1947 |
| Senn, Nicolaus, Chicago | 1906 |
| Sherington, Chare Scott, Oxford | 1933 |
| Siebold, Carl Ritter v., Breslau | 1851 |
| Sieglbauer, Felix, Innsbruck | 1950 |
| Siemens, Werner, Leiden | 1962 |
| Simon, Joh., London | 1876 |
| Singer, Josef, Wien | 1838 |
| Sjövall, Einar, Lund | 1948 |
| Snapper, Isidor, Amsterdam | 1936 |

| NAME | GEWÄHLT |
|---|---|
| Socin, August, Basel | 1889 |
| Souleiman, Nouman Pascha | 1918 |
| Sterz, Johann, Graz | 1837 |
| Stiles, Harald Jallan, Sir, Edinburgh | 1937 |
| Stoeckel, Walter, Berlin | 1937 |
| Stott, H., Eastbourne, England | 1946 |
| Streffleur, Valentin, Wien | 1857 |
| Strohmeyer, G. F. L., Hannover | 1876 |
| Suellen, Hermann, Utrecht | 1904 |
| Suess, Eduard, Wien | 1898 |
| Szent-György, Albert, Woodshole, USA | 1962 |
| | |
| Thiersch, Carl, Leipzig | 1889 |
| Thompson, Henry, London | 1891 |
| Thorek, Max, Chicago | 1950 |
| Toland, Josef J., Philadelphia | 1948 |
| Trendelenburg, Friedrich, Leipzig | 1904 |
| Tschermak-Seysenegg, Erich, Wien | 1949 |
| | |
| Uhthoff, W. G. H., Breslau | 1912 |
| Unger, Franz, Wien | 1838 |
| | |
| Vidal, Emile, Paris | 1893 |
| Vincent, Hyancinth, Paris | 1950 |
| Vincentis, Neapel | 1904 |
| Virchow, Rudolf, Berlin | 1880 |
| Vogl, August Ritter v. Fernheim, Wien | 1905 |
| Vogt, Alfred, Zürich | 1929 |
| Voit, Karl v., München | 1904 |
| Volhard, Franz, Frankfurt a. M. | 1937 |
| | |
| Wagner, Georg August, Berlin | 1937 |
| Wagner, P., Wien | 1849 |
| Wagner-Jauregg, Julius v., Wien | 1927 |
| Waldeyer, Wilhelm, Berlin | 1889 |
| Warburg, Otto H., Berlin | 1964 |
| Wasicky, Richard, Sao Paulo | 1947 |
| Wassermann, Aug. v., Berlin | 1889 |
| Weber, Hermann Sir, London | 1877 |
| Welch, W. H., Baltimore | 1906 |
| Wessely, Karl, München | 1937 |
| Westphal, Karl, Berlin | 1880 |
| Winckel, Franz v., München | 1904 |
| Winiwarter, Alexander v., Lüttich | 1904 |
| Winkler, Cornelius, Utrecht | 1935 |
| Witlacil, Andreas, Wien | 1905 |
| Wolf, Franz, Wien | 1837 |
| Wölfler, Anton, Prag | 1904 |
| | |
| Ziegler, Ernst, Freiburg | 1905 |
| Zieler, Karl, Würzburg | 1937 |
| Ziemssen, Hugo v., München | 1890 |
| Zippe, Franz, Wien | 1853 |
| Zumbusch, Leo Ritter v., München | 1936 |
| Züntz, Nathan, Berlin | 1918 |

# KORRESPONDIERENDE MITGLIEDER

| NAME | GEWÄHLT |
|---|---|
| Altmann, Franz, New York | 1948 |
| Arnstein, Alfred, London | 1947 |
| Baar, Heinrich, Birmingham | 1947 |
| Bang, Sophus, Kopenhagen | 1923 |
| Basch, Felix, Chicago | 1947 |
| Bauer, Albert Wilhelm, London | 1954 |
| Bauer, Fritz J., Stockholm | 1921 |
| Bauer-Jockl, Marianne, Hollywood | 1947 |
| Benedict, Hans, Richmond | 1948 |
| Berblinger, Walter, Davos | 1930 |
| Berger, Wilhelm, Graz | 1950 |
| Berliner, Max, Surrey | 1947 |
| Berven, Elis Gustav, Stockholm | 1948 |
| Bieling, Richard, Bonn | 1962 |
| Bittner, J. J., Minneapolis, Minn. | 1948 |
| Blümel, Günther | 1971 |
| Bluinsky, Theodor | 1946 |
| Bock, Johann C., Kopenhagen | 1921 |
| Brünauer, Stefan, New York | 1947 |
| Brunner, Hans, Chicago | 1947 |
| Büchner, Franz, Freiburg/Br. | 1959 |
| Bürger, Oscar, London | 1947 |
| Bujnewitsch, Kasimir Adam, Innsbruck | 1937 |
| Butenandt, Adolf, München | 1934 |
| Castiglione, Arturo, Triest | 1931 |
| Catell, McKeen, New York | 1948 |
| Civatte, Achille, Paris | 1948 |
| Cottrell, UNRRA | 1947 |
| Cullen, St. C., Jowa City, USA | 1948 |
| Dattner, Bernhard, New York | 1947 |
| Degos, R., Paris | 1948 |
| Delay, Jean, Paris | 1954 |
| Delbet, Pierre, Paris | 1911 |
| Demling, Ludwig | 1984 |
| Denis, M., Louvain | 1904 |
| Deutsch, Felix, Wien | 1948 |
| Diepgen, Paul, Mainz | 1935 |
| Donati, Mario, Milano | 1936 |
| Domanig, Erwin, Salzburg | 1947 |
| Ehrentheil, Otto F., Brighton | 1952 |
| Elias, Herbert, New York | 1946 |
| Erlacher, Philipp | 1971 |
| Evans, J. P., Cincinnati | 1948 |
| Eversole, A. O., Paris | 1928 |
| Eymer, Heinrich, München | 1950 |
| Fabritius, August, Kronstadt | 1930 |
| Faltitschek, Josef, New York | 1948 |
| Farkas, Bela, Szeged | 1936 |
| Farrar, Clarence, Toronto | 1947 |
| Fasal, Paul, Rafael | 1948 |
| Fischer, Eugen, Freiburg/Br. | 1930 |
| Fleckenstein, Albrecht | 1984 |
| Fleisch, A. v., Lausanne | 1948 |
| Fleischner, Felix, Brookline | 1964 |
| Flesch, Julius | 1947 |
| Forschner, Leo, Buenos Aires | 1955 |
| Fredericq, H., Lüttich | 1909 |
| Freud, Paul, New York | 1959 |
| Freund, Franz, Edgware | 1947 |
| Frey, Hugo, London | 1947 |
| Frick, Hans | 1983 |
| Frisch, Felix, St. Trenton | 1947 |
| Frisch, Karl R., München | 1937 |
| Fröschels, Emil, New York | 1949 |
| Gerber, Paul, New York | 1946 |
| Gerlach, Franz, Mödling | 1931 |
| Gerlach, Werner, Basel | 1933 |
| Gerota, Dimitris, Bukarest | 1933 |
| Gerstmann, Josef, New York | 1947 |
| Goldschmidt, Waldemar, Stockholm | 1947 |
| Gordonoff, T., Bern | 1951 |
| Gröer, Franz v., Lemberg | 1920 |
| Gruber, Georg, Göttingen | 1930 |

| NAME | GEWÄHLT |
|---|---|
| Hadziselimovic, Hajdrun, Sarajewo | 1974 |
| Hamperl, Herwig, Bonn | 1948 |
| Hackensellner, Hans A., Berlin | 1962 |
| Haß, Julius | 1947 |
| Herbst, Rudolf, Graz | 1950 |
| Herz, Albert, Amsterdam | 1948 |
| Hintzsche, Erich, Bern | 1974 |
| Hirsch, Oskar, Boston | 1947 |
| Hittmair, Anton, Innsbruck | 1935 |
| Hoff, Hans, New York | 1947 |
| Horowitz, Erich, Nairobi | 1962 |
| Hueck, Max Werner, München | 1928 |
| Huetl, Tivadar, Debreczen | 1937 |
| Huzella, Theodor, Budapest | 1936 |
| Hymans van den Bergh, A. A., Utrecht | 1930 |
| Inhoff, Moritz, London | 1947 |
| Jarisch, Adolf, Innsbruck | 1950 |
| Jaschke, Rudolf v., Garmisch-Partenkirchen | 1929 |
| Jettmar, Heinrich M., Graz | 1955 |
| Joslin, Elliot, Boston | 1936 |
| Jones, Ch. M., Boston | 1948 |
| Kaunitz, Hans, New York | 1948 |
| Keller, Karl, Wien | 1934 |
| Kimmig, Josef, Hamburg | 1962 |
| Klaften, B., New York | 1947 |
| Klaften, Emanuel | 1967 |
| Klemperer, Paul, New York | 1930 |
| Köhler, Robert, New York | 1947 |
| Kohn, Erwin, New York | 1948 |
| Kolle, Kurt, München | 1959 |
| Konzett, Heribert, Innsbruck | 1969 |
| Kornblueh, Igho H., Philadelphia | 1948 |
| Krayenbühl, Hugo, Zürich | 1964 |
| Kretz, Johannes | 1973 |
| Krmpotic-Nemanic, Jelena, Zagreb | 1974 |
| Kummer, Benno | 1983 |
| Kunewälder, Erwin, Mexiko | 1949 |
| Lagerlöf, Carl Bernhard, Stockholm | 1921 |
| Lang, Franz Josef, Innsbruck | 1937 |
| Lassner, Jean, Paris | 1986 |
| Lazarus, Paul, Fribourg | 1948 |
| Leach, Charles N., Paris | 1947 |
| Lehndorff, Heinrich, New York | 1947 |
| Lichtenstein, Ad., Stockholm | 1921 |
| Loeschcke, Hans, Bochum | 1974 |
| Mace, L., Nancy | 1904 |
| Madsen, Th., Kopenhagen | 1909 |
| Makaroff, Felix, Wien | 1947 |
| Mandl, Felix, Jerusalem | 1947 |
| Marangos, Georg, Nikosia | 1955 |
| Marcus, Emil, Trinidad | 1951 |
| Margulies, Angelo, Saint-Germain-en-Laye | 1922 |
| Mauter, Hans, Boston | 1946 |
| May, James V., Boston/Mass. | 1947 |
| May, Robert, Innsbruck | 1957 |
| Mayer, August, Tübingen | 1937 |
| Meyenburg, Hans v., Zürich | 1933 |
| Meyer, Hans, Marburg | 1950 |
| Mislawski, A., Kasan | 1910 |
| Molitor, Hans, Rahway, New Jersey | 1950 |
| Moser, H., Zürich | 1948 |
| Müller, Ludwig Robert, Erlangen | 1912 |
| Musger, Anton, Graz | 1947 |
| Natvig, J. Reinhard, Oslo | 1921 |
| Neander, Gustav V., Stockholm | 1921 |
| Necker, Friedrich, Surrey | 1947 |
| Nenda, Paul N., New York | 1947 |
| Neuberger, J. K. W., Semerang | 1949 |
| Nikolaidis, Leandros, Athen | 1910 |
| Nogueira, Alexander, Montevideo | 1921 |
| Novak, Josef, New York | 1947 |
| Nyström, Gunnar, Uppsala | 1932 |

| NAME | GEWÄHLT |
|---|---|
| O'Brien, Jack, Melbourne | 1928 |
| Ostermann, Max, Basel | 1948 |
| Overgaard, Jens, Sonderborg | 1923 |
| Paschkis, Karl | 1947 |
| Paschkis, Rudolf, New York | 1947 |
| Plesch, Johann, London | 1930 |
| Pleschner, Hans | 1947 |
| Pollak, Eugen, Manchester | 1947 |
| Popper, Hans, New York | 1948 |
| Porter, M., Fort Wayne, Ind. | 1910 |
| Prokop, Otto, Berlin | 1985 |
| Pucher, Richard, Karlsruhe | 1947 |
| Pulverer, Gerhard, Köln | 1985 |
| Purtscher, Adolf, Klagenfurt | 1927 |
| Raab, Wilhelm, Dermont | 1947 |
| Redwitz, Erich v., Bonn | 1937 |
| Reenstierna, John L., Stockholm | 1922 |
| Rees, J. R., London | 1954 |
| Refik, Bey, Konstantinopel | 1918 |
| Rezek, Philip, Miami, Florida | 1949 |
| Richards, Alfred N., Philadelphia | 1930 |
| Rost, Georg, Berlin | 1949 |
| Safar, Peter | 1978 |
| Scherf, David, New York | 1948 |
| Schettler, Gotthard | 1984 |
| Schiller, Walter, Evenson | 1947 |
| Schinzel, Alfred, Innsbruck | 1957 |
| Schlesinger, Wilhelm | 1947 |
| Schliephake, Erwin, Würzburg | 1932 |
| Schnitzler, Hans, Chicago | 1952 |
| Schönfeld, Walter, Heidelberg | 1949 |
| Schwarz, Oswald | 1947 |
| Schwarzacher, Hans Georg | 1968 |
| Schweinburg, Fritz, Cambridge, Mass. | 1947 |
| Seelich, Franz, Wien | 1950 |
| Sgallitzer, Max, Washington | 1947 |
| Siemens, Hermann Werner, Leiden | 1933 |
| Sihle, H., Riga | 1933 |
| Singer, Richard, New York | 1947 |
| Sluys, Felix, Brüssel | 1930 |
| Soren, Arnold, New York | 1985 |
| Spann, Wolfgang, München | 1985 |
| Spiegel, Ernst A., Philadelphia | 1947 |
| Stengel, Erwin, Dumfried | 1947 |
| Stepp, Wilhelm, München | 1930 |
| Stransky, Eugen, Manila | 1947 |
| Sury, Kurt v., Basel | 1923 |
| Tendeloo, N. Ph., Oegstgeest bei Leiden | 1926 |
| Tezner, Otto, Tel-Aviv | 1947 |
| Tomasch, Josef, Kingston, Toronto | 1950 |
| Turner, George Grey, New Castle | 1936 |
| Uehlinger, E., St. Gallen | 1950 |
| Urban, Hubert, Innsbruck | 1947 |
| Vanotti, A., Lausanne | 1948 |
| Visscher, M. B., Minnesota | 1948 |
| Wagner, Richard, New York | 1964 |
| Warburg, Otto, Berlin | 1927 |
| Wegelin, C., Bern | 1930 |
| Wessely-Karnegg, Friedrich, Wien | 1946 |
| Whipple, G. H., New York | 1930 |
| Wick, Georg, Innsbruck | 1986 |
| Wilder, Josef, New York | 1947 |
| Willheim, Robert, Chicago | 1947 |
| Williams, Francis H., Boston | 1907 |
| Wimmer, Franz Xaver, Wien | 1947 |
| Winslow, E. A. C., New Haven | 1922 |
| Wolf-Heidegger, Gerhard, Basel | 1952 |
| Wortis, S. B., New York | 1948 |
| Zak, Emil | 1947 |
| Zdansky, Erich, Basel | 1955 |
| Zöllner, Nepomuk, München | 1974 |
| Zweig, Walter | 1947 |

# ORDENTLICHE MITGLIEDER

Ackermann, Georg
Ahmadi, Ali
Aiginger, Paul
Aldor, Ernst
Alth, Gerhart
Altman, Peter
Amann, Erich
Ambrosch, Franz
Anderle, Peter
Appel, Wilhelm H.
Arbeitlang, Erich
Arnold, Ottokar H.
Arnold, Walter H.
Artner, Josef
Aschauer, Harald
Aslan, Achim
Augeneder, Manfred
Avancini, Peter

Bablix, Ludwig
Bacher, Silvia
Back, Johanna
Baier, Wilhelm
Balcke, Peter
Balzar, Egon
Bankl, Hans
Bardach, Gerhard
Barilits, Hans
Barnas, Hans
Barolin, Gerhard S.
Barousch, Gernot
Bartosch, Bernhard
Base, Wolfgang
Bastian, Luc
Bauer, Elisabeth
Bauer, Kurt
Baumgarten, Kurt
Baumgartner, Christoph
Baumhackl, Ulf
Bayer, Peter M.
Bechter, Brigitte
Beck, Adolf
Beck, Emil
Beck-Mannagetta, Johann
Becker, Alois M.
Beilhack, Hermann
Bejdl, Walter
Benda, Leopold
Benke, Alexander
Benzer, Herbert
Berger, Alfred
Berger, Ernst
Berger, Kurt
Bergmann, Hans
Berner, Peter
Bernheimer, Hans
Bettelheim, Heinz C.
Bettelheim, Peter
Bierbaumer, Günther
Binder, Bernd
Binder, Heinrich
Birkmayer, Walther
Birkner, Ferdinand
Bischko, Johannes
Bischof, Martin
Blazek, Gerhard
Böck, Fritz
Bogner, Gerhard
Böhm, Gerhard
Böhm, Heinrich
Böhm, Manfred
Böhm, Robert
Böhmig, Hans J.
Böhnel-Zehetmayr, Jutta
Boltz, Werner
Bonelli, Johannes
Borde, Christa M.
Bösch, Peter
Bosina, Elisabeth
Brainin, Michael
Brandl, Kurt
Brandstetter, Gerald
Bratusch-Marrain, Paul
Braun, Otto
Braun, Robert N.
Braunsteiner, Herbert
Brehm, Roland
Breitenecker, Gerhard
Breitfellner, Gerhard
Brenner, Heinrich
Brenner, Wilhelm
Bretschneider, Robert
Breyer, Stefan
Breyer, Stefan
Brezina, Konrad
Brichta, Andrea
Brichta, Georg
Bruck, Hans
Brücke, Peter
Brunner, Friedrich
Brunner, Hans
Buchberger, Robert
Budka, Herbert
Bugajer-Gleitman, Hava E.
Bulwas, Siegfried
Burghuber, Otto
Burian, Kurt
Burkert, Siegfried
Burkl, Wilhelm
Buschbeck, Hermann
Buxbaum, Peter

Cancura, Walter
Canigiani de Cerchi, Guido
Capek-Schachner, Erika
Cemper, Eva
Chiari, Christian
Chitil, Wolfgang
Chlud, Karl
Chott, Andreas
Chott, Fritz
Choueki, Alfred
Chowanetz, Enne
Christl, Evelyn
Chung, Chang-Sik
Clodi, Peter H.
Conrad-Billroth, Michael
Coradello, Hermann
Czech, Kurt
Czech, Wilfried
Czembirek, Heinrich
Czermak, Hans
Czernin, Johannes
Czerwenka, Klaus
Czerwenka-Howorka, Inge
Czitober, Herbert
Czurda, Rainer

Dadak, Christian
Dahm, Gerhard
David, Harald P.
Deecke, Lüder
Deimer, Erich
Deisenhammer, Eberhard
Denck, Helmuth
Denk, Gerhard
Depisch, Dieter
Descovich, Kurt
Deutsch, Erwin
Deutsch, Johann
Deutsch, Manfred
Diem, Edgar
Dienstl, Franz
Dinges, Hans P.
Dinstl, Karl
Diridl, Gerhard
Dirschmid, Klaus
Dittel, Eike
Dittrich, Christian
Dittrich, Heinz
Dobrowsky, Werner
Domanig, Erwin
Dornaus, Walter
Dosch, Friedrich
Dostal, Viktor
Doujak, Peter H.
Dragosics, Brigitte
Draxler, Hartwig V.
Dremsek, Peter A.
Drlicek, Marcus
Druml, Wilfried
Dudczak, Robert
Dufek, Wolfgang
Dumfarth, Marli
Dunky, Attila
Dupal, Hans D.

Eberhartinger, Christoph
Eberl, Rudolf
Ebm, Walter
Ebner, Herwig
Ebner, Wolfgang
Ebruster, Helmtraut
Eder, Gerald
Egert, Herwig
Egger, Thomas Paul
Egghart, Franz
Egkher, Emmerich
Ehrenberger, Klaus
Ehrenreich, Friedrich
Ehringer, Herbert
Ehrmann, Gertrud
Eibl, Martha
Eibl, Martha M.
Eichler, Herbert
Eichler, Ingeborg
Ellegast, Hellmuth
Elliott, Michael
Elsner-Mackay, Peter
Emich, Rudolf
Ender, Hans G.
Endl, Julius
Endler, Arno T.
Endler, Franz
Endler, Martin
Enenkel, Wolfgang
Engelhard, Irmgard
Entacher, Ulrike
Enzelsberger, Hermann
Epp, Judith
Eppel, Anton
Erd, Werner
Erhart, Otto
Esch, Wolfgang

Fanta, Doris
Fanta, Helmut
Farthofer, Franz
Fasching, Wolf R.
Fasol, Paul
Feichter, Albert
Feigl, Walter
Feil, Wolfgang
Feist, Helfried
Fellinger, Erich
Fellinger, Karl Hermann
Felsenreich, Georg
Ferenci, Peter
Ferner, Helmut
Feucht, Gerhard
Feuerstein, Walter
Figdor, Peter P.
Firbas, Wilhelm
Fischer, Margareta
Fischer, Michael
Fischnaller, Magaretha
Fitzal, Sylvia
Flamm, Heinz
Flicker, Martin
Fochem, Kurt
Förster, Othmar
Fous, Reinhard
Francesconi, Mario
Frank, Herbert
Frank-Huber, Elisabeth
Freilinger, Gerhard
Freisleben, Hubert
Freunthaller, Peter
Frey, Manfred
Frey, Rene G.
Freyler, Heinrich
Frick, Hartmunt
Friedl, Ernst J.
Friedrich, Florian
Friedrich, Max H.
Friedrich-Schöller, Elisabeth
Fries, Rudolf
Frisch, Herwig
Frischauf, Johannes
Frischer, Thomas
Fritsch, Arnulf
Fritsch, Peter
Fritzer, Walfried
Frohner, Klaus
Frühwald, Franz
Frühwald, Gisela
Frühwald, Hans
Fuchs, Georg
Fuchs, Teo
Függer, Reinhold
Funder, Wolfgang
Funovics, Josef

Gaab, Michael
Gabl, Franz
Gabler, Eduard
Gabriel, Heinz-E.
Gadner, Helmut
Galle, Peter
Gamper, Christian
Gangl, Alfred
Ganglberger, Josef
Ganzinger, Ulrich
Garaguly, Geza
Gasser, Georg
Gassner, Alfred
Gaul, Georg
Gebhart, Walter
Geissler, Klaus
Gergely, Thomas
Gerhards, Heinz
Gerstberger, Robert
Gerstenbrand, Franz
Gerstner, Georg
Gerstner, Ludwig
Geyer, Georg
Gherardini, Rainer
Gisel, Alfred
Gisinger, Bernhard
Gisinger, Christoph
Gisinger, Ernst
Gitsch, Eduard
Glaninger, Josef
Glatzner, Annemarie
Glogar, Dietmar
Gmachl, Ernst
Gnad, Hans D.
Gnan, Friedrich
Göber, Ingrid
Gödl, Irene
Goldenberg, Georg
Golob, Erich
Gött, Ernst
Götz, Manfred
Grabenwöger, Florian
Grabner, Georg
Gradner, Werner
Graf, Helmut
Graf, Martin
Granditsch, Gerhard
Graninger, Wolfgang
Grasl, Markus
Grasl, Matthäus C.
Gratzer, Herbert
Gremmel, Franz
Grimm, Herta
Grisold, Wolfgang
Gross, Heinrich
Größwang, Friedrich
Grubeck-Löbenstein, Betrix
Gruber, Franz O.
Gruber, Helmut
Grünberger, Viktor
Grünberger, Werner
Grunert, Vinzent
Gschnait, Fritz
Gutierrez-Lobos, Enrique

Haber, Paul
Haberhauer, Günther
Häckel, Hubert
Hackstock, Horst
Hagmüller, Georg
Hahn, Otto
Haidenthaler, Alexander
Haider, Manfred
Haider, Wolfram
Hajek, Agathe
Hall, Martha
Hallamasek, Karl
Haller, Jörg
Hammerle, Alfons
Hanak, Hanns
Hanusch, Judith
Harasek, Gottfried
Härb, Hans J.
Harmuth, Peter
Harnoncourt, Karl
Harrer, Gerhart
Hartenau, Wilhelm
Härting, Alfred
Hartmann, Gottfried
Hartter, Engelbert
Haschek, Horst
Haschke, Ferdinand
Hasenauer, Max
Haslinger, Robert
Hasun, Rudolf
Haubenstock, Alexander
Hausknotz, Elfriede
Hauswirth, Otto
Havel, Michael
Hechl, Peter
Heckenthaler, Walter
Heil, Wilhelm
Heimberger, Karl
Heindl, Werner
Heinz, Renate
Heinzmann, Franz
Heiss, Volka
Heiss, Wolf D.
Helletzgruber, Marx
Helmer, Fritz
Hensel, Erich
Hentschel, Enno
Herbich, Josef
Herbich, Robert
Herbst, Kurt
Herkner-Altmann, Christine
Hermanek, Paul
Hernuss, Peter
Herrlein, Alfons
Hertz, Harald
Hienert, Georg
Hienerth, Helmuth
Hinterberger, Wolfgang
Hirn, Sofie G.
Hirsch, Helmut
Hirschl, Alexander
Hirschl, Mirko
Hitzenberger, Anneliese
Hitzenberger, Gerhard
Hochmeister, Manfred
Höcker, Paul
Hodum, Herbert

Hof, Raimund
Hofbauer, Friedrich
Hofer, Johann
Höfer, Rudolf
Hofmann, Gustav
Hofmann, Hanns
Hohenegger, Max
Hölbling, Nikolaus
Holczabek, Wilhelm
Hold, Hans
Holle, Jürgen
Hollmann, Karl
Höltl, Wolfgang
Holub, Karl
Holzer, Richard
Holzner, Felix
Holzner, Heinrich
Homan, Rainoud
Hondros, Konstantin
Honetz, Norbert
Hopfgartner, Leopold
Hopmeier, Pierre
Horak, Friedrich
Horak, Wolfgang
Horcajada, Jose
Horcher, Ernst P.
Hornykiewicz, Oleh
Hosmann, Josef
Houda, Otto
Howanietz, Leopold
Hruby, K.
Hruby, Walter
Hubenstorf, Michael
Huber, Alfred
Huber, Ernst G.
Huber, Hans
Huber, Otto
Huber-Spitzy, Veronika
Hübl, Paul
Hübner, Wilhelm A.
Hudler, Helmut
Huk, Igor
Hussarek-Heinlein, Max
Husslein, Peter
Hwaliczek, Robert

Imhof, Herwig
Innitzer, Johannes
Ivansich, Herbert

Jäger, Ulrich
Jahn, Oswald
Jakesz, Raimund
Janda, Ägidius
Janisch, Herbert
Jantsch, Hans
Jantsch, Marlene
Jarisch, Reinhart
Javitz, Julius
Jelinek, Robert
Jellinger, Kurt
Jenkner, Fritz
Jensen, Hedwig
Jentzsch, Käthe
Jesserer, Hans
Jörg, Martha
Joukhadar, Samir
Junker, Erma
Jurecka, Wolfgang
Jürgenssen, Olaf A.

Kacerovsky-Bielesz, Gertrud
Kafka, Astrid
Kahn, Peter
Kaik, Brigitte
Kaik, Gerhard
Kainberger, Franz M.
Kaindl, Fritz
Kainz, Walter
Kaliman, Josef
Kaltenböck, Elfriede
Kaltenbrunner, Wilhelm
Kapral, Walter
Kärcher, Hans
Kärcher, Karl H.
Karmel, Hans
Karner, Alfred
Karner, Josef
Karnik, Ronald
Karobath, Harald
Karrer, Karl
Kaserer, Otto
Kaspar, Ludwig
Katschnig, Heinz
Kees, Andrea
Keibl, Erwin
Keiler, Alfred
Kemeter, Peter
Keminger, Kurt
Keresztesi, Koloman
Kern, Helmut
Kessler, Thomas
Khoss-Sternegg, August E.
Kießwetter, Heinz
Killian, Wolfgang
Kinast, Helmut
Kircher, Susanne G.
Kirisits, G.
Kiss, Alexander
Kiss, Aristid
Kiss, Emil
Kittinger, Gunnar
Klabuschnigg, Alfred K.
Klaushofer, Klaus
Klein, Hans G.
Klein, Hans J.
Klein, Karl H.
Kleinberger, Günter
Klepetko, Walter
Klettenhammer-Tischina, Hans P.
Knapp, W.
Kneussl, Meinhard
Knoflach, Peter
Kobinger, Walter
Köck, Christian M.
Kofler, Ekkehard
Köhn, Horst
Kohn, Paul
Kokoschinegg, Magarita
Kokoschka, Eva M.
Kokoschka, Roman
Kokron, Otto
Kolacny, Marina
Kolarik, Brunhilde
Kolarz, Gernot
Kolb, Roland
Kolbe, Herbert
Kölbl, Heinrich
Koller, Alphons
Koller, Margit
Koller, Ortwin
Koller, Walter
Kollert, Gertrud
Konecny, Ursula
König, Georg
Konrad, Klaus
Koos, Wolfgang
Köppl, Walter
Koppsteiner, Renate
Kopsa, Herbert
Korab, Wilhelm
Korn, Alexander
Körner, Tito
Korninger, Christian
Kotz, Rainer I. P.
Kotzaurek, Robert
Kovac, Olga
Kovac, Werner
Kovarik, Josef
Kränzl, Bernard
Kraft, Ditrich
Kratochwil, Alfred
Kratzik, Christian
Kraupp, Otto
Krause, Rita
Krause, Walter
Kreitner, Herbert
Krejci, Annemarie
Krenn, Josef
Krepler, Paul
Krepler, Reinhard
Kretschmer, Georg
Kreuzer, Wilhelm
Kriehuber, Ernst
Krisch, Klaus
Kristoferitsch, Wolfgang
Kritz, Harald
Kroiss, Alois
Kronik, Gerhard
Kryspin-Exner, Kornelius
Kuber, Walter
Kubicek, Fritz
Kubiena, Gertrude
Kubiena, Klaus
Kubista, Ernst
Kucera, Herwig
Kucera, Josef
Kuderna, Heinz
Küfferle, Bernhard
Kugel, Leopold
Kühböck, Josef
Kühlmayer, Robert
Kühn, Peter
Kummer, Friedrich
Kumpan, Wolfgang
Kundrath, Edith
Kunz, Christian
Kunze, Michael
Kurtisch, Erich
Kuszen, Paul
Kutscha-Lißberg, Ernst
Kutschera, Erich
Kutschera, Wilhelm
Kux, Mattias
Kuzmits, Rudolf
Kwasny, Oskar

Lachmann, Dorothea
Lachmit, K. S.
Lachnit, Vinzenz
Lackner, Franz X.
Laczkovics, Axel
Lageder, Helmuth
Laggner, Anton
Lambrechter, Roswitha
Lamm, Peter
Lang, Friedrich
Lang, Irene
Langer, Adolf F.
Langer, Clemens
Langer, Friedrich
Langner, Erich
Lanschützer, Henrike
Lassmann, Gustav
Latal, Dieter
Latzka, Ursula
Laufer, Günther
Leber, Hans
Lechner, Gerhard
Lechner, Klaus
Lederbauer, Monika
Lehfuss, Heinz
Lehner, Ingeborg
Leithner, Christian
Leitner, Raimund
Lenz, Gerhard
Lenz, Kurt
Lenzhofer, Reinhard
Leodolter, Sepp
Levett, Rene
Liebeswar, Gunter
Lill, Heinrich
Lill, Werner
Linauer, Walter
Lind, Hubert
Lindemayr, Walter
Lindner, Adolf
Linkesch, Werner
Lintner, Felix
Lischka, Andreas
Lischka, Martin
List, Walter
Ljubimir, Mario
Löbenstein, Heinrich
Lochs, Herbert
Lofferer, Otto
Lorbek-Horejschi, Walter
Lothaller, Helmut
Lubec, Gert
Ludvik, Walter
Ludwig, Heinz
Ludwig, Otto
Luger, Anton
Luger, Anton
Lujf, Anton
Lunglmayr, Gerhard
Lutz, Dieter

Mach, Kurt
Machacek, Josef
Madl, Wolfgang
Magometschnigg, Dieter
Maida, Eva M.
Maier, Manfred
Maier, Ulrich
Male, Otto
Mamoli, Bruno
Mandl, Herbert
Mannheimer, Eva M.
Mark, Hermann
Markl, Helmut
Marktl, Wolfgang
Marosi, Leo
Martinek, Heinz
März, Gertraud
Matejka, Michael
Matras, August
Mauermann, Heinrich
Maurer, Norbert
Mayer, Gert
Mayerhofer, Siegfried
Mayr, Friedrich
Mayr, Wolfgang
Mayrhofer, Franz
Mayrhofer, Otto
Mayrzett, Manfred
Meisl, Franz T.
Meissl, Günther
Merkel, Karl
Meryn, Siegfried
Messner-Seitz, Liselotte
Metka, Markus
Meyer, Hans J.
Meznik, Fritz
Michael, Peter
Michalica, Werner
Micksche, Michael
Millesi, Hanno
Minar, Erich
Minauf, Margarete
Miraghai, Jutta
Missliwetz, Johann
Mitschke, Heide
Mittermayer, Helmut
Mlczoch, Felix
Mlczoch, Johannes
Mlczoch, Rudolf
Moritsch, Ernst
Moritz, Alfred J.
Moritz, Anton
Moritz, Erich
Mortinger, Herbert
Mörz, Reinhard
Möschl, Peter
Moser, Kurt
Mossig, Heinrich
Mösslacher, Herbert
Mostbeck, Adolf
Motyka, Erwin
Muhar, Franz
Mühlbacher, Ferdinand
Mulac, Karl D.
Müller, Christian
Müller, Heinz
Müller, Mathias M.
Müller-Hartburg, Wolfgang
Müller-Tyl, Erich
Munda, Wolfgang
Mutz, Norbert

Navratil, Johann
Nemec, Heinz
Nemetz, Udo
Neuberger, Friedrich
Neuberger, Manfred
Neubert, Josef
Neugebauer, Hermann
Neuhold, Nikolaus
Neumann, Erich
Neumann, Hans
Neumark, Julius
Neumayr, Anton
Nicolorich, Egon
Niebauer, Gustav
Niederle, Bruno
Nießner, Herwig
Nobis, Hans
Novotny, Otto
Nowotny, Christine
Nürnberger jun., Nikolaus

Obenaus, Hubert
Obiditsch-Mayer, Irmtraud
Ogris, Edith
Ogris, Emil
Olbert, Friedrich
Opitz, Alexander
Oppolzer, Robert

Pachinger, Otmar
Paky, Franz
Palla, Otto
Palmrich, Adolf H.
Pamperl, Herbert
Pantucek, Felix E.
Panzer, Simon
Pap, Margarete
Paroubek, Drahomira
Partsch, Hugo
Passl, Rainer
Pateisky, Kurt
Pateisky, Norbert
Pauser, Gernot
Pavelka, Robert
Pavelka, Roland
Pecherstorfer, Martin
Pechotsch-Martin, Ilse
Pecker, Irene
Pecoraro, Kurt
Pehamberger, Hubert
Pendl, Gerhard
Pendl, Oskar
Penner, Edward
Peschl, Leopold
Pesendorfer, Franz
Pesl, Harald
Petsche, Hellmuth
Petzl, Dietmar H.
Pflüger, Gerald
Pflüger, Heinz
Pfolz, Heinz
Philipp, Karl
Picha, Engelbert
Pichler, Eva
Pichler, Hannes
Pichler, Herbert
Pichler, Karl
Pichler, Maximilian
Picker, Greta
Pietschmann, Helmut
Pilgerstorfer, Hannes W.
Pillat, Burkhard
Pils, Peter
Pinggera, Wulf
Pircher, Luise
Piribauer, Josef
Piringer-Kuchinka, Alexandra
Pirker, Robert
Pittermann, Elisabeth
Piza, Franz

Placheta, Peter
Platzer, Beatrix
Platzer, Werner
Pleban, Rainer
Plenk, Hanns
Ploberger, Ulrich
Podczeck-Schweighofer, Andrea
Pohanka, Erich
Pohl, Adolf
Poigenfürst, Johannes
Pointner, Herwig
Pok, Stefan J.
Pokieser, Herbert
Pokorny, Donatus
Pollak, Anton
Pollak, Christine
Pollak, Johann
Pollak, Stefan
Polterauer, Paul
Polterauer, Peter
Ponhold, Walter
Popow, Christian
Porges, Paul
Porpaczy, Peter
Portele, Karl A.
Pospischil, Erich
Pötsch, Franz
Pötzi, Paul
Pötzi, Regina
Povacz, Fritz
Powischer, Gerdt
Pozenel, Hans
Prachar, Herbert
Prager, Judith
Prager, Rudolf
Preier, Leopold
Pridun, Nestor
Priesching, Alfred
Priesching, Gertha
Prinz, Armin
Pritz, Wolfgang
Probst, Peter
Prochazka, Maria
Prokop, Ludwig
Prosenz, Pius
Puffer, Eduard
Pühringer, Alfred
Pum, H.
Pusch, Gerhard

Raab, Wolfgang
Raber, Walter
Raberger, Gerhard
Radaszkiewicz, Thaddäus
Radda, Thomas-M.
Radivojevic, Karl M.
Rainer, Hugo
Raith, Walter
Ramach, Wolfgang
Rameis, Heinz
Rappert, Erich
Rappert, Peter
Rasinger, Gerhard-A.
Rasoul-Rockenschaub, Susanne
Rath, Thomas
Rauhs, Rudolf
Rauhs jr., Rudolf
Rausch, Elisabeth
Rauscha, Friedrich
Rauter, Bruno
Redl, Gerhard
Redtenbacher, Ludwig
Redtenbacher, Michael
Reichelt, Harald
Reiffenstuhl, Günther
Reiner, Angelika
Reiner, Georg
Reinhardt, Ferdinand
Reinhart, Wilhelm
Reinold, Emil
Reisetbauer, Caroline
Reisetbauer, Ernst
Reisner, Thomas
Reiter, Christian

Reiterer, Wolfram
Rella, Walter
Renner, Friedrich
Resch, Franz
Rett, Andreas
Rieder, Walter
Riedl, Michael
Riedl, Peter
Rieger, Peter
Riegler, Ewald
Ringel, Erwin
Rippel, Wilhelm
Riss, Paul
Riss, Thomas
Rissel, Ernest
Ritschl, Peter
Rizzi, Christian
Roehle, Reinhard
Rogovits, Norbert
Roka, Rudolf
Rokitansky, Alexander
Rona-Selnic, Gordana
Rosak, Michael
Rosenkranz, Alfred
Rosenmayr, Franz W.
Roth, Gottfried
Rothbauer, Gerhard
Rotter, Hans
Rötzer, Josef
Rötzer-Angerer, Marie Luis
Rudas, Barbara
Rudas, Stefan
Rudelstorfer, Rudolf
Rummelhardt, Josef
Ruzicka, Hermine

Sacher, Michael
Sacher, Walter
Sailer, Leopold
Salem, Georg
Salem, Georg
Salem, Peter
Salfitzky, Vera
Salomonowitz, Erich
Salzer, Hans R.
Salzer, Martin
Salzer, Mechthild
Salzmann, Franz
Samec, Hans-Jörg
Samec, Peter
Samec, Viktor
Sandbach, Gerald
Sander, Gert W.
Sandtner, Wolfgang
Santler, Rudolf
Sauer, Gottfried
Schabus, Rudolf
Schaller, Anton
Schandalik, Rudolf
Scharf, Wolfgang
Schauer, Helmut
Schedl, Rudolf
Scheer, Peter
Scheffknecht, Beate
Scheibelhofer, Wolfgang
Scheibenreiter, Susanne
Scheidl, Helmut
Scheithauer, Werner
Schenk, Karlheinz
Schenk, Peter
Scherak, Othmar
Schernthaner, Guntram
Scherzer, E.
Schieder, Karl C.
Schiessel, Rudolf
Schiller, Otto
Schilling, Rainer
Schima, Ernst
Schimatzek, Anton
Schindl, Karl
Schindler, Erwin
Schindler, Hubert
Schindler, Raoul
Schindlmaisser, Hellmuth

Schinko, Hellmuth
Schlag, Günther
Schlappack, Otto
Schlemmer, Michael
Schlick, Werner
Schmalzer, Edith
Schmelz, Peter
Schmid, Alfred P.
Schmid, Johann W.
Schmid, Siegfried
Schmidbauer, Christian
Schmidinger, Herwig H.
Schmidt, Franz
Schmidt, Paul
Schmoliner, Robert
Schmuttermeier, Erwin
Schnaberth, Gernot
Schnack, Herbert
Schnedl, Wolfgang
Schneider, Klaus
Schnetz, Erich
Schnetzer, Johann G.
Schobel, Johann
Schober, Bruno
Schober, Edith
Schober, Walter
Schöfmann, Sepp
Schönbauer, Elfriede
Schönbauer, Heinz R.
Schönbauer, Otto
Schönbeck, Georg
Schönbrunner, Egon
Schramek, Paul
Schratter, Michael
Schratter, Wilhelmine
Schrei, Karl
Schreiber, Wilhelm
Schulz, Brigitte
Schulz, Franz
Schuman, Friedrich
Schuster, Herbert
Schuster, Peter
Schuster, Reinhard
Schuster, Roman
Schütze, Kurt
Schwägerl, Wolfgang
Schwarz, Christian
Schwarz, Hans P.
Schwarz, Rudolf Nikolaus
Schwarz, Sylvia
Schwarz, Thomas
Schwarzmeier, Josef
Schwetz, Friedrich
Sedlmayer, Astrid
Sefidpar, Mohssen
Sega, Wolfgang
Sehn-Schratter, Annemarie
Sehnal, Ernst
Seidl, Werner
Seiler, Peter
Seiller, Günther
Seitelberger, Franz
Seitelberger, Rainald
Seitschek, Robert
Sellner, Franz
Sevelda, Paul
Seydl, Günther
Seyfried, Hans
Seyss, Rüdiger
Siakos, Georg
Sieghart, Susanne
Sighart, Herbert
Silberbauer, Karl
Simbruner, Georg
Simma, Wolfgang
Singer, Ernst
Sinzinger, Helmut
Siostrzonek, Peter
Sischka, Otto
Skala, Oskar
Skamnakis, Stellio N.
Skorpik, Gabriele
Slany, Jörg
Slezak, Hans

Sluga, Elfriede
Smetana, Ronald
Smolen, Josef
Söltz-Szöts, Josef
Solms, Wilhelm
Sommer, Gernot
Sonnenschein, Gerhard
Sorgo, Agnes
Sorgo, Gerhardt
Spängler, Hans
Speiser, Paul
Sperlich, Klaus
Spiel, Walter
Spiss, Christian
Spitz, Heinrich
Spitzer, Kurt
Spitzy, Angelika
Spitzy, Karl H.
Sporn, Paul
Springer, Alfred
Spunda, Christoph
Srna, Giselher
Stacher, Alois
Stacher, Hans G.
Stackl, Walter
Stadler, Helmuth
Stadler jr., Walter
Standenat, Einar
Stanek-Scharinger, Brigitte
Staritz, Christian
Staudacher, Michael
Staunig, Hans
Stefenelli, Norbert
Stefenelli, Thomas
Steffen, Carl
Steinbach, Konrad
Steinbereithner, Karl
Steininger, Helmut
Stellamor, Kurt
Stellamor, Viktor
Stellwag-Carion, Fritz
Stelzl, Franz
Stepanik, Josef
Steppert, Alfred
Stern, Wilhelm
Stiebitz, Robert
Stingl, Georg
Stockenhuber, Felix
Stockinger, Gerhard
Stockinger, Leopold
Stöger, Helmut
Stöger, Richard
Stögmann, Walter
Strahberger, Ernst
Stransky, Gregor
Strassek-Obenheimer, Karin
Strauß, Günther
Streli, Rudolf
Strickner, Manfred
Strobl, Wolfgang
Strobl-Jäger, Eva
Strotzka, Hans
Studler, Gerhard
Stummvoll, Hans K.
Stumpf, Christof
Stur, Otto
Suchanek-Fröhlich, Herbert
Suhsmann, Otto
Suhsmann, Stefan
Summer, Kurt
Susani, Martin
Swoboda, Walter
Syr, Gerhard
Szepesi, Tibor
Szlemkewycz, Myroslawa

Tappeiner, Gerhard
Tappeiner, Josef
Tatra, Gerhard
Tavakolian, Mohsen
Teleky, Bela
Thaler, Erik
Thaler, Heribert
Thalhammer, Otto

Thumb, Norbert
Tidl, Gerhard
Tielsch, Rudolf
Tilscher, Hans
Timmel, Reinhard
Tischler, Reinhold
Tiso, Bruno
Titscher, Georg
Titscher, Reinhart
Todoroff, Kyrill
Toifl, Karl
Tomschi, Werner
Tonczar, Laszlo
Tönies, Hans
Törzsök, Laszlo
Tragl, Karl H.
Trauneck, Walther
Trauschke, Walter
Treu, Thomas M.
Triska, Hans
Trnavsky, Gerald
Trojan, Emanuel
Trubel, Wolfgang
Tscholakoff, Dimiter
Tuchmann, Albert
Turcic, Gerhart
Türk-Skoda, Renate

Überall, Rudolf
Überreiter, Otto
Ulm, Rudolf
Ulrich, Walter
Umek, Helmut
Urbanek, Anselm

Vagacs, Hannes
Valasek, Walter
Vecsei, Vilmos
Verderber, Winfried
Vergesslich, Klara
Vetter, Herbert
Vetter, Norbert
Vierhapper, Heinrich
Vit, Heinrich
Voelkel, Gertraud
Volc, Dieter
Volc-Platzer, Beatrix
Vollmann, Alexander
Vormittag, Erich
Vormittag, Walter
Vukovich, Thomas C.

Wächter, Rudolf
Wachtler, Franz
Wagenbichler, Peter
Wagner, Gerhard
Wagner, Ingrid U.
Wagner, Michael
Wagner, Otto
Waldheim, Anton
Waldhäusl, Werner K.
Walek, Hans
Wallnöfer, Heinrich
Wallner, Manfred
Walzel, Benedikt
Walzel, Clemens
Wancura, Ingrid
Wanderer, Wilhelm
Wandl, Ernst
Wandl, Irene
Wandner, Georg
Wanke, Theodor
Warum, Franz
Watschinger, Bruno
Watzek, Christine
Watzek, Georg
Watzke, Herbert
Wayand, Erich
Wayand, Wolfgang
Weber, Heinrich
Weghaupt, Karl
Weidinger, Franz
Weidinger, Peter

Weinländer, Michael
Weinmann, Otto
Weippl, Gerald
Weißenhofer, Werner
Weiss, Werner
Weissel, Michael
Weissel, Werner
Weissenbacher, Gunter
Welleschik, Bruno
Wenger, Rudolf
Weninger, Manfred
Wense, Georg
Wenzl, Etienne
Werba, Alois
Werner, Richard
Wessely, Peter
Wick, Georg
Wicke, Lothar

Wicke, Wolfram
Wickenhauser, Josef
Widhalm, Kurt
Wiedermann, Gerhard
Wiener, Hubert
Willvonseder, Robert
Wiltschke, Heribert
Wimberger, Günter M.
Wimmer, Maria
Winkler, Hannes
Winkler, Marianne
Winter, Maja
Winter, Margrith
Winterleitner, Heide
Winzig, Luzia
Wirrer, Horst
Witek, Friederike
Witzmann, Alfred

Wlk, Wolfgang V.
Wodak, Erich
Wodnianski, Peter
Wohlzogen, Franz X.
Wolf, Axel
Wolf, Christian
Wolf, Georg
Wolf, Kunrad
Wolff, Klaus
Wollenek, Gregor
Wollner, Alfred
Wolner, Ernst
Wrba, Heinrich
Wrbka, Edith
Wrchovszky, Aurelia
Wruhs, Otto
Wuketich, Stefan
Wunderer, Siegfried

Wunderlich, Elfriede
Wunderlich, Max
Wurdinger, Wolfgang
Wurnig, Peter
Wyklicky, Helmut

Zacherl, Heinrich
Zadrobilek, Ernst
Zängl, Alfred
Zapotoczky, Hans G.
Zazgornik, Jan
Zechner, Othmar
Zehetner, Hans
Zeiler, Karl
Zeitlhofer, Josef
Zeitlhuber, Ulrike
Zekert, Friedrich

Ziegler, Johann
Zielinski, Christoph
Zilla, Peter
Zimmermann, Erich
Zimpfer, Michael
Zimprich, Hans
Zinnbauer, Bernd
Zinner, Gerhard
Zischinsky, Wolfgang
Zischka-Konorsa, Wilhelm
Zita, Gerlinde
Zöch, Gerald
Zrunek, Michael
Zrunik, Michael
Zweymüller, Ernst
Zweymüller, Karl
Zwick, Hartmut
Zwintz, Edgar